实用针灸系列手册

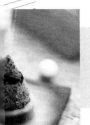

效验腧穴手册

主　编　王富春　　郑　鹏

编　委　刘成禹　　刘晓娜　　胡秀武　　张　婷

石云舟　　刘思嘉　　郭　乐　　刘雁泽

范芷君　　赵雪玮

U0388878

人民卫生出版社

图书在版编目（CIP）数据

效验腧穴手册 / 王富春，郑鹏主编 . —北京：人民卫生出版社，2018

ISBN 978-7-117-24688-0

Ⅰ . ①效⋯　Ⅱ . ①王⋯②郑⋯　Ⅲ . ①俞穴（五腧）-手册　Ⅳ . ①R224.2-62

中国版本图书馆 CIP 数据核字（2018）第 046880 号

人卫智网　www.ipmph.com	医学教育、学术、考试、健康，	
	购书智慧智能综合服务平台	
人卫官网　www.pmph.com	人卫官方资讯发布平台	

版权所有，侵权必究！

效验腧穴手册

主　　编：王富春　郑　鹏
出版发行：人民卫生出版社（中继线 010-59780011）
地　　址：北京市朝阳区潘家园南里 19 号
邮　　编：100021
E - mail：pmph @ pmph.com
购书热线：010-59787592　010-59787584　010-65264830
印　　刷：北京铭成印刷有限公司
经　　销：新华书店
开　　本：787 × 1092　1/32　印张：11　插页：4
字　　数：229 千字
版　　次：2018 年 4 月第 1 版　2018 年 4 月第 1 版第 1 次印刷
标准书号：ISBN 978-7-117-24688-0/R · 24689
定　　价：38.00 元

打击盗版举报电话：010-59787491　E-mail：WQ @ pmph.com
（凡属印装质量问题请与本社市场营销中心联系退换）

主编简介

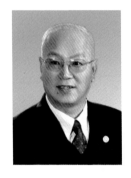

　　王富春,二级教授,博士生导师,长白山学者特聘教授,全国优秀教师,吉林省有突出贡献专家,吉林省名中医,吉林省优秀专家,吉林省教学名师。现任长春中医药大学针灸推拿研究所所长,中国针灸学会常务理事,中国针灸学会穴位贴敷专业委员会会长,中国针灸学会穴位贴敷产学研创新联盟主任委员,世界中医药学会联合会手法专业委员会副主任委员,中国针灸学会针推结合专业委员会副会长,吉林省针灸学会会长,国家中医药管理局重点学科带头人,国家科学技术进步奖评审专家,国家自然基金项目二审专家,《中国针灸》《针刺研究》《世界华人消化杂志》专家编委。

　　发表学术论文 200 余篇;主编学术专著百余部,代表作有《针灸诊治枢要》《针法医鉴》《经络脏腑相关理论与临床》《针灸对症治疗学》《灸法医鉴》《中国新针灸大系丛书》《实用针灸技术》等。完成省部级科研成果 20 余项,获中华中医药学会科学技术进步奖一等奖、二等奖各 1 项,国家中医药科技进步三等奖 1 项,中国针灸学会科学技术进步三等奖 1 项,吉林省科学技术进步二等奖、三等奖各 5 项,吉林省自然科学成果一等奖 2 项、二等奖 3 项。主持国家973 项目计划课题 2 项,国家自然科学基金项目 2 项,教育部博士点基金项目及省部级科研项目 20 余项。

长期从事特定穴理论与临床应用研究,在国内率先提出了"合募配穴治疗六腑病""俞原配穴治疗五脏病""郄会配穴治疗急症"等特定穴配伍理论,并广泛应用于临床实践。临床工作中总结出"镇静安神针法"治疗失眠、"振阳针法"治疗阳痿、"调胱固摄法"治疗小儿遗尿等独特的针灸治疗方法,临床疗效显著。

主讲的《刺法灸法学》为省级精品课程,获得吉林省优秀教学成果二等奖 1 项、三等奖 2 项。主编"十三五"规划教材《刺法灸法学》等教材 4 部;副主编"十五""十一五"规划教材《针灸学》等教材 20 部。培养研究生 200 余名。

主编简介

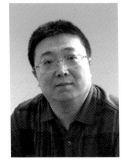

　　郑鹏,副主任医师。毕业于云南中医学院,现就职于长春中医药大学附属医院。吉林省针灸学会针灸康复专业委员会秘书长、吉林省康复医学会康复治疗专业委员会副主任委员、中国康复医学会康复治疗专业委员会OT学组委员。

　　主要从事传统中医针灸推拿疗法和中医临床康复研究。具备较为扎实的理论知识和较强的科研工作能力,具有创新精神和团队合作精神,从事针灸推拿及临床康复近十余年,并先后主持和参与课题十余项,发表论文十余篇,参编著作十余部,参编教材2部。参与国家中医药临床研究基地建设,开展新方法、新技术研讨及推广工作。

　　将传统中医药、针灸推拿与现代康复技术有效结合,在中风后遗症、面瘫、颈肩腰腿痛、偏头痛、抑郁症、失眠、眩晕等疾病方面形成了特色治疗方法。

内容简介

　　本书共分为两部分,第一部分概论介绍了腧穴理论的基本知识,第二部分按照腧穴的穴性分为解表类、清热类、化痰止咳平喘类、理气类、理血类、利水渗湿类、利湿退黄类、清热化湿类、祛风通络类、平肝息风类、开窍类、消食类、补虚类、收涩类、安神类、明目类、利咽类、温里类和泻下通便类等共计19章。每类腧穴均介绍其穴性及功效主治,又分述每一腧穴的基础知识、临床效验及拓展应用、医理体会等。

　　本书内容详尽、理论联系实际,具有较强的科学性和实用性。适合中医院校学生,特别是针灸专业的学生阅读,也可供针灸教学、临床工作者及研究人员参考,同时为广大人民群众的自我保健提供了指导。

前　言

　　腧穴理论是针灸学的重要理论基础之一,腧穴是人体
经络气血输注于人体的重要部位,是脏腑疾病在体表的反
应点,也是各种针灸方法的治疗点,因此,准确而有效地选
用相应的腧穴治疗,对于保证针灸临床疗效有着非常重要
的意义。在历经近两千年的针灸临床实践中,历代医家发
现和总结了许多效验腧穴,这些腧穴在临床中往往针对某
些疾病有着独特的疗效,充分展示了针灸腧穴的治疗特色
和优势。

　　随着"针灸申遗"的成功,针灸学面临了前所未有的发
展机遇,在世界范围内推广针灸疗法,成为广大针灸工作
者们的重要责任。总结和整理在针灸临床中确有疗效的腧
穴,归纳其主治作用及规律,更好地指导临床实践具有重要
意义。有鉴于此,我们根据腧穴的功效,对穴位的治疗作用
进行细致的整理,并结合自身临床实践的心得与古今效验
穴位研究的成果,著成《效验腧穴手册》一书。

　　本书主要内容按照腧穴的穴性分为解表类、清热类、化
痰止咳平喘类、理气类、理血类、利水渗湿类、利湿退黄类、
清热化湿类、祛风通络类、平肝息风类、开窍类、消食类、补
虚类、收涩类、安神类、明目类、利咽类、温里类和泻下通便

类,分为 19 章予以介绍。本文紧密结合最新的研究成果,
资料详尽、文字精练,深入浅出,易于掌握;同时为方便公众
自我保健和治疗,将腧穴的简便取穴方法进行了总结,并将
腧穴古代应用与现代研究相结合,从而为临床提供更为有
效的针灸处方。本书内容详尽、理论联系实际,具有较强的
科学性和实用性。适合中医院校学生,特别是针灸专业的
学生阅读,也可供针灸教学、临床工作者及研究人员参考,
同时为广大人民群众的自我保健提供了指导。

　　由于编者水平有限,书中难免有不足之处,热忱希望广
大读者提出批评和建议,共同弘扬中医药文化。

目　录

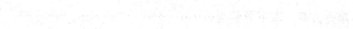

概　论

一、腧穴的起源与发展

腧穴知识来源于医疗、生活实践。我们的祖先在生活、劳动中经常受到意外的损伤,常常自发地用手按揉、捶击,或偶然地进行火燎、烧伤,或被乱石、荆棘刺伤,但却可以消除身体某些病痛。这种偶然现象,反复多次,久而久之,便逐渐意识到人体某些特殊部位具有治疗疾病的作用。

正是我们的祖先在长期与疾病作斗争的过程中,陆续发现人体上有不少反映病痛和治疗病痛的特殊部位,在这个基础上,经过反复实践、认识,于是形成"腧穴"的概念。"腧穴"概念的形成,一般推论与以下几个方面有着密切的关系:一是哪里有病痛就在哪里治疗,即以痛处作为"砭灸处",《黄帝内经》(简称《内经》)称此为"以痛为输(腧)";二是通过一些无意的、偶然的发现,在距病痛较远的某个部位被误伤而治好病痛。如误伤大指末端内侧出血,却使原来的喉痛大减,经过反复实践,于是认识到这个部位刺血可以治疗咽喉疼痛;三是在进行检查时,发现按压某个部位,患者感到特别疼痛,这种压痛点经过长期的临床观察,认识到体表的某些部位与某些疾病有着特殊的内在联系,于是当患这些疾病时,就在这些部位检查压痛点并进行治疗;四是在检查某些部位时,患者不是感到疼痛,而是感到特别舒快,针灸这些部位,病症也获得缓解。《内经》所说的"按之快然乃刺之"和"应在中而痛解",指的就是这个意思。

时至旧石器时代的晚期和新石器时代,人类已经能够打制一些石器。用石刀、石箭头来点刺脓疡。后来"山顶洞人"又打制骨针,用来点刺、破痈、放血,这种尖锐石器,后世叫做"砭石",由于"砭石"的出现,加速了腧穴的发现进程。

腧穴初期并无固定的部位,也没有一定的名称,只是把病痛的局部作为刺灸的部位,这就是"以痛为输(腧)"阶段。后来随着医疗实践经验的积累,才把一些"按之快然"的部位,称作"砭灸处"。这些"砭灸处"只有部位,而无名称。随着医家的不断实践、认识、再实践、再认识,从而将某些腧穴的部位固定下来,还明确了主治,逐渐形成了经络与腧穴的密切关系。到了春秋战国时期,《黄帝内经》便将腧穴的部位、名称、归经、主治等内容固定下来,这是腧穴发展的第三阶段。

随着中医事业的发展,古人陆续地发现了不少奇穴,补充了腧穴的内容。中华人民共和国成立后,还发现了不少新穴,使腧穴理论得到不断的充实和发展。

二、腧穴的概念

腧穴是人体脏腑经络气血输注于体表的特殊部位,是脉气所发的空隙,又是针灸治病的施术点。"腧"通"输",

或从简作"俞";"穴"是空隙的意思。《黄帝内经》(简称《内经》)又称之为"节""会""空""气穴""气府"等;《针灸甲乙经》(简称《甲乙经》)中则称"孔穴";《太平圣惠方》(简称《圣惠方》)有称作"穴道";《铜人腧穴针灸图经》(简称《铜人》)通称"腧穴";《神灸经纶》则称为"穴位";《素问·气府论》解释腧穴是"脉气所发";《灵枢·九针十二原》说是"神气之所游行出入也,非皮肉筋骨也。"说明腧穴并不是孤立于体表的点,而是与深层组织器官有着密切联系、互相输通的特殊部位。"输通"是双向的。从内通向外,反映病痛;从外通向内,接受刺激,防治疾病。从这个意义上说,腧穴又是疾病的反应点和治疗的刺激点。

"腧""输""俞"三字相通,音义均同,但在应用上各有所指。"腧穴"是指穴位的统称;"输穴"是指井、荥、输、经、合五输穴中的第三个穴位;"俞穴"是指五脏六腑的背俞穴而言。

三、腧穴与阴阳五行、脏腑经络的关系

阴阳五行、脏腑经络,都是中医基础理论的重要内容。它贯穿于中医学的各个方面,腧穴也不例外,兹分述如下:

(一)腧穴与阴阳五行的关系

阴阳五行学说是中医基础理论的重要部分,用来说明人体的组织结构、生理功能、疾病的发生发展规律,并指导临床诊断和治疗。针灸学也同样以阴阳五行学说为基础理论。经脉分阴阳,其所统腧穴,亦各随其经而分阴阳

两类。穴既分阴阳，又各以其浅层属阳、深层属阴。《难经·七十难》有"春夏各致一阴，秋冬各致一阳"的刺法。在治法上，《灵枢·根结》说："用针之要，在于知调阴与阳。"调和阴阳就是通过经穴的分经、深浅并运用适当的刺法来达到的。

腧穴分阴、阳，在五输穴中表现得最为清楚。据《黄帝内经》和《难经》所载：阴经和阳经的井、荥、输、经、合五输穴都有不同的五行属性。按五行的生克关系区分"母穴"和"子穴"，并创用母子补泻法。

（二）腧穴与脏腑经络的关系

《灵枢·海论》说："夫十二经脉者，内属于腑脏，外络于肢节。"说明人体的五脏六腑和十二经脉之间有着密切的联系。大量的临床观察充分证明，脏腑疾患能使某些相应经穴出现异常反应。刺激这些异常反应点或相关腧穴，对相应脏腑的功能活动具有相对特异的调整作用。这种经穴 - 脏腑相关理论，在《内经》中已有充分表述。《灵枢·九针十二原》说："五脏有疾，当取之十二原"。"五脏有疾也，应出十二原，十二原各有所出，明知其原，睹其应，而知五脏之害矣。"

腧穴与经络的关系，《千金翼方》说："凡孔穴者，是经络所行往来处，引气远入抽病也。"说明腧穴从属于经络，通过经络系统与人体各部发生联系，使用针、灸等方法刺激腧穴，可以"引气远入"，治疗有关经络与脏腑的病证。《针灸问对》说："经络不可不知，孔穴不可不识。不知经络，无以知气血往来；不知孔穴，无以知邪气所在。知而用，用而得,病乃可安。"充分说明腧穴与经络的关系。《素问·调经论》说:"五脏之道,皆出于经隧。"指出经络本身又隶属于脏腑。这样脏腑 - 经络 - 腧穴三者之间,内外相应,形成一体,不可分割。因此,《灵枢·本输》特别强调:"凡刺之道,必通十二经络之所终始,络脉之所别处,五输之所留,六腑之所与合,四时之所出入,五脏之所溜处……"说的就是经络、脏腑与腧穴之间的密切关系。

　　腧穴除与阴阳五行、脏腑经络的关系外,还与人体的气血运行、天时气候有着紧密的联系。《灵枢·本脏》说"经脉者,所以行血气而营阴阳,濡筋骨,利关节者也。"说明经络在沟通机体内外的同时,还具有运行气血、输布周身、濡养各部组织器官的作用。《素问·气穴论》称腧穴的作用是"以溢奇邪,以通荣卫"。表明腧穴在人体正常时能通行营卫,异常时能反映病痛,在接受针灸等刺激时则能通调气血,祛邪扶正,治疗疾病。此外,中医学认为人与自然界存在着一种相应关系,以人为主体。说明人生活于天地之间,其生理、病理的变化与自然界息息相关。这种观点在腧穴学中有一定的意义,特别表现在腧穴应用方面。人的气血活动且受自然界气候变化的影响,如《素问·八正神明论》说:"是故天温日明,则人血淖液,而卫气浮,故血易泻,气易行;天寒日阴,则人血凝泣,而卫气沉……是以因天时而调血气也。是以天寒无刺,天温无疑,月生无泻,月满无补,月廓空无治,是谓得时而调之。"充分表明自然界的气候变化对人体气血运行产生的影响,因而针灸治疗也应随其变化而变化。

四、腧穴的命名

　　腧穴各有一定的部位和名称,因为这些腧穴皆分布在一定经络线上,故称经穴。从腧穴的命名反映一定的理论概念。孙思邈《千金翼方》说:"凡诸孔穴,名不徒设,皆有深意。"杨上善撰注《黄帝内经明堂》,曾对经穴名称逐一诠释。惜原书散佚,现仅存手太阴肺经一卷。以后张介宾等医家对腧穴名义续有解释。清代程知(扶生)著《医经理解》对腧穴命名意义曾做了如下概括:"经曰:肉之大会为谷,小会为溪,谓经气会于孔穴,如水流之行而会于溪谷也。海,言其所归也。渊、泉,言其深也。狭者为沟、渎。浅者为池、渚也。市、府,言其所聚也。道、里,言其所由也。室、舍。言其所居也。门、户,言其所出入也。尊者为阙、堂。要会者为关、梁也。丘、陵,言其骨肉之高起者也。髎,言其骨之空阔者也。俞,言其气之传输也。天以言乎其上;地以言乎其下也……"言简意赅,深得命名要旨。

　　腧穴的命名,始于《黄帝内经》,《素问·阴阳应象大论》说:"气穴所发,各有处名"。古代劳动人民及医务工作者,根据腧穴的分布特点、作用、主治等内容,在实践中反复认识,逐渐地归纳、概括,从而赋予腧穴一定的名称。古人对腧穴的命名,取义十分广泛,可谓上察天文,下观地理,中通人事,远取诸物,近取诸身,归纳起来,腧穴命名的依据及方法大致有以下几种:

（一）自然类

1. 以天文学上的日月星辰命名，如日月、上星、璇玑、华盖、太乙、太白、天枢等。

2. 以地理名称结合腧穴的形象而命名

1）以山、陵、丘、墟来比喻腧穴的形象，如承山、大陵、梁丘、商丘、丘墟等。

2）以溪、谷、沟、渎来比喻腧穴的形象，如后溪、阳溪、合谷、陷谷、水沟、支沟、中渎等。

3）以海、泽、池、泉、渠、渊来比喻腧穴的气血流注，如少海、小海、尺泽、曲泽、曲池、阳池、曲泉、涌泉、经渠、太渊、清冷渊等。

4）以街、道、冲、处、市、廊来比喻腧穴的通路或处所，如气街、水道、关冲、五处、风市、步廊等。

（二）物象类

1. 以动物名称来比喻某些腧穴的部位，如鱼际、鸠尾、伏兔、鹤顶、犊鼻等。

2. 以植物名称来比喻某些腧穴的部位，如攒竹、禾髎等。

3. 以建筑物来形容某些腧穴的部位，如天井、玉堂、巨阙、内关、曲垣、库房、府舍、天窗、地仓、梁门、紫宫、内庭、气户等。

4. 以生活用具来形容某些腧穴的部位，如大杼、地机、颊车、阳辅、缺盆、天鼎、悬钟等。

（三）人体类

1. 以人体解剖部位来命名

1）以人体解剖名称来命名，如腕骨、完骨、大椎、曲骨、京骨、巨骨等。

2）以内脏解剖名称来命名，如心俞、肝俞、肺俞、脾俞、胃俞、肾俞、胆俞、膀胱俞、大肠俞、小肠俞等。

2. 以人体生理功能来命名

1）以一般生理功能来命名，如承浆、承泣、听会、劳宫、廉泉、关元等。

2）以气血脏腑功能来命名，如气海、血海、神堂、魄户、魂门、意舍、志室等。

3. 以治疗作用来命名，如光明、水分、通天、迎香、交信、归来、筋缩等。

4. 以人体部位和经脉分属阴阳来命名

1）以内外分阴阳来命名，如阳陵泉（外）、阴陵泉（内）等。

2）以腹背分阴阳来命名，如阴都（腹）、阳纲（背）等。

3）以经脉交会分阴阳来命名，如三阴交（阴经）、三阳络（阳经）等。

五、腧穴的分类

分布在人体上的腧穴很多，经过历代医家不断地用"分部"或"分经"的方法，进行了多次整理，其分类方法多种多样，如按部位分类就是其中的代表。目前，多采用将腧穴大体上分为阿是穴、十四经穴、经外奇穴和耳穴4类。

（一）十四经穴

凡归属于十二经脉、任脉和督脉的腧穴,称之为"十四经穴",简称"经穴"。这些腧穴因分布在十四经脉循行路线上,十二经脉的腧穴均为左右对称的双穴,任脉和督脉的腧穴,均为单穴。因为十四经穴与经脉关系密切,所以具有主治本经病证的作用,同时能反映十四经及其所属脏腑的病证。

经穴的数目,随着人们的医疗实践,也经历了一个由少到多的过程。从《内经》论述针灸治疗时看,往往只举经名而不及穴名,即以经络概括腧穴。关于经穴的数目,《内经》有365穴之说,这是个约数,但实际上去掉重复,根据现存版本统计实数,仅有160穴左右。之后《甲乙经》录《明堂孔穴针灸治要》,用分经分部方法,详载穴名、定位,单穴49个,双穴300个,共计349穴。继之《千金翼方》所载与《甲乙经》相同。到宋代王惟一著《铜人腧穴针灸图经》增加了单穴灵台、腰阳关(均原出自《素问》王冰注),以及双穴膏肓俞、厥阴俞(均原出自《千金方》)、青灵(原出自《圣惠方》)等五穴,使总数达到354穴。而后《针灸资生经》《针灸大成》等书又在此基础上增加眉冲(原出自《脉经》)、风市(原出自《肘后备急方》)、督俞、气海俞、关元俞(均原出自《圣惠方》)五穴,总数已为359穴;以后《医宗金鉴》去眉冲一穴,补中枢、急脉二穴(均原出自《素问·气府论》王冰注),使总数达到360穴;最后,清代李学川著《针灸逢源》在《医宗金鉴》基础上又复增眉冲,将总数扩展到361穴,现代学术界一般均以361穴为准。现将历代具有代表性的针灸医籍及其所载经穴总数汇表如下:

历代十四经穴总数一览表

年代(公元)	作者	书名	穴正中单穴	名两侧双穴	数穴名总数
战国(公元前475~ 公元前221 年)		《内经》	约 25	约 135	约 160
三国魏晋(256~260 年)	皇甫谧	《明堂孔穴针灸治要》《针灸甲乙经》	49	300	349
唐(682 年)	孙思邈	《千金翼方》			
宋(1026 年)	王惟一	《铜人》	51	303	354
宋(1226 年)	王执中	《针灸资生经》	51	308	359
元(1341 年)	滑伯仁	《十四经发挥》	51	303	354
明(1601 年)	杨继洲	《针灸大成》	51	308	359
清(1742 年)	吴谦	《医宗金鉴》	52	308	360
清(1817 年)	李学川	《针灸逢源》	52	309	361

上表所称的'正中单穴',是指任脉、督脉所属的腧穴;"两侧双穴"是指十二经所属的腧穴,总称为"十四经穴"。这是腧穴的主体。《明堂》全称为《明堂孔穴针灸治要》。

在十四经穴中,某些腧穴具有相同或近似的性质和作用,古人因而将其归属于不同的类别,并有属类的称号,这些腧穴,近人称为"特定穴"。内容包括四肢肘、膝以下的五输穴、原穴、络穴、郄穴、八脉交会穴、下合穴,胸腹部的募穴,背腰部的背俞穴和在四肢躯干部的八会穴及交会穴。

（二）经外奇穴

经外奇穴是指没有归属于十四经,但具有固定的名称、位置和主治等内容的腧穴,简称"奇穴"。这类腧穴多数对某些病症有特殊的疗效,所以《灵枢·刺节真邪》称"奇输"。如百劳穴治疗瘰疬、四缝穴治疗小儿疳积等,也可以作为经穴的补充。

经外奇穴是与十四经穴相对而言,但这并不完全表明经外奇穴的出现在时序上都一定晚于十四经穴。如《内经》中尽管没有提出"经外奇穴"这一名称,但有不少不同于经穴的记载,如"诸疟而脉不见,刺十指间出血,血去必已"等。这些都可看成是早期的经外奇穴。

历代文献有关奇穴的记载很多,如《备急千金要方》载有奇穴 187 个之多,均散见于各类病证的治疗篇中。《奇效良方》(简称《奇效》)专列奇穴,收集了 26 穴。《针灸大成》便专列"经外奇穴"一门,载有 35 穴。《类经图翼》也专列"奇俞类集"一篇,载有 84 穴。《针灸集成》(简称《集成》)汇集了 144 穴。近年《针灸经穴图考》记载奇穴 622 个,《中国针灸学》记载 32 个。这说明,历代医家对奇穴是颇为重视的。

奇穴的分布虽然较为分散,有的在十四经循行路线上,如印堂、阑尾、胆囊等;有的虽不在十四经循行路线上,但却与经络系统有着密切联系,如太阳与三焦经相关,鼻通与胃经相系;有的奇穴并不指某一个部位,是由多穴位组合而成,如十宣、八邪、八风、华佗夹脊等;有些虽名为奇穴,其实就是由经穴组成的,如胞门、子户,实际就是水道穴,《针灸聚英》以胆俞、膈俞双侧四穴为"四花穴",将左右心俞二穴称为"灸痨穴",等。奇穴的主治一般比较单纯,如四缝治小儿疳积、二白治痔疮、腰奇治癫痫等。

(三) 阿是穴

凡以病痛局部或与病痛有关的压痛(敏感)点作为腧穴,称为阿是穴。阿是穴中的"阿",为呼喊声。因医生按压痛处时,病人会"啊"的一声,故名"阿是"。

"阿是"之称首见于唐代《备急千金要方》中:"有阿是之法,言人有病痛,即令捏其上,若里当其处。不问孔穴,即得便快成(或)痛处,即云阿是,灸刺皆验,故曰阿是穴也"。因阿是穴没有固定的部位,故《神应针灸玉龙经》(简称《玉龙经》)又叫"不定穴",《医学纲目》称"天应穴"。其名虽异,而其义皆同。溯本求源,乃始自《内经》中所言之"以痛为输(腧)",即阿是穴的最早应用。如《素问·缪刺论》说:"疾按之应手如痛,刺之。"《素问·骨空论》还说:"切之坚痛,如筋者灸之。"《灵枢·五邪》说:"以手疾按之,快然乃刺之。"说明或痛、或快然、或有特殊感应之处,都是阿是穴之意。这类腧穴既无具体名称,也无固定部位。近代有研究表明,脏腑器官病变在身体的某些部位会出现感觉过敏或压痛,刺激这些部位,又可以使患病的脏腑器官得到改善,甚至痊愈。因此临床上正确使用阿是穴,对于提高疗效有着一定的意义。

历代医者,寻找阿是穴,归纳之,不外有痛感处即是阿是穴(如《素问·举痛论》:"寒气客于肠胃之间,膜原之下,血不得散,小络急引故痛,按之则血气散,故按之痛止",说明以痛感为腧穴),以按压之有快感、舒适感者亦为阿是穴(如《灵枢·五邪》:"邪在肺,则病皮肤痛……背三节五脏之傍,以手疾按之,快然,乃刺之"),其他尚有按之热感,还有酸楚、麻窜的特殊感觉皆是阿是穴。

(四) 耳穴

凡分布于耳廓上的腧穴,概称耳穴。耳与脏腑经络有着密切的关系,当内脏或躯体有病时,往往会在耳廓的一定部位出现压痛,或见丘疹、脱屑、变色、变形和皮肤导电量改变等。人们可以利用这些现象作为诊断疾病的参考,也可以通过对耳穴的刺激起到治疗疾病的作用。耳穴的名称是根据各脏腑组织反应在耳廓上的相应部位而命名的。一般来说,与头面相应的耳穴在耳垂;与上肢相应的耳穴在耳舟;与躯干相应的耳穴在耳轮体部;与下肢相应的耳穴在对耳轮上、下脚;与内脏相应的耳穴多集中在耳甲艇和耳甲腔。GB/T13734-2008 国家标准,规定了 91 个耳穴的名称及部位。

六、腧穴定位方法

腧穴的定位,习惯上叫做取穴。取穴正确与否,直接影响治疗效果,故历代医家都非常重视。窦汉卿在《标幽赋》中提出"取五穴用一穴而必端,取三经用一经而可正"。明确指出临床取穴,应经脉与腧穴相关,左右与前后互参,力求审慎。腧穴定位有一定的方法,这些方法的确立又有其科学的理论和客观的依据。它以中医基础理论为指导,根据中医典籍和历代针灸学专著,结合近年我国出版的高等医药院校和国际针灸班的教材和专著,密切联系临床实际和现代研究成果,经过分析、讨论,对十四经穴及部分经外奇穴做出标准定位。

由于历史条件的关系,中医学对人体部位与方位的描述与现代解剖学不完全相同。为了正确定取腧穴,在具体介绍定位方法之前,首先必须了解若干中医学中所称述的方位和部位名称。其中对于方位的描述,是以人体自然直立,两手下垂,掌心向内,两足与肩同宽的姿势而规定的。

"内"与"外":上肢以掌心一侧(即屈侧)称为"内侧",是手三阴经穴分布的部位;以手背一侧(即伸侧)称为"外侧",是手三阳经穴所分布的部位。下肢以距身体正中面近者为"内侧",是足三阴经分布的部位;以距正中面远者为"外侧",下肢的后部称为"后侧",是足三阳经穴分布的部位。头面与躯干,也以近正中面者为"内",远正中面者为"外"。

"前"与"后":凡距身体腹侧面近者为"前",距背侧面近者为"后"。如人体的经脉分布以阳明在前,太阳在后,太阴在前,少阴在后,经穴亦然。针灸学中对于腧穴位置的描述,有时也以远端为"前",近端为"后",如二间在本节"前",三间在本节"后"。

"上"与"下":一般以高者为上,低者为下。如中脘在脐上4寸,中极在关元下1寸,足三里在外膝眼下3寸,内关在大陵上2寸。

此外,针灸学上称手、足部掌面与背面皮肤的移行处为"赤白肉际",掌指关节或跖趾关节都称为"本节"。头面与躯干部的前、后正中线分别为任脉经穴和督脉经穴的分布部位,是审定分布于其两侧的三阴经穴或三阳经穴的基础。

腧穴所处的位置有一定的特点。《备急千金要方》说"肌肉纹理,节解缝会,宛陷之中,及以手按之病者快然"。说明腧穴一般都在肌肉、骨节的凹陷之处,或用手按压时患者感到酸胀的部位。筋肉和骨节,是体表的主要标志,可以作为某些腧穴的定位依据。距离这些标志较远的部位,则采取折量的方法,即"骨度法"。也可用手指比量定位。腧穴的定位方法可以分为体表解剖标志定位法、骨度折量定位法、指寸定位法三种。

(一)体表解剖标志定位法

这是指以解剖学的各种体表标志为依据来确定腧穴位置的方法。体表解剖标志可分为固定标志和活动标志两种。

1. 固定标志　指各部由骨骼和肌肉所形成的凸起和凹陷、五官轮廓、头发边际、指(趾)甲、乳头、脐窝等。如腓骨小头前下方凹陷处定阳陵泉;三角肌尖端部定臂臑;目内眦角稍上方定睛明;两眉之间定印堂;鼻尖定素髎;脐中定神阙;两乳头连线中点定膻中;耻骨联合上缘中点定曲骨等。此外,两肩胛冈的连线恰通过第 3 胸椎棘突;肩胛骨下角平对第 7 胸椎棘突;两侧髂嵴最高点的连线通过第 4、5 腰椎棘突之间的缝隙,可以依此作为计数椎骨的标志,定取腰背部的腧穴。

2. 活动标志　指各部的关节、肌肉、肌腱、皮肤随着活动而出现的空隙、凹陷、皱纹、尖端等。如耳门、听宫、听会应张口取穴,下关则应闭口取穴;曲池在肘横纹的外侧端;阳溪在拇长、短伸肌腱之间;上臂外展至水平位,当肩峰与肱骨粗隆之间会出现两个凹陷,前方凹陷取肩髃,后方凹陷取肩髎等。这些都是在动态情况下作为取穴定位的标志。

3. 全身各部的主要体表解剖标志

（1）头部

1）前发际正中（头部有发部位的前缘正中）

2）后发际正中（头部有发部位的后缘正中）

3）额角（发角,指前发际额部曲角处）

4）完骨（颈骨乳突）

5）枕外隆突（枕骨外面中间最隆起的骨突）

（2）面部

1）眉间（印堂,两眉头之间的中点处）

2）瞳孔（目中,平视,瞳孔中点）

（3）胸部

1）胸骨上窝（胸骨切迹上方凹陷处）

2）胸剑联合中点（胸骨体与剑突的结合部）

3）乳头（乳头的中央）

（4）腹部

1）脐中（神阙,脐窝的中央）

2）耻骨联合上缘（耻骨联合上缘与前正中线的交点处）

3）髂前上棘（髂骨嵴前部的上方突起处）

（5）侧胸、侧腹部

1）腋窝顶点（腋窝正中央最高点）

2）第 11 肋端（第 11 肋骨游离端）

（6）背、腰、骶部

1）第 7 颈椎棘突

2）胸椎棘突 1~12、腰椎棘突 1~5、骶正中嵴、尾骨

3）肩胛冈根部点（肩胛骨内侧缘近脊柱侧点）

4）肩峰角（肩峰外侧缘与肩胛内连续处）

5）髂后上棘（髂骨嵴后部的上方突起处）

（7）上肢部

1）腋前纹头（腋窝皱襞前端）

2）腋后纹头（腋窝皱襞后端）

3）肘横纹

4）肘尖（尺骨鹰嘴）

5）腕掌、背侧横纹（尺、桡二骨茎突远端连线上的横纹）

（8）下肢部

1）髀枢（股骨大转子）

2）股骨内侧髁（内辅骨上）

3）胫骨内侧髁下缘（内辅骨下）

4）臀下横纹（臀与大腿移行部）

5）犊鼻（外膝眼。髌韧带外侧凹陷的中央）

6）腘横纹（腘窝处横纹）

7）内踝尖（内踝向内侧的凸起处）

8）外踝尖（外踝向外侧的凸起处）

（二）骨度折量定位法

骨度折量定位法亦称"骨度分寸"，古称"骨度法"，始见于《灵枢·骨度》篇中。它是以体表骨节为主要标志，测

量周身各部位的大小、长短，并且依其比例设定尺寸，用以确定腧穴位置的方法。不论男女、老少、高矮、胖瘦之人，均可按着这个标准测量。正如《古今医统》所说："盖必同其身体随在而折之，固无肥瘦长短之差讹也。"用"骨度"作为量定针灸腧穴的折量尺寸，开始于隋唐时期的《黄帝内经太素》："今以中人为法，则大人、小人皆以为定。何者？取一合七尺五寸人身量之，合有七十五分（份）。则七尺六寸以上大人，亦准为七十五分；七尺四寸以下乃至婴儿，亦准七十五分。以此为定分，立经脉长短，并取空（孔）穴"。而现代使用的骨度折量法，则是以《灵枢·骨度》记述的人体各部分寸为基础，结合历代医家的临床实际，经过修改补充而来的，如肘、腕之间的长度，《灵枢·骨度》作 12.5 寸，因其与两臂外展时总横度应为 75 寸不合，故改为 12 寸；两乳之间的距离，《灵枢·骨度》作 9.5 寸，后根据《甲乙经》所载胸部腧穴分寸而改为 8 寸等。取用时，将设定骨节两端之间的长度折成为一定的等分，每一等分为一寸，十个等分为一尺，不论男女老幼，肥瘦高矮，一概以此标准折量作为量取腧穴的依据。现将全身各部骨度折量分寸列表如下：

常用骨度分寸表

部位	起止点	折量分寸	度量法	说明
头部	前发际至后发际	12寸	直	如前后发际不明，从
	前额两发角之间	9寸	横	眉心至大椎穴作 18
	耳后两完骨（乳突）之间	9寸	横	寸

部位	起止点	折量分寸	度量法	说明
头部	天突至岐骨(胸剑联合)	9寸	直	眉心至前发际3寸,大椎穴至后发际3寸用于量头部的横寸
	岐骨至脐中	8寸	直	胸部与胁肋部取穴直寸,一般根据肋骨计算,每一肋骨折作1.6寸(天突穴至璇玑穴可作1寸。璇玑穴至中庭穴,各穴间可作1.6寸计算)
胸腹部	脐中至横骨上廉(耻骨上联合上缘)	5寸	直	
	两乳头之间	8寸	横	胸腹部取穴横寸,可根据两乳头间的距离折量,女性可用锁骨中线代替
	横骨(耻骨)长	8寸	横	横骨长度为少腹的腹股沟毛际部横量的标志
背腰部	大椎以下至尾骶	21椎	直	背腰部腧穴以脊椎棘突作为标志作定位的依据
	两肩胛骨内侧缘之间	6寸	横	
身侧部	腋以下至季胁	12寸	直	季胁指第11肋端
	季胁以下至髀枢	9寸	直	髀枢指股骨大转子
上肢部	腋前纹头(腋前皱襞)至肘横纹	9寸	直	用于手三阴、手三阳经的骨度分寸
	肘横纹至腕横纹	12寸	直	

续表

部位	起止点	折量分寸	度量法	说明
下肢部	横骨上廉至内辅骨上廉	18寸	直	用于足三阴经的骨度分寸
	内辅骨下廉至内踝尖	13寸	直	用于足三阳经的骨度分寸。臀横纹至膝中,可作14寸折量。
	髀枢至膝中	19寸	直	膝中的水平线,前平膝盖下缘,后平膝弯横纹,屈膝时可平犊鼻穴
	膝中至外踝尖	16寸	直	
	外踝尖至足度	3寸	直	

(三) 手指同身寸定位法

手指同身寸定位法,亦称手指比量法,又称"指寸法"。该法是指以患者本人手指的某些部位折作一定分寸用以比量腧穴位置的方法,习称"同身寸"。人的手指长度和宽度与身体其他部位有着一定的比例,所以用患者本人的手指来测量定穴。《千金翼方》所说的"以病患指寸量之",指的就是这种方法。手指同身寸定位法分中指同身寸、拇指同身寸和一夫法三种。

1. 中指同身寸　是将患者的拇指与中指屈曲,以患者的中指中节屈曲时手指内侧两端横纹头之间的距离作为1寸。适用于四肢部腧穴的纵向比量和背、腰、骶部腧穴的横向定穴。

此法源自唐代孙思邈所撰的《备急千金要方》,以"取病者男左女右手中指上第一节为一寸"，即以中指末节（远端）从指骨关节间横纹至指端之间的长度为一寸。《外台秘要》也宗此法。《黄帝明堂灸经》中记载以"手中指第二节内度两横纹相去为一寸"，就是后人所称的"中指同身寸"，一直应用至今，流传颇为广泛。以后明代徐凤著《针灸大全》，对其具体使用方法有进一步的说明："大指与中指相屈如环，取中指中节横纹上下相去长短为一寸，谓之同身寸法"。

2. 拇指同身寸　其法是让患者伸直拇指，以拇指指骨关节横纹两端之间的距离作为 1 寸。此法同出《备急千金要方》。孙思邈认为"手中指上第一节为一寸。亦有长短不定者，即取手大拇指第一节横度为一寸"。

3. 一夫法　又名横指同身寸。"夫"，读作"扶"，古时长度计量单位名。《礼记·投壶》说："室中五扶，堂上七扶。"郑玄注："铺四指曰扶。"孔颖达疏："扶广四寸。"用"扶（通"夫"）量定腧穴位置，《备急千金要方》指出："凡量一夫之法，覆手并舒四指，对度四指上中节上横过为一夫。"并云"夫有两种，有三指为一夫者；此脚弱灸，以四指为一夫也。"临床上一般以后者为常用。也就是让患者将食指、中指、无名指和小指合并，以中指中节近心端横纹为准，其两侧间距离为一夫，折作 3 寸，适用于上下肢、下腹部的直寸和背部的横寸定穴。不过，人体有长短、胖瘦之异，应用此法必须在骨度分寸规定的基础上加以运用，以免谬误。

手指同身寸定位法，使用方便，但易有误差，只能作为其他取穴方法的补充，而不能替代其他取穴方法，否则将有长短失度之弊。取穴不准，影响疗效。故明代徐春甫在

《古今医统大全》中说:"今世之医,惟取中指中节,谓之同身寸,凡取诸穴悉依之,其亦未之思耳。殊不知同身之义,随身之大小、肥瘦、长短,随处分折而取之,则自无此长彼短之弊,而庶几乎同身之义有准矣!若以中指为法,如瘦人指长而身小,则背腹之横寸岂不太阔耶?如肥人指短而身大,则背腹之横寸岂不太狭耶?古人所以特谓同身寸法寸者,盖必同其身体随在而分折之,固无肥瘦、长短之差讹也……何后世不论背腹,概以中指谓之同身,简面是行简,讹而愈讹。"说明"同身寸"的临床应用,应"以意消息,巧拙在人",即根据各人的具体情况灵活应用。

(四) 简便取穴定位法

简便取穴定位法是临床上常用的一种简便可行的取穴定位方法。如垂手中指端处取风市;两手虎口交叉取列缺;两耳尖直上取百会;垂臂屈肘合腋,于肘尖处取章门等。这些取穴方法,都是根据临床长期实践所总结的经验取穴的。

七、腧穴的作用与功能

腧穴的作用,古今文献论述颇多,概括起来不外输注气血、反映病证、协助诊断和防治疾病四个方面。

(一) 输注气血

经络能够运行气血,协调阴阳,而腧穴是作为脏腑经络气血转输出入的特殊部位,其功能与脏腑经络有着不可分割的关系。人体脏腑以及皮肉筋骨、四肢百骸所以能维持其正常的功能,都需要气血的滋养滋润。而气血的输注输布,主要是通过经络系统而实现的,经脉和络脉都是气血输注的径路。经络与腧穴本是一体,分之可二,合之为一,腧穴同样具有经络输注气血的功能。《素问·气穴论》说:"肉之大会为谷,肉之小会为溪,肉分之间,溪谷之会,以行营卫,以会大气。"高士宗《素问直解》指出:"溪谷之会,内外相通,内通经脉,以行营卫,外通皮毛,以会大气,大气宗气也。"《灵枢·九针十二原》说得更加明白。"所言节者,神气之所游行出入也,非皮肉筋骨也。"《灵枢·平人绝谷》说:"神者,水谷之精气也。"《灵枢·营卫生会》又说:"营卫者,精气也,血者,神气也。"由此可见,营卫气血是水谷精微所化生,它又是转化为神气的物质基础;同时说明腧穴是气血通行出入的部位,并非指一般的皮肉筋骨。因此,人体气血的虚实盈亏,必将通过经络反映到腧穴,这就是所谓腧穴"通营卫""溢奇邪"的作用。所以《备急千金要方》说:"凡孔穴在身,皆是脏腑荣卫血脉流通,表里往来,各有所主"。

(二) 反映病证

经络腧穴与脏腑息息相关。腧穴与机体的内脏、器官有着密切的联系,在疾病的情况下,相应的腧穴范围出现压痛、酸楚、结节、肿胀、瘀血、丘疹、虚陷等现象。疾病的发生必取决于邪正的盛衰,邪盛则可以导致气血失调,气血失调可以通过经络的功能直接反映于与之有关的"脉气所发"的部位。《灵枢·邪客》说:"肺心有邪,其气留于两肘;肝有邪,其气留于两腋;脾有邪,其气留于两髀;肾有邪,其气留于两腘。"《素问·风论》说:"风中五脏六腑之俞,亦为脏腑之风,各入其门户,所中则为偏风。风气循风府而上,则为脑风。"风寒湿邪,可由穴位处乘虚而入,深入脏腑而致病。张介宾在《类经》注:"凡病邪久留不移者,必于四肢八溪之间有所结聚,故当于节之会处索而刺之。"结聚,指气血凝滞、脉络不通,或由此而形成的硬结等。这就是《素问·气穴论》所以说的"溢奇邪"。但这种情况的出现并不限定于四肢,临床上更多见于躯干。它既可以反映局部的软组织疾患,如经筋病变;也可以反映脏腑疾患,如躯干部的背俞穴和募穴,是反映脏腑病痛的重要腧穴。当然,四肢部的腧穴也同样可以反映脏腑病证,如原穴与五脏病、下合穴与六腑病等。对于腧穴的这种作用,近年有不少新的发现,如呼吸系统病证多在中府、肺俞、孔最处出现反应;肝胆系统的病证多在肝俞、胆俞、胆囊穴处出现压痛等。

(三)协助诊断

人是一个有机的整体,人体各个组织、器官的功能是彼此协调统一的。腧穴作为人体的一个特殊部位,通过经络与机体各部紧密联系,因此某一个组织、器官发生疾病时,也可以通过经脉在其相关腧穴上出现异常反应。这种反应的出现对疾病的诊断具有重要意义。《灵枢·官能》说:"察其所痛,左右上下,知其寒温,何经所在。"就是利用"荥输异处"诊察疾病。在这方面,中医学积累了丰富的经验,且近年又有较快的发展。望、闻、问、切是中医诊病的主要方法,其中望诊、切诊更是离不开经络腧穴。望诊包括诊察络脉色泽,近代多用于耳廓视诊。脉诊中的切寸口、切人迎、切三部九候、切肾间动气等无不以腧穴作为依据。《灵枢·背腧》记载了背俞穴的位置与取法。切其所异,可以作为定向诊治脏腑疾患的重要参考。募穴也具有相同的作用,如《圣惠方》利用募穴的压痛及局部变异诊断脏腑"痛""疽"之患。除上述内容外,四肢部腧穴对部分疾病的诊断也具有重要意义。如阑尾穴出现压痛表明有患阑尾炎的可能,胆囊穴的压痛则有患胆囊炎或胆结石的可能。以上这些内容都应结合临床征象综合考虑,才能完整了解病情,做出合理判断。近年,应用光、声、电、磁等物理学方法,对腧穴的某些变异还可以用仪器进行检测,如经络穴位测定仪、生命信息诊断仪等。总之,检查有关经络腧穴部位的病理反应,测定腧穴的电位、电阻和导电量的变化,有助于病位和虚实状态的诊断。另一方面,腧穴协助诊断还体现在可以协同现代医疗仪器对某些疾病进行鉴别诊断。如采用针刺足三里的方法,在 X 线下对胃窦部变形、蠕动消失的患者进行观察,如胃窦部变形部分重新出现蠕动,而且轮廓、宽度发生改变者,说明胃壁柔软,正常收缩扩张功能存在,一般为良性的炎症;如在同样条件下,胃壁无收缩、扩张功能,说明胃壁增厚僵硬,是癌细胞沿胃壁生长的结果。

(四)防治疾病

腧穴不仅是气血输注、邪气所客的处所,同时又是针灸防治疾病的部位。运用各种治疗性刺激作用于腧穴,可以预防和治疗疾病。《素问·五脏生成》在解释腧穴的特点时说:"此皆卫气之所留止,邪气之所客也,针石缘而去之。"指出腧穴不仅是气血输注的部位,而且是邪气所客的处所,也是针灸用以补虚泻实的部位。针灸预防疾病,主要就是提高机体的抗病能力。《备急千金要方》说："凡入吴蜀地游官（宦），体上常须三两处灸之，勿令疮暂差，则瘴疠温疟毒气不能着人也。"这是关于用艾灸腧穴预防时疫传染的早期记载。《扁鹊心书》推崇灸法，有不少关于艾灸腧穴健身防病的论述。如"灸气海、丹田、关元，各三百壮，固其脾肾。夫脾为五脏之母，肾为一身之根。"充分体现了扶正固本、祛邪却病的学术思想。近年，利用针刺足三里能提高机体免疫功能的特点，用来预防感冒；针刺合谷穴预防疟腮；经常按摩中脘、建里，可以帮助消化；按摩眼区周边腧穴，可以恢复眼肌疲劳、防止近视等，都是应用腧穴预防疾病的具体体现。

通过腧穴以治疗疾病，早见于帛书《五十二病方》。《内经》记述疾病治疗大多也是采用这种方法。以后历代医家在实践中积累了丰富的经验，成为中医治法中的主要手段，实践证明，临床各科都有大量适于刺激腧穴治疗的病证，包括许多功能性疾病、传染性疾病和某些器质性疾病。特别是对各种痛证、感觉障碍和各种功能失调的病证，尤其适合刺激腧穴进行治疗。1980 年，世界卫生组织提出 43 种疾病，建议各国采用针灸治疗，这是国际上对针灸腧穴防治疾病的具有重要意义的推广运用。

腧穴防治疾病的机理，在于接受适当的刺激后，可以调整经络气血，达到扶正祛邪的目的。腧穴是经络传导感应、调整虚实的部位；经络亦是腧穴治疗的基础。人的卫气是抵抗外邪侵袭的屏障，如果卫气不足，邪气就会乘虚而入，发生病变；病时所出现的各种反应，也是卫气与邪气抗争的表现。所以临床常常据此而循经取穴，按经论治。针灸推拿等治疗疾病,就是通过腧穴来调气,补虚泻实扶正祛邪。

八、腧穴的主治规律

　　腧穴主治的基本规律,是指腧穴主治的一种规律性联系。系统了解和掌握腧穴的这些内容,对于针灸临床以及对腧穴作用机理的研究,都具有十分重要的意义。腧穴主治病证较为复杂,如不得要领,往往难以掌握。但腧穴的主治有其一定的规律,主要决定于腧穴所处的部位、归属的经脉和属何类别(特定穴)。在临床上,多个腧穴可以主治同一病证;多种病证可以选用同一腧穴。因此腧穴的主治既有普遍性,也有特殊性。

(一)腧穴主治的普遍性

　　1. 近治作用　腧穴所在,主治所在。以腧穴所处部位确定其主治病证。也就是说腧穴在什么部位,这个腧穴就能主治这个部位的病证,包括深层组织、器官的病变,即《灵枢·经筋》"以痛为输"的体现和发展。例如眼区的睛明、攒竹、承泣、四白、球后诸穴,可治目赤肿痛、迎风流泪、青盲、雀目等眼疾;百会、四神聪、前顶诸穴位于颠顶,可治头顶疼痛、头晕目眩、神志昏迷;耳区的耳门、听宫、听会、翳风诸穴,均能够治疗耳部疾病;胃部的中脘、建里、梁门诸穴,均能够治疗胃的疾病;天枢、水分、阴交诸穴位于脐周,可治绕脐腹痛、肠鸣泄泻;命门、肾俞、志室诸穴位于腰部,可治腰腿酸痛、遗精阳痿;四肢部的肩髃、曲池、合谷、环跳、阳陵泉、悬钟诸穴都可以治疗半身不遂、风寒湿痹等。

　　腧穴近治作用,在《内经》中就有体现。如《灵枢·五邪》所说:"邪在肺,则病皮肤痛,寒热,上气喘,汗出,咳动肩背。取之膺中外腧,背三节五脏之傍,以手疾按之,快然,乃刺之。取之缺盆中以越之。"这是胸背部腧穴治疗临近肺脏疾患的提示。再如《灵枢·厥病》中载:"头痛……有所击堕,恶血在于内,若肉伤,痛未已,可则刺,不可远取也……耳聋无闻,取耳中。耳鸣取耳前动脉。"说明局部邻近穴位可治疗邻近所发生的疾病。这些局部邻近作用被后世医家广泛应用,如《百症赋》中所述:面目虚浮,取水沟、前顶;耳聋气闭,取听会、翳风等等,都是腧穴近治作用的体现。

　　2. 远治作用　经脉所过,主治所及。以腧穴所归属的经脉确定其主治病证。也就是说腧穴归属于哪条经脉,这个腧穴就能主治哪条经脉循行所过部位包括深部组织、器官的病症。在十四经脉腧穴中,尤其是十二经脉在四肢肘膝以下的腧穴,不仅能够治疗局部病症,还可以治疗本经脉循行所及的远隔部位的组织、器官、脏腑的病症,有的甚至具有全身性作用。如《大全》中说:"三里内庭穴,肚腹妙中诀;曲池与合谷,头面痛可撤;腰背痛相连,委中昆仑穴;头面如有痛,后溪并列缺;环跳与阳陵,膝前兼腋胁"。说明三里、内庭不仅能够治疗下肢病症,而且可以调整消化系统功能;曲池与合谷不仅能够治疗上肢病症,还能够治疗头项以及面部病症。在临床上,尺泽、太渊、列缺、鱼际诸穴归属于手太阴肺经,可治肺脏疾患和本经所过部位的疼痛、麻木、厥冷等;太冲、行间、大敦诸穴归属足厥阴肝经,可治肝脏疾患和疝气、瘿瘤、黄胆、胁痛以及本经脉所过部位的疼痛、麻木、厥冷等;公孙、三阴交、阴陵泉诸穴归属足太阴脾经,可治脾脏疾患和泄泻、痢疾、腹痛、腹胀及本经脉所过部位的疼痛、麻木、厥冷等；足三里、陷谷、内庭诸穴归属足阳明胃经，可治胃腑疾患和呕吐、噎隔、消化不良及本经脉所过部位的疼痛、麻木、厥冷等；其他如合谷治牙痛、口渴，后溪治项强、(后)头痛，上巨虚治泄泻、痢疾，照海治口干、咽痛，阳陵泉治胁肋疼痛，内关治心律不齐等，都体现了"经脉所过，主治所及"的主治规律。

　　四肢部的腧穴，根据古文献的记载和近代临床实践的证实，肘膝关节以下的腧穴既可以治局(近)部病，也可以治远部病。而且越是远端，其治病范围也越广。如合阳可治腰脊疼病、下肢麻痹、崩漏、疝气；承山则治腿痛转筋、腰背痛、痔疾、便秘、腹痛等；而至阴则可治胎位不正、难产、头痛、鼻塞、鼻衄、目赤肿痛等。而肘膝关节以上的腧穴主治范围相对较窄。如梁丘治膝肿、下肢不遂、胃痛、乳痈；气冲治外阴肿痛、腹痛、疝气、月经不调、阳痿、茎中疼痛等。头身部的腧穴以主治头面、五官、脏腑等近部疾患为主，但某些腧穴也可以兼治全身性疾患，如睛明治目疾、地仓治口渴；而百会、水沟除了可治头痛、口歪外，还可治疗各种神志疾患。躯干部的腧穴以任、督两脉为总纲。督脉穴与其两旁的足太阳膀胱经穴，任脉穴与其两旁的足少阴肾经穴、足阳明胃经穴、足太阴脾经穴，均可以划分为上、中、下三部。上部(膈、第7胸椎以上)穴主治心、肺、心包和胸、背、气管、食道、咽喉等疾患；中部(膈以下脐以上、胸7~腰2椎)穴主治脾、胃、肝、胆和上腹、背、腰等疾患；下部(脐以下、腰2椎以下)穴主治大肠、小肠、肾、膀胱和下腹、腰骶等疾患。其中大椎、命门、气海、关元等穴还能主治全身性疾患。

（二）腧穴主治的特殊性

1. 特定腧穴，特定主治　特定穴不仅具有一般腧穴的主治特性，而且还有独特的主治内容。如背俞穴与原穴的主治以五脏疾患为主；募穴与下合穴的主治以六腑疾患为主。郄穴多主治急性病、疼痛病；八会穴多主治慢性病、虚弱病；络穴和交会穴主治表里经和与其交会经脉的病证；八脉交会穴主治奇经病；五输穴中的井穴主急救，荥穴主热病等。

2. 不同经穴，不同主治　腧穴归属于一定的经脉，经脉又隶属于一定的脏腑。不同的经脉和脏腑各有其不同的病候，这些病候都可以采用本经所属的腧穴进行治疗。这样就产生了十四经腧穴的分经主治，但腧穴的主治范围远不止如此。在分经主治的基础上，有的还能主治二经或三经相同的病证。说明分经主治既有其特性，又有其共性。

	经名	本经病	二经病	三经病
任督二脉	任脉	回阳、固脱，有强壮作用	神经病、脏腑病、妇科病	
	督脉	中风、昏迷、热病、头面病		
手三阴经	手太阴经	肺、喉病	神志病	胸部病
	手厥阴经	心、胃病		
	手少阴经	心病		

续表

	经名	本经病	二经病	三经病
手三阳经	手阳明经	前头、鼻、口、齿病	耳病	眼病、咽喉病、热病
	手少阳经	侧头、胁、肋病		
	手太阳经	后头、肩胛、神志病		
足三阳经	足阳明经	前头、口、齿、咽喉、胃肠病	眼病	神志病、热病
	足少阳经	侧头、耳病、胁肋病		
	足太阳经	后头、背腰、脏腑病		
足三阴经	足太阴经	脾胃病		前阴病、妇科病
	足厥阴经	肝病		
	足少阴经	肾、肺、咽喉病		

分部		主治
头面颈项部	前头、侧头区	眼、鼻病
	后头区	神志、局部病
	项区	神志、喑哑、咽喉、眼、头顶病
	眼区	眼病
	鼻区	鼻病
	颈区	舌、咽喉、喑哑、哮喘、食管、颈部病

分部		主治
胸膺胁腹部	胸膺部	胸、肺、心病
	腹部	肝、胆、脾、胃病
	少腹部	经带、前阴、肾、膀胱、肠病
肩背腰尻部	肩胛部	局部、头顶痛
	背部	肺、心病
	背腰部	肝、胆、脾、胃病
	腰尻部	肾、膀胱、肠、后阴、经带病
腋胁侧腹部	腋胁部	肝、胆病、局部病
	侧腹部	脾、胃病、经带病
上肢内侧部	上臂内侧部	肘壁内侧病
	前臂内侧部	胸、肺、心、咽喉、胃、神志病
	掌指内侧部	神志病、发热病、昏迷、急救
上肢外侧部	上臂外侧部	肩、臂、肘外侧病
	前臂外侧部	头、眼、鼻、口、齿、咽喉、胁肋、肩胛、神志、发热病
	掌指外侧部	咽喉、发热病、急救
下肢前面部	大腿前面	腿膝部病
	小腿前面	胃肠病
	足跗前面	前头、口齿、咽喉、胃肠、神志、发热病
下肢内侧部	大腿内侧	经带、小溲、前阴病
	小腿内侧	经带、脾胃、前阴、小溲病
	足内侧	经带、脾胃、肝、前阴、肾、肺、咽喉病

分部		主治
下肢外侧部	大腿外侧	腰尻、膝股关节病
	小腿外侧	胸胁、颈项、眼、侧头部病
	足外侧	侧头、眼、耳、胁肋、发热病

（三）同一腧穴，双向主治

1. 腧穴主治中的另一特点是具有双向调节作用　这种双向调节作用又与机体的功能状态密切相关。如泄泻时，针天枢能止泻；便秘时，针天枢能通便。胃肠痉挛时，针足三里能解痉止痛；胃肠蠕动弛缓时，针足三里能增强蠕动，使其功能恢复正常。心动过速时，针内关能减慢心率；心动过缓时，针内关又可以增加心率，使之恢复正常等。

2. 主治相同，疗效有别　在诸多的腧穴中有不少腧穴可以治疗相同的病证，但临床实践证明各穴之间疗效并不等同，而是有着相对的特异性。如艾灸隐白、太白、三阴交、少商、至阴等穴，均可使孕妇腹部松弛，胎动活跃，具有不同程度的转胎效果，但以至阴穴的疗效最好。手阳明大肠经的二间、三间、合谷、阳溪等穴都有治疗牙痛的作用，而以合谷疗效最好。荥穴都可以治疗热病，但肺热当取鱼际，胃热应取内庭，心火当取少府，肝火应取行间等。这也是腧穴主治作用的一个特点。

第一章　解表类

解表类穴位以发散表邪、解除表证为主要作用。

本类穴位主要为肺、膀胱经穴位，偏行发散表邪、解除表证的作用，从而达到治愈表证，防止疾病传变的目的。解表穴位除主要具有解表作用外，部分尚兼有清头明目、止咳平喘、止痛等作用。

解表类穴位主要用于治疗恶寒、发热、头痛、身痛、无汗或有汗不畅、脉浮之外感表证。

1. 列缺

【基础知识】位于桡骨茎突上方，腕横纹上 1.5 寸。该穴简便取之可为两虎口自然交叉，一手食指按在另一手桡骨茎突上，指尖下凹陷处。此穴位具有疏风解表，宣肺平喘，利水调肠，通调任脉功效。临床中常配风池，治疗头痛、项强；配太渊，治疗风痰咳嗽；配后溪、少泽，治疟疾寒热；配合谷，治疗鼻炎、咽喉肿痛。针刺操作时向肘部斜刺 0.5~0.8 寸，可灸。

【医理体会】本穴为手太阴肺经之别络，经脉从此别行，斜走食指桡侧，又系八脉交会穴之一，通于任脉。任脉起于腹内，上循脊里，出于会阴，和肾相联系。肺属金，为肾水之母,故列缺临床应用范围较广。

【临床效验及拓展应用】邱为尉以针灸列缺穴为主治疗寒痰 30 例。与对照组相比,结果列缺组治愈 26 例,好转 4 例,每例平均针灸治疗次数 3 次,疗效明显优于对照组。战金山等针刺列缺穴治疗偏头痛 35 例。痊愈 18 例,显效 9 例,好转 5 例,无效 3 例。

参考文献:

[1] 邱为尉.列缺为主治疗寒痰 30 例[J].上海针灸杂志,1999,18(3):12.

[2] 战金山,石砚.针刺列缺穴治疗偏头痛 35 例[J].针灸临床杂志,1999,15(5):44.

2. 合谷

【基础知识】位于手背第 1、第 2 掌骨之间,近第 2 掌骨桡侧缘的中点。或以拇指指关节横纹正对虎口边,拇指按下,当拇指尖处。简便取之可为拇、食指并拢,于骨间肌隆起最高点取之。该穴具有疏风解表、通络镇痛的功效。临床中常配上关治疗头痛和牙痛;配迎香治鼻衄;配少商治咽喉肿痛;配风池、列缺、外关治疗感冒;配三阴交治疗滞产、经闭;配复溜治疗热病无汗、多汗。针刺操作时可直刺 0.5~0.7 寸,或施以灸法。

【医理体会】本穴为大肠经所过之原穴,后世总结为四总穴之一。由于原穴与三焦关系密切,源于脐下肾间动气,关系人体的气化功能,是增强整体功能的要穴,所以合谷具备多种功能,有疏风解表、行气开窍、通降肠腑、镇静安神以及通经活络之效。

【临床效验及拓展应用】李仁琴针刺合谷配合太阳、风池、太冲治疗偏头痛35例。痊愈9例,好转24例,无效2例。张继庆辨证针刺合谷、复溜治疗原发性多汗症46例。经过治疗痊愈31例,显效9例,有效3例,无效3例。贾婕楠针刺合谷穴配合中成药治疗牙痛取得了较好的疗效。

参考文献:

[1]李仁琴.针刺治疗偏头痛35例[J].陕西中医,1990,11(3):131.

[2]张继庆.辨证针刺合谷、复溜治疗原发性多汗症46例[J].中国针灸,1990,26(11):838.

[3]贾婕楠.合谷穴配合中成药治疗牙痛86例[J].针灸临床杂志,2006,22(3):40.

3. 阳溪

【基础知识】位于腕背桡侧,当拇指翘起时,穴在拇长伸肌腱与拇短伸肌腱之间凹陷中。该穴具有疏风解表、清热、明目利咽等功效。临床中常配伍天突、间使治食道痉挛和咽喉气梗;配解溪滋阴清热养神而能止惊悸怔忡;配二间治牙龈肿痛、喉痹。临床操作时可直刺0.3~0.5寸,或施以艾灸。

【医理体会】本穴为手阳明大肠经之经穴,根据"经主喘咳寒热"的主病原则,表邪传肺,阳明热盛所致的喘咳寒热、头痛目赤等病,可通过针刺该穴起到清热散风,明目利咽之功效。

【临床效验及拓展应用】邦彦针刺左右手阳溪穴治疗头痛头晕,取得良好疗效,认为:"阳溪者火也……凡头晕眼花耳鸣,针泻立效。"何敬敏艾灸阳溪穴治疗角膜溃疡,左眼病灸右侧,右眼病灸左侧,双眼病灸双侧。每次施灸 5~7 炷,以施灸处皮肤潮红为度,每日 1~2 次,3~5 天即可获愈。

参考文献:

〔1〕承邦彦.阳溪止头痛[J].针灸学报,1992(5):36.

〔2〕何敬敏.艾灸阳溪穴治疗角膜溃疡13例[J].中医杂志,2000,41(11):697.

4. 曲池

【**基础知识**】位于肘横纹外侧端,屈肘,尺泽与肱骨外上髁连线中点。该穴具有疏风解表、清热、调和营卫的作用。临床中常配天髎治肩重痛不举;配尺泽治鹤膝风;配少泽治瘈疭癫疾;配鱼际治呕血;配足三里、人迎治眩晕;配血海治皮肤瘙痒。临床操作可直刺 1~1.5 寸,或施以艾灸。

【**医理体会**】本穴为大肠脉气之所入,为合土穴,具有疏风解表、清热退烧、调和营卫、通经活络、利水除湿之功效。由于大肠为金府,曲池为合土,土能生金,故穴为经之母,根据"虚补其母"的法则,故凡半身不遂,补之可益其不足,收到扶补正气之效。所以上肢偏瘫以曲池为主,下肢以阳陵泉为主。

【**临床效验及拓展应用**】陈晓薇以曲池、血海、足三里、三阴交(荨四穴)为主穴针刺治疗慢性荨麻疹,认为曲池穴具有疏风解表、清热退热、调和气血、通经活络、利水除湿的功效,再配合血海、足三里、三阴交等穴达到调和气血,祛风止痒之功。陈海林等在曲池、足三里、血海三穴进行穴位注射苦参素治疗慢性湿疹45例,痊愈9例,显效20例,好转

14 例,无效 2 例。

参考文献:

〔1〕陈晓薇.针刺"荨四穴"方治疗慢性荨麻疹的临床研究〔D〕.广州:广州中医药大学,2009.

〔2〕陈海林,王全权,黄慧敏,等.穴位注射治疗慢性湿疹疗效观察及护理〔J〕.贵阳中医学院学报,2006,28(1):25-26.

5. 天柱

【基础知识】位于项部,大筋(斜方肌)外缘之后发际凹陷中,约当后发际正中旁开 1.3 寸。该穴具有疏风解表、利鼻止痛等功效。临床中常配外关、合谷、后溪,清热解表治外感发热、头项痛;配足临泣治疗狂惕多言不休;配合谷、太阳治疗目赤肿痛。临床操作可直刺 0.5~0.7 寸,不宜向内上方深刺,或施以艾灸。

【医理体会】本穴位于项上,故可治疗头项病症。《灵枢·厥病》:"厥头痛,项先痛,腰脊为应。"又因其为足太阳经气所发,入络于脑,故治疗神志病。

【临床效验及拓展应用】王惠芳运用"复方当归注射液"穴位注射双侧天柱穴治疗颈性眩晕32例。2个疗程后,治愈16例;有效15例;无效1例。薄智云针刺同侧天柱穴,治疗6例因间接挫伤、暴力冲撞以致跟腱挫伤而引起的足跟痛,在止痛和功能的恢复方面,均收到了较好的疗效,一般均在3次内治愈。

参考文献:

〔1〕王惠芳.穴位注射天柱穴治疗颈性眩晕32例〔J〕.实用医学杂志,2005,21(2):120.

[2]薄智云.针刺天柱穴治疗跟腱挫伤[J].上海针灸杂志,1986(2):29.

6. 大杼

【基础知识】位于背部,在第 1 胸椎棘突下(陶道)旁开 3 寸处。该穴具有疏风清热、强壮筋骨、宣肺定喘等功效。临床中常配合谷、大椎、外关治外感发热;配天柱、后溪、列缺、大椎治颈项痛病;配心俞治疗胸闷。临床操作可斜刺 0.5~0.7 寸,或施以艾灸。

【医理体会】本穴位于第 1 胸椎旁,其深部为肺脏;其穴系手、足太阳经及手、足少阳经的会穴,所以能清热解表,治疗外感伤表,入侵少阳、督脉,束于肺卫的各类证候。本穴也是治疗各种骨病、关节病的要穴。

【临床效验及拓展应用】任华运用电针大杼穴治疗牙痛 32 例。痊愈 28 例,占 87.5%;有效 3 例,占 9.38%;无效 1 例,占 3.13%。付青梅等采用针刺双侧阳陵泉、大杼穴治疗腰痛 72 例。治愈 36 例,占 50%;好转 28 例,占 38.9%,无效 8 例,占 11.1%。

参考文献:

[1]任华,任翠玉.电针大杼穴治疗牙痛 32 例[J].中医外治杂志,2005(2):52.

[2]付青梅,王淑琴.针刺阳陵泉及大杼穴治疗腰痛 72 例[J].人民军医,2008,51(6):385.

7. 风门

【基础知识】位于第 2 胸椎棘突下,督脉旁开 1.5 寸处。

该穴具有祛风、清热、解表、益气、固表、止痛等功效。临床中常配肺俞、大椎治疗外感咳嗽、发热;配大杼、天宗、肩外俞治颈椎病、项背强痛;配三阴交、血海、列缺治荨麻疹;配五处、迎香治嚏不止。临床操作时可斜刺 0.5~0.7 寸,或施以艾灸。

【医理体会】足太阳膀胱经主一身之表,本穴属于足太阳经,在项背之上,居于阳位。而风为阳邪,易于上犯,故该穴成为风邪上犯之门户,而能疏风固表,又因为该穴是足太阳经与督脉之会穴,太阳主开,司一身之表,督脉统摄诸阳经,故凡外邪束于太阳,侵袭督脉所致病证,皆可取之风门,以益阳固卫。

【临床效验及拓展应用】焦焰用化脓灸灸风门双侧为主治疗感冒,病轻者灸 3~7 壮,灸 2~3 次,病重者灸 3~10 壮,灸 4~8 次,每隔 3~7 天灸 1 次,灸后针泻足三里,引火下行。焦氏提出如果用于预防感冒则只灸风门穴。赵长信等采用药物注射风门穴的方法治疗变态反应性鼻炎患者 24 例,并与常规臀部肌内注射相同药物的 17 例患者进行疗效比较,发现风门穴穴位注射治疗变态反应性鼻炎与常规臀部肌内注射相比具有更好的疗效。

参考文献:

[1]焦焰.化脓灸风门防治感冒100例初步体会[J].针刺研究,1992(4):297.

[2]赵长信,击凤敏,姚淑英.风门穴药物注射治疗变态反应性鼻炎[J].中医杂志,1990(7):43-44.

8. 风池

【基础知识】位于项后,当胸锁乳突肌与斜方肌上端之间的凹陷中,横平风府穴。简便取穴时令患者正坐或俯伏坐位,在顶部,当胸锁乳突肌与斜方肌起始部之间的凹陷中取之。与风府穴相平。该穴位具有祛风解表、清头明目等功效。临床中常配合谷、外关,治疗风夹热邪之头痛;配百会、列缺,治疗风夹寒邪之头痛;配太阳、丘墟,清宣少阳,可治胆火上扰之偏头痛。临床操作可向鼻尖方向刺 0.5~0.8 寸,或施以艾灸。

【医理体会】风池穴位于项后,穴属足少阳三焦、阳维之会,为风邪易侵之所,主治风邪为患,为搜风之要穴。高巅之上,惟风可到,伤于风,上先受之,而肝亢痰浊,风夹其邪亦上扰清窍,而引起头、脑、目耳病。

【临床效验及拓展应用】曾宜发等独取同侧风池穴治疗颞部阵发性偏头痛,取得良好疗效。张铎安等整理分析了李文欣按揉风池穴治疗气厥症 27 例。其中独取风池穴的 21 例,配合药物治疗 6 例。5 分钟内苏醒 19 例,5~10 分钟苏醒 8 例。

参考文献:

[1] 曾宜发,刘敏勇.风池穴临床应用举隅[J].江西中医药,1997,28(1):39.

[2] 张铎安,张继中,姬同超,等.李文欣按揉风池穴治疗气厥症 27 例[J].浙江中医杂志,1994(9):43.

9. 浮白

【基础知识】位于耳后乳突后上方,当天冲与完骨弧形连线的上 1/3 折点处。该穴具有祛风解表、行瘀理气的作用。临床常配风池、太阳、外关,清泄少阳邪热,治偏头痛;

配完骨,通络止痛,治牙齿龋痛。临床操作可平刺 0.5~0.8寸,或施以艾灸。

【医理体会】本穴属足太阳、少阳之会,位于头侧部,内通于耳,下通于颈项,故凡头部、颈项、咽喉疾病均可针之,有祛风解表、行瘀理气之功。

【临床效验及拓展应用】陈兴胜等独取右侧浮白穴治疗胆囊炎疼痛患者 38 例。针刺入穴位后,用强刺激手法,得气后,令患者做伸展运动,活动右侧胸腹部并对患者胆囊区做叩击,留针 15 分钟。经过两个疗程的治疗,痊愈 5 例,有效 33 例。方针采用针刺浮白穴合星状神经节阻滞治疗甲亢症 33 例。显效 25 例,占 75.7%;有效 6 例,占 18.2%;无效 2 例,占 6.1%。

参考文献:

[1] 陈兴胜,孙志勇.单刺右侧浮白穴治疗胆囊炎疼痛 38 例[J].中国针灸,2002,22(11):762.

[2] 方针.针刺浮白穴合星状神经节阻滞治疗甲亢症 33 例[J].上海针灸杂志,2006,25(7):34.

10. 大椎

【基础知识】位于在第 7 颈椎棘突下。"下肩齐在椎骨节上,是余穴尽在节下。"该穴具有疏风解表、清热通阳、截疟止痛等功效。临床中常配肺俞、曲池治外感咳嗽;配间使、后溪主治疟疾;配悬钟、后溪主治癫痫。临床操作可向上斜刺 0.5~1 寸,或施以艾灸。

【医理体会】本穴为手足三阳、督脉之会。督脉为诸阳之海,统摄全身阳气,而太阳主开,少阳主枢,阳明主里,故本穴可清阳明之里,启太阳之开,和解少阳以驱邪外出而主治全身热病及外感之邪。

【临床效验及拓展应用】刘莲芳等大椎穴穴位注射10% 葡萄糖约 10ml 治疗支气管哮喘 54 例,糖水注射结束后,哮喘即刻停止,患者顿时感到轻松。孙学东针刺大椎穴治疗落枕 62 例。操作时针尖朝向患侧颈、肩部,得气后,操作者手按患侧的肩井穴,让患者开始最大限度的左右活动颈部,同时操作者行针,症状改善不明显者可以配合艾灸或加火罐。62 例病人中,痊愈 52 例,显效 6 例,好转 4 例。

参考文献:

[1] 刘莲芳,周世荣.水针大椎穴治疗支气管哮喘[J].河北中西医结合杂志,1995,4(4):94.

[2] 孙学东.针刺大椎穴治疗落枕 62 例[J].北京中医,1996(3):51.

11. 陶道

【基础知识】位于后正中线第 1 胸椎棘突下。该穴具有解表退热、镇惊安神等功效。临床常配肺俞、风门主治外感热病、角弓反张;配大椎、曲池主治疟疾;配阴郄、复溜主治阴虚发热;配身柱、悬枢主治脊背痛。临床操作可向上斜刺 0.5~1 寸,或施以艾灸。

【医理体会】本穴为督脉与足太阳之会,督脉为诸阳之海,足太阳经主一身之表,故本穴可治疗外感风热之热病、疟疾、角弓反张、头痛。督脉行于脊中,上贯入脑,故本穴又可治疗脊痛、癫痫。

【临床效验及拓展应用】葛三一治疗疟疾,在发作前 2

小时以内,取陶道、身柱穴针刺三分深,留针不动,待病人两手中指头有冷气之感或麻木的感觉,然后再深入半分,待患者脚十指均有感觉后,方为合度。鄢松超等摘译资料记载:以陶道穴为主穴,同时配合四关穴等,施以艾灸各 10 壮,治疗外痔 10 例和肛裂 6 例,灸后全部止痛。

参考文献:

[1] 葛三一.介绍针治疟疾的一点经验[J].中医杂志,1956(9):473.

[2] 鄢松超,周克明.艾灸法治疗外痔和肛裂[J].陕西医学杂志,1974(5):61.

第二章 清热类

　　清热穴位以清解里热为主要作用。

　　清热穴位具有清热泻火、凉血、解毒等功效。本类穴位主要用于表邪已解、里热炽盛，而无积滞的里热病证，如外感热病、高热烦渴、湿热泄痢、温毒发斑、痈肿疮毒等。

　　针对发病原因的不同，并根据穴位的功效，将清热穴位分为以下两类：清热泻火穴，功能清气分热，用于高热烦躁等气分实热证；清热解毒穴，功能清解热毒，用于痈肿疮疡等热毒炽盛的病证。

一、清 热 泻 火

　　清热泻火穴位，以清泄邪热为主，主要用于热病而见高热、口渴、汗出、烦躁，甚或神昏谵语等热症。热与火均为六淫之一，统属阳邪。热为火之渐，火为热之极，故清热与泻火两者不可分，凡能清热的穴位，大抵皆能泻火。并且这类清热泻火穴位各有不同的作用部位，分别适用于肺热、胃热、心火、肝火等引起的脏腑火热证。体虚而有里热证时，应注意扶正祛邪，可配伍补虚穴位同用。

1. 鱼际

【基础知识】位于手拇指本节(第 1 掌指关节)后凹陷处,约当第 1 掌骨中点桡侧,赤白肉际处。该穴具有清热泻火平喘、开音利咽止痛等功效。配曲池、合谷治疗肺热壅盛之肺热咳嗽;配廉泉、扶突治疗失音、不语;配膻中、乳根治疗乳痈;配太溪、照海治咽喉肿痛;配天突、大椎、肺俞等穴治疗哮喘。临床操作时可直刺 0.5~0.8 寸,或施以艾灸。

【医理体会】本穴属手太阴肺经荥水穴。多用于治疗肺经、肺脏有关阳热之疾患,具有宣肺清热之功效。

【临床效验及拓展应用】文绍敦根据"治疳必治脾,治脾先调肺"之说,取肺经荥穴鱼际穴,使用钩刺治疗小儿疳疾 17 例均取得良好疗效。

参考文献:

文绍敦.钩刺鱼际穴治疗小儿疳疾[J].四川中医,1994,12(3):18.

2. 解溪

【基础知识】位于足背与小腿交界处的横纹中央凹陷中,当足踇长伸肌腱与趾长伸肌腱之间。该穴具有清胃降逆、健脾化湿等功效。临床中常配商丘、丘墟治踝痛;配条口、丘墟、太白治膝股痛、腘酸转筋;配合谷治头痛、眉棱骨痛;配丰隆、神门、大陵能清火涤痰安神,治狂证。临床操作可直刺 0.5~0.7 寸,或施以艾灸。

【医理体会】本穴属足阳明胃经,穴居足背踝关节横纹中点,故可治下肢痿痹、足跗疼痛等局部疾患。

【临床效验及拓展应用】孙伯奇等针刺解溪穴治疗肩关节周围炎 17 例,治疗时采用大幅度捻转的强刺激手法,同时配合其他手法,同时配合患者患肢的上举下放外展内收活动。经治疗后显效 16 例,无效 1 例。兰颖等以解溪穴处为主采用穴位注射黄芪注射液治疗痉挛型脑瘫足下垂 60 例,3 个月为一个疗程,经一个疗程后,显效 27 例,有效 23 例,无效 10 例。

参考文献:

［1］孙伯奇,孙红庆.针刺解溪穴治疗肩关节周围炎［J］.中原医刊,1989(4):14-15.

［2］兰颖,关丽君,齐放,等.穴位注射解溪穴为主治疗痉挛型脑瘫足下垂 60 例［J］.中国针灸,2008,28(5):336.

3. 冲阳

【基础知识】位于解溪下方,足背最高点,动脉应手处,当第 2、第 3 跖骨与楔状骨间凹陷处。具有清胃安神、健脾化湿等功效。临床常配丰隆、神门、后溪治狂妄;配陷谷、然谷、中封治足跗肿;配条口、悬钟、肩井治足痿难行;配仆参、飞扬治足痿不收;配中脘、足三里治胃痛。临床操作可避开动脉,直刺 0.3~0.5 寸,或施以艾灸。

【医理体会】本穴属足阳明胃经,正当足背冲阳脉处,胃经至此,冲出本经。本穴昔时认为是察候胃气强弱、存亡的主要脉候之一。本穴又系本经原穴。《医宗金鉴》谓:"胃经表之原穴冲阳,脾经里之络穴公孙,二穴应刺之证即:项、颈、胸、膺、胯、股、胫、胕、足跗疼痛,发狂妄言高歌,弃衣而走,恶烟火,闻木声即惊,皆胃、脾经病也。"

【临床效验及拓展应用】周利平针刺冲阳穴加 TDP 照射治疗肱骨外上髁炎 50 例。痊愈 32 例,显效 10 例,有效 6 例,无效 2 例。谢福利治疗寒湿困脾型的口疮 26 例,在一般治疗的基础上,选取双侧冲阳穴,采用发泡治疗,并在冲阳穴发泡部位用 TDP 照射,一个疗程后,治愈 20 例,显效 3 例,好转 1 例,无效 2 例。

参考文献:

［1］周利平.针刺冲阳穴加 TDP 照射治疗肱骨外上髁炎 50 例［J］.世界针灸杂志(英文版),2007,(4):53-54.

［2］谢福利.外治法治疗寒湿困脾型的口疮 26 例［J］.辽宁中医药大学学报,2010,12(8):51-52.

4. 内庭

【基础知识】位于足背,当第 2、3 趾间缝纹端,趾蹼缘后方赤白肉际处。具有清降胃火、通涤腑气等功效。配合谷治胃火齿痛;配外关、公孙降火平呃,治热呃;配中脘、三里降逆止呕,治胃热呕吐;配太溪、仆参治足麻木。临床操作可直刺 0.3~0.5 寸。

【医理体会】本穴属足阳明胃经所溜荥水穴,"荥主身热",具有清降胃火,宣泄阳明之效。故凡胃火炽盛,以及阳明炽热循经上扰头面、咽喉、口齿之疾。刺泻能降胃火、散邪热,补之能振奋胃阳。

【临床效验及拓展应用】李杰针刺内庭穴治疗磨牙症,认为针刺胃经的荥穴,可以清泻胃热、疏通面部气血,根据循经取穴、上病下治的原则,因此可以治疗由于胃火盛,或血气虚的磨牙症。卢贵强于合谷、内庭穴施以穴位注射治疗牙痛 54 例。取穴的原则是上牙痛取健侧内庭,下牙痛者取健侧合谷,两侧痛者取双侧穴位。48 例痊愈,6 例有效。

参考文献:

［1］李杰.针刺内庭穴治疗磨牙症[J].中国针灸,2004,24(8):536.

［2］卢贵强.合谷、内庭穴穴位注射治疗牙痛的体会[J].中国社区医师,1994(12):31.

5. 大都

【基础知识】位于踇趾内侧,第 1 跖趾关节前缘赤白肉际处。具有调健脾胃、泄热和中等功效。临床中常配太白,治胃心痛;配横骨,治气滞腰痛;配环跳,治腰腿痛;配经渠,治热病汗不出。临床操作直刺 0.3~0.5 寸,或施以艾灸。

【医理体会】穴属所溜之荥穴,阴荥属火,是脾经之母穴,故补之能益火生土,调健中州,统治一切脾虚之疾。若因脾虚无力充养肌肉所致腰腿疼痛,麻木不仁,日久肌肉萎缩,刺灸大都能健脾益气,促进营血通畅,从而麻木之疾可除。

【临床效验及拓展应用】张千生对 60 例脑卒中后足下垂的患者进行临床治疗疗效对比观察,其中 36 例为针刺组,24 例对照组,针刺组取照海、大都穴实施针刺治疗,同时给予足下垂康复训练;对照组不给予针刺治疗,足下垂康复训练时间及疗程同针刺组。结果发现针刺照海、大都穴显著提供疗效。冯永喜等取足三里、天枢、大都穴施以针刺泻法治疗小儿食积腹痛 149 例,速效 19 例;显效 88 例;有效 32 例;无效 10 例。

参考文献：

［1］张千生.针刺治疗脑卒中后足下垂的临床观察［J］.中国康复医学杂志,2007,22（5）:461-462.

［2］冯永喜,高润生.针刺治疗小儿食积腹痛149例临床观察［J］.针灸学报,1992（1）:22.

6. 少府

【基础知识】位于手掌第4、5掌骨之间,在仰掌屈指时,当小指所指处,横与劳宫穴相对。具有清心泻火、行气活血等功效。临床中常配内关、心俞治心悸;配足三里治小便不利;配关元、会阴治阴部湿疹瘙痒。临床操作可直刺0.3~0.5寸,或施以艾灸。

【医理体会】本穴属手少阴心经荥火穴,有清火行气活血之效,除主治小指拘挛、掌中热等疾患外,尚可用于治疗心悸心痛。

【临床效验及拓展应用】陈学超针刺少府穴治疗小儿遗尿（经泌尿科检查确诊无器质性病变）85例,收到较好疗效,发现对于病情较轻者施以针刺治疗治愈率高,重型者治愈率相对低。徐智勇取双侧少府穴,用泻法,并且在运针时嘱咐患者活动腰部,前屈后伸,左右转动,针刺完毕,推拿压痛点。1次治愈11例,占30.5%,2~5次治愈23例,占63.9%。

参考文献：

［1］陈学超.针刺少府治疗小儿遗尿85例临床体会［J］.天津中医,1995,12（3）:32.

［2］徐智勇.针刺少府穴治疗急性腰扭伤36例［J］.内蒙古中

医药,2001(2):28.

7. 前谷

【基础知识】取穴时先握拳,第五掌指关节前尺侧、横纹头赤白肉际处。具有清肺泄热,明目聪耳,疏经通络等功效。临床中常配合谷、曲池、外关,治手痛臂麻;配照海、中封,治咽喉肿痛;配后溪,治耳鸣;配风池、神道、合谷,治疟疾;配委中,治尿赤难。临床操作可直刺 0.2~0.3 寸,或施以艾灸。

【医理体会】本穴属小肠经荥穴,以其水能克火,荥主身热,故刺用泻法可收到清热泻火之效,主热病、疟疾等病症。另外,小肠与心经相表里,心经支脉上入腋,交太阴,挟乳里、结胸中,故能治疗乳少等症。

【临床效验及拓展应用】王俊清采用针刺前谷穴治疗 300 例流行性腮腺炎。其中针刺 1 次治愈者 243 例,占 81%;2 次治愈者 36 例,占 12%;3 次治愈者 21 例,占 7%。通过观察,王氏认为患病时间越短疗效越高,并且该疗法简便易行。姜启东应用柴胡注射液外加针刺前谷穴治疗流行性腮腺炎 23 例,收到良好疗效。其中 5 天痊愈者为 18 例,7 天痊愈者为 5 例。

参考文献:

[1] 王俊清.针刺前谷穴治疗流行性腮腺炎[J].中级医刊,1989,24(2):55.

[2] 姜启东.药物配合针刺疗法治疗流行性腮腺炎报告[J].中国学校卫生,2001,22(3):199.

8. 支正

【基础知识】位于腕背横纹上5寸,当阳谷与小海连线上取之。具有解表、清热、宁神等功效。临床中常配曲池,治肘臂手指痛麻,不能握物;配三焦俞,治目眩头痛;配神门,治饮水即渴、背引腰作痛、眩晕仆倒、热而心烦、好笑善恐、多惊。临床操作直刺或斜刺0.3~0.5寸,或施以艾灸。

【医理体会】本穴属本经之络,别走少阴,且心为五脏六腑之大主,经脉由此离开,络入心经,故除主肘臂手指挛痛麻木之局部疾患外,还可用于心痛、消渴、多惊、善忘等。该穴善治体表赘生物。

【临床效验及拓展应用】张继先认为,支正穴为手太阳经的络穴,联络心经;小肠经与胆经相交汇;小肠经下膈抵胃。因此泻支正可以通利胆、心、胃经气血,治疗胸胁迸伤、胸壁挫伤和经前乳胀。何微取大包、支正穴,施以针灸治疗急性腰扭伤35例。治疗结果痊愈32例,好转3例。

参考文献:

［1］张继先.支正穴临床应用[J].中国针灸,2005(6):118-119.

［2］何微.大包穴配支正穴治疗急性腰扭伤[J].甘肃中医学院学报,1996(3):45-46.

9. 曲泽

【基础知识】取穴时仰掌,肘部微屈,在肘横纹上,肱二头肌腱的尺侧缘取穴。具有清热镇痉、降逆止呕等功效。临床中常配大陵、内关,主治心悸;配内关、中脘,治疗胃痛、呕吐;配委中、曲池,治疗中暑;配曲池、清冷渊,治疗肘痛。临床操作可直刺 0.8~1 寸,或用三棱针点刺出血,或施以艾灸。

【医理体会】本穴位于肘部,故可治疗肘中痛、上肢颤动、转筋。又本穴为心包络所入之合穴,五行属水,故可治疗相火妄动,有清热镇痉的作用。

【临床效验及拓展应用】周永锐于曲泽穴下静脉用注射器抽血治疗气滞血瘀,心脉痹阻所引起的心痛、心悸及温邪逆传心包、身热、烦躁不安,甚至神昏谵语等急性病症,均取得立竿见影的功效。靳中秀等采用曲泽穴放血治疗急性胃肠炎 30 例。治疗时用三棱针在曲泽穴部位小静脉点刺,深约 2 分,立即出针,挤出血液数十滴,最后按压针孔。治疗结果症状消失者 18 例,减轻者 5 例,无效者 7 例。

参考文献:

［1］周永锐,樊万红.曲泽穴抽血在临床急症中的应用体会［J］.中医药研究,1993(5):54.

［2］靳中秀,史玉蓉.曲泽穴放血治疗急性胃肠炎 30 例疗效观察［J］.中国社区医师,2006,22(13):49.

10. 劳宫

【基础知识】位于手掌心,第 2、3 掌骨间,屈指握拳时中指尖所点到处。具有清心泄热、醒神止抽等功效。临床中常配太冲、内庭,治疗口疮、口臭;配水沟、百会,治疗中暑及中风昏迷;配神门、复溜,治疗癫痫、狂等症。临床操作可直刺 0.3~0.5 寸,或施以艾灸。

【医理体会】本穴为手厥阴之荥穴,为火经中之火穴。《素问·刺法论》指出:"火欲发郁,亦须待时,君火相火,同刺包络之荣。"故凡心热所致之口疮、掌热、癫狂诸疾均可刺之,有清热泻火之力。

【临床效验及拓展应用】李震采用毫针针刺劳宫穴治疗口臭 22 例。治疗结果 1~3 次治愈 8 例,4~6 次治愈 6 例,显效 6 例,无效 2 例。李氏认为劳宫穴具有泻火之功,因此可以治疗因胃经热盛,熏蒸而致的口臭。朱成康应用针刺劳宫穴治疗高血压 20 余例,其中追访记录 8 例。操作时直刺劳宫,深度达掌背真皮受阻为止,轻度向前捻转,留针 15~20 分钟。8 例中针刺 1 次者 4 例,2 次者 1 例,4 次者 1 例,5 次者 2 例。

参考文献:

[1] 李震.针刺劳宫穴治疗口臭 22 例[J].针灸临床杂志,2009,25(3):23.

[2] 朱成康.针刺劳宫穴治疗高血压[J].浙江中医杂志,1994(7):309.

11. 液门

【基础知识】位于第 4、5 指缝间,指掌关节前凹陷中。具有清头明目、消肿止痛等功效。临床中常配鱼际,治喉痛。配陶道、后溪,治疟疾。配听宫、耳门,治耳鸣耳聋。配中渚、通里,治热病、头痛。

【医理体会】本穴位于手背第 4、5 指缝间,掌指关节前凹陷中,为手少阳经之荣穴。因荣主身热,凡三焦之火上炎者皆本穴所治之证,针用泻法能清头目利三焦,可治头痛、目赤、齿龈肿痛。

【临床效验及拓展应用】王惠临治疗咽喉肿痛患者选

取液门穴,采用强刺激手法,留针一小时,期间捻针 3~4 次,对于症状较重者,施以透天凉手法。对于针刺治疗的时间,王氏认为得病 1~2 天内最佳,已经溃脓者仅能缓解症状。何良元等取液门穴针刺治疗落枕 54 例。操作时进针 1 寸左右,行强刺激,留针 30 分钟,每 10 分钟行针 1 次,同时配合患者前后左右转动颈部。结果针刺 1 次治愈 28 例,占 52%,2 次治愈 21 例,占 39%;3 次治愈 5 例,占 9%。

参考文献:

［1］王惠临.针刺液门穴治疗咽喉痛的经验[J].黑龙江中医药,1965(3):31.

［2］何良元,徐健康,董立新.针刺液门穴治疗落枕 54 例报告[J].海军医学,1997,15(4):353.

12. 中渚

【基础知识】位于手背第 4、5 掌骨间,当液门后 1 寸,握拳取穴。具有清热利咽,聪耳明目,通络消肿止痛等功效。临床配听宫、翳风、阳陵泉、太冲、丘墟治疗肝胆之火上扰所致的耳聋耳鸣;配外关、翳风、曲池、合谷,治耳底疱疹。临床操作可直刺 0.3~0.5 寸,或施以艾灸。

【医理体会】中渚穴为三焦所注之输穴,位居手掌两骨之间,穴属输木,系本经之母穴,根据荥输治外经的原则,故凡三焦热邪循经上扰所引起的眼、耳、咽、喉、头部以及手、肘、臂、项之疾,刺后能舒筋活络,清三焦之郁热,泻上壅之邪火。

【临床效验及拓展应用】李树林等治疗暴聋时,在常规取听会、翳风等穴基础上,改用针刺中渚穴,针尖朝向病所,再行手法得气。针后即可能听,耳鸣亦止。尹德馨采用泻法针刺中渚穴为主,同时随着取穴,用温针或锋钩针,配合按摩、活动关节治疗肩周炎 116 例。治疗结果痊愈 37 例,占 31.9%;显效 66 例,占 56.9%;好转 11 例,占 9.5%;无效 2 例,占 1.7%。

参考文献:

[1] 李树林,徐天礼,张传兰,等.针刺中渚穴治愈暴聋[J].四川中医,1992(7):51.

[2] 尹德馨.针刺中渚治疗肩周炎[J].中医药研究,1993(6):37.

13. 阳池

【基础知识】位于腕背横纹上,指总伸肌腱尺侧凹陷中。具有清热散风、舒筋活络等功效。临床常配阳溪,治腕关节痛、腕下垂。配合谷、尺泽、曲池、中渚,治手臂拘挛、疼痛、两手筋紧不开。配风门、天柱、大椎,治寒热头痛。配脾俞、肾俞、三阴交、照海,治消渴;配耳门、翳风,治耳鸣、耳聋。临床操作可直刺 0.3~0.5 寸,或施以艾灸。

【医理体会】阳池穴位于腕背横纹中,为手少阳三焦经之原穴,其经脉循行沿手臂上行入缺盆,分布于胸,向上入耳,向下从胸至腹,属上、中、下三焦。原穴有调整其脏腑经络虚实各证的功能。

【临床效验及拓展应用】陈登旗单取患侧阳池穴,行泻法治疗腕关节疼痛 14 例。治疗结果:共 18 侧患腕痛治愈 12 侧,好转 5 侧,1 侧无效。鄢路洲独取阳池穴治疗落枕 50 例。鄢氏于阳池穴处施以针刺强刺激泻法,同时配合患者颈部左右旋转及前后活动,一般即刻缓解症状。经该法治疗后,1 次治愈者 45 例,2 次治愈 5 例。

参考文献:

［1］陈登旗 . 针刺阳池穴治疗腕关节疼痛 14 例［J］. 福建中医药,2005(5):28.

［2］鄢路洲 . 独取阳池穴治疗落枕 50 例［J］. 中国针灸,2005,25(7):482.

14. 外关

【基础知识】位于腕背横纹上 2 寸,桡骨与尺骨之间处。具有清热消肿、通经止痛等功效。临床中常配会宗,治耳浑浑焞焞无所闻;透内关,治胁肋痛;配大椎、曲池、合谷,治感冒发烧。临床操作可直刺 0.5~1 寸,或施以艾灸。

【医理体会】本穴属别络,又系八脉交会穴之一,通于阳维脉,故有解表祛邪之效。由于三焦经脉循头之偏侧、颊部,入耳中,抵达眼部,故可用于外感风热或三焦火盛所致之头痛、颊肿、耳鸣之疾,以达散风清热之效。

【临床效验及拓展应用】伍志浩独取外关治疗呃逆,进针针体与皮肤成 45° 角,针尖方向与三焦经循行方向一致,针 20 分钟后呃逆平息,再留针 10 分钟告痊愈,随访 10 日不再复发。董建采用外关穴针刺治疗神经根型颈椎病患者 108 例。以两侧的外关穴交替使用,进针至有阻挡感沉胀感为止,然后先行提插 5~6 次,待针下有空虚感后,再行小幅度快速捻转,150 次 / 分钟,同时配合小幅度缓慢提插和患者缓慢旋转头颈部及患肢,直至疼痛等症状明显减轻后出针。

参考文献：

[1] 伍志浩. 外关穴的临床应用[J]. 针灸临床杂志, 1999, 15 (6): 39.

[2] 董建. 针刺外关穴治疗神经根型颈椎病[J]. 中国针灸, 2000, 20 (1): 38.

15. 会宗

【基础知识】阳池穴上 3 寸, 支沟穴的尺侧, 当尺骨桡侧缘, 支沟旁开 0.5 寸处。具有清热解郁、疏通经气等功效。临床常配翳风、耳门, 治耳聋。配百会、四神聪、巨阙, 治癫痫。配曲池、合谷, 治上肢疼痛和瘫痪。配期门、阳交, 治胁痛。临床操作可直刺 0.5~1 寸, 或施以艾灸。

【医理体会】穴当支沟、三阳络之间斜外方, 三焦经气由支沟深聚此处, 然后方能转入三阳络。有清热解郁、疏通经气之功效, 为手少阳之郄穴, 因郄穴可治本经循行部位及所属脏腑的急性病证, 故本穴可治耳聋、羊痫、肌肉痛。

【临床效验及拓展应用】湛秀媛独取会宗针刺, 配合双侧头面部按摩治疗颞颌关节功能紊乱症 6 例。取患侧会宗穴, 令患者取坐位, 伸臂俯掌平放在桌面上, 局部常规消毒后, 用 0.35mm × 40mm 毫针直刺 0.5~0.8 寸, 使患者有酸、麻、胀感, 或触电感觉, 留针 30 分钟, 针后即行头面部按摩, 每日 1 次, 5 次为 1 个疗程。董恒星等采用天牖穴位注射, 会宗穴针刺的方法治疗落枕 160 例, 一次性治愈 148 例, 疗效显著。其中会宗穴的针刺方法是: 常规消毒, 右手快速进针, 以针感向上传导为佳, 强刺激泻法, 留针 5 分钟。留针期间配合头颈上下左右活动。

参考文献：

〔1〕湛秀媛.针刺加按摩治疗颞颌关节功能紊乱症6例〔J〕.上海针灸杂志,1997,16(21):27.

〔2〕董恒星,孙飞.先穴注后针刺一次性治愈落枕148例〔J〕.四川中医,2001,19(10):66.

16. 清冷渊

【基础知识】位于天井上1寸,屈肘取穴。具有清热泻火、通经止痛等功效。临床常配少海、曲池,治肘痛。配肩髎、曲池、巨骨,治肩臂痛麻不可举。配攒竹、睛明,治目赤肿痛。配胆俞、肝俞、阴陵泉,治黄疸。临床操作可直刺0.5~1寸,或施以艾灸。

【医理体会】清冷渊位于肘上方,为三焦经之腧穴,除可治疗局部肩臂痛外,还可治疗头面部疾病及黄疸等,以取清热泻火、通经止痛之功。

【临床效验及拓展应用】张万蓉针刺加激光照射治疗网球肘22例。针刺穴位取曲池、手三里、天井、阿是穴、清冷渊,针刺时患者坐位,针刺深度1.5~2寸,提插泻法1分钟以局部胀痛为主,针刺加TDP照射半小时后用激光10天为1个疗程,治疗期间关节制动。

参考文献：

张万蓉.针灸加激光照射治疗网球肘临床疗效观察〔J〕.医学信息,2010(3):44.

17. 天牖

【基础知识】位于乳突后下方,胸锁乳突肌后缘,平下颌角,约当天容与天柱之间。具有清头明目、活络利耳等功效。临床常配太冲、听会,治耳聋;配四渎,治暴聋;配心俞,治目泣出;配太阳、承泣,治目痛;配后溪、昆仑、肩外俞,治项强。临床操作可直刺 0.5~1 寸。

【医理体会】 该穴在乳突后下方,属手少阳三焦经。因其临近脑窍,故主治头窍诸疾,具有清头止痛、聪耳明目之功。

【临床效验及拓展应用】 潘兴芳采用双侧"四天穴方"(天牖、天窗、天容、天鼎)为主,配合头维、率谷、列缺(患侧)针刺治疗经期偏头痛 30 例。针刺时"四天穴"均朝向椎体方向直刺 0.5cm,得气后施雀啄法约 30 秒,其他穴位施以平补平泻法 1 分钟,留针 30 分钟。以经前 1 周开始针刺,隔日一次,直至月经结束。治疗结果 18 例治愈,好转 9 例,无效 3 例,总有效率为 90%。张惠利等针刺新建、颈百劳、天牖、三阴交、内关,配合中药治疗假性球麻痹,针刺采用平补平泻,得气后留针 30 分钟,重复刺激 1 次,快速捻转 160 次/分钟,2 次/日,中药用取嚏散治疗,临床观察 26 例,疗效显著。

参考文献:

[1] 潘兴芳."四天穴方"治疗经期偏头痛 30 例[J].天津中医药,2006,23(5):364.

[2] 张惠利,吕丽柯,兰涛,等.针刺加中药治疗假性球麻痹 201 例临床观察[J].针灸临床杂志,2000,16(3):11.

18. 听会

【基础知识】 位于耳屏间切迹前,听宫下方,下颌骨髁状突后缘、张口有空处。具有益聪利耳、通经活络等功效。

临床上常配伍丘墟、太冲,治肝胆之火循经上扰所致之耳目失聪;配内庭、丰隆,治蕴痰化火上扰、壅阻清窍之耳鸣耳聋;配翳风、颊车、地仓、上关、下关,治中风口眼斜。临床操作时张口直刺 0.5~1 寸,或施以艾灸。

【医理体会】听会穴位于耳前,针此可使听觉得以会聚,故用于治耳聋气闭。本穴邻近面部,故除主治耳疾外,还可用于齿痛口之疾。具有消散郁热、清宣耳窍的作用。

【临床效验及拓展应用】尹世起治疗耳聋 20 例。取穴听会、听宫、耳门、翳风、侠溪、中渚。其中,听会与翳风、听宫;侠溪与中渚交替,每次取 3 穴。皮肤常规消毒,针法平补平泻,得气后留针 15~20 分钟。取针时先中刺激数次再取出。每日 1 次,10 日 1 个疗程。治疗每个疗程后休息 3 天。治疗后有效率为 90%。蒋学余采用针刺听会、透刺阳明和太阳经穴的方法治疗面肌痉挛 37 例。针刺时取听会,温针灸;攒竹透鱼腰,鱼腰透丝竹空,丝竹空透瞳子髎,地仓透迎香,迎香透上迎香,颊车透地仓,合谷透劳宫。每日 1 次,10 次为 1 个疗程,休息 3 天后再行下个疗程治疗。经治疗后疗效显著。

参考文献:

[1] 尹世起,武承轩.针刺治疗耳聋 20 例[J].河北中医,1992,14(4):31.

[2] 蒋学余.针刺听会治疗面肌痉挛 37 例[J].现代中西医结合杂志,2009,18(19):2301.

19. 上关

【基础知识】位于耳前颧骨弓上缘,在下关(胃经)上方取穴。具有开关启闭、清热安神等功效。临床常配下关,治偏风口祸。配风池、太阳、合谷,治头痛。配下关、颊车、合谷,治牙痛。本穴不宜用针深刺。

【医理体会】该穴当耳前颧弓的上方,与下关相对称。属手少阳、足阳明之会,故除主齿痛外,还可用治耳、口之疾。具有清热消肿、开关启闭的作用,可治恶风寒,耳痛聋鸣,上齿龋痛。

【临床效验及拓展应用】栾维先等取患侧上关、下关、足三里穴穴位注射治疗顽固性面神经麻痹 58 例。操作时先局部常规皮肤消毒,取 5 号针头相嵌接,固定好后抽 1ml 弥可保注射液,对准所选穴进针,迅速推入上述药物,每穴注射 0.3ml 药液,当患者感到患侧耳部有酸、胀、麻感时即可,隔日 1 次,10 次为 1 个疗程,疗程间休息 5 天。

参考文献:

栾维先,朱志虹.穴位注射治疗顽固性面神经麻痹 58 例[J].上海针灸杂志,2004,23(9):26-27.

20. 颔厌

【基础知识】位于鬓发中,当头维与曲鬓连线的上 1/4 与下 3/4 交界处。具有清热止痛、散风止抽等功效。临床常配太阳、风池、列缺,治偏头痛。配风池、百会、侠溪,治头晕。配合谷、颊车,治齿痛。临床操作可向后平刺 0.3~0.5 寸,或施以艾灸。

【医理体会】穴属手少阳、足阳明与足少阳之会,位于鬓发中,故可主治头、项强痛以及不能转动点头,具有清头止痛、镇痉止抽的作用。

【临床效验及拓展应用】魏丽洁等采用巨刺法治疗周围性面瘫急性期的初期。健侧取颔厌、巨髎穴,配合双侧风池穴,均采用提插捻转泻法,强刺激;患侧取太阳、阳白、四白、地仓、巨髎、颊车等穴轻浅刺激以免耗气伤血。张中明治疗中风偏瘫出现左右气血偏衰的现象。如左太冲脉明显弱于右太冲,左颔厌明显弱于右颔厌。于是采用补左太溪、颔厌,泻右太冲、颔厌的针刺法,留针 15 分钟出针,患者即感轻松异常。

参考文献:

[1] 魏丽洁,宋玉明.巨刺、透刺与毛刺分期治疗周围性面瘫疗效观察[J].现代中西医结合杂志,2004,13(20):2691.

[2] 张中明.左右气血偏差性疾病的针灸治疗[J].吉林中医药,1994(4):31.

21. 悬颅

【基础知识】位于头维、曲鬓之间,沿鬓发弧形连线的中点取穴。具有清热止痛、散风消肿等功效。临床常配颔厌治偏头痛,配风池、太阳、外关,平肝潜阳、泻火止痛,治肝风上扰之头痛、目眩。临床操作可向后平刺 0.5~0.8 寸,或施以艾灸。

【医理体会】该穴属手足少阳、阳明之会,具有清热泻火、消肿止痛的作用。可用于治疗偏头痛、面肿、牙痛诸疾。《铜人腧穴针灸图经》用治热病烦满汗不出、头偏痛、引目外眦赤痛、身热痛、面肤亦痛。

【临床效验及拓展应用】方针用针刺少冲、悬颅治疗急性乳腺炎(未化脓者)。先于少冲穴(双)三棱针点刺出血;

再用 1 寸长 28 号毫针在悬颅穴（双）向后平刺 0.5~0.8 寸，用泻法，快速捻转强刺激 3~5 分钟，（不用提插手法），得气后留针 20~30 分钟，每 5 分钟行手法 1 次，每日 1 次，7 次为 1 个疗程。一般针 2 次，最多 1 个疗程可愈。范全盛治疗顽固性幻听时，采用电针悬颅、脑空穴两组治疗幻听并与以往电针翳风、听宫治疗幻听对照观察。发现翳风、听宫穴和悬颅、脑空穴对消除幻听均有一定疗效，但在消除假性幻听方面悬颅、脑空穴优于翳风、听宫。

参考文献：

[1] 方针. 针刺少冲、悬颅治疗急性乳腺炎[J]. 四川中医，1994 (7)：56.

[2] 范全盛. 电针治疗顽固性幻听的疗效分析[J]. 中国中西医结合杂志，1994（S1）：265-266.

22. 悬厘

【基础知识】位于鬓角上际，头维至曲鬓弧形连线的下 1/4 与上 3/4 交界处。具有清热止痛、散风消肿等功效。临床中常配风池、太阳、外关，治偏头痛；配攒竹、四白、合谷，治面目红肿、内热心烦；配水沟、迎香、下关、合谷，治面瘫、面痛。临床操作可向后平刺 0.5~0.8 寸，或施以艾灸。

【医理体会】穴属手足少阳、阳明之会，位于头部鬓发上，故可止头痛、止眩晕，具有疏风清热、消肿止痛的作用。

【临床效验及拓展应用】周颂德采用交感透悬厘治疗各种痛证 211 例。针刺时取耳区的交感穴，头颞部的悬厘穴。常规消毒后，用 28 号 1.5~2 寸的毫针，从交感穴向悬厘透刺，得气后，小幅度快速捻转 3~5 分钟，边捻针边让患者活动患处,然后留针 20~30 分钟。5~10 分钟行针 1 次,每日或隔日 1 次。有效率 80%,治愈率达 62.8%。宋庆江采用针刺结合中药加味散偏汤治疗偏头痛 52 例。电针治疗时取颔厌透率谷、悬厘透角孙、风池、丝竹采用提插捻转泻法,留针 20 分钟,每日针刺 1 次,7 次为 1 个疗程,疗程之间间隔 3 天。

参考文献:

［1］周颂德.深刺交感透悬厘治疗痛证 211 例[J].河南中医,1988(5):21.

［2］宋庆江.针刺配合中药加味散偏汤治疗偏头痛 52 例[J].中国民间疗法,2005,13(5):6.

23. 足窍阴

【基础知识】位于第 4 趾外侧甲旁约 0.1 寸处。具有开窍泄热、聪利头目等功效。临床配心俞、神门、内关,治疗失眠;配曲泉、郄门,治疗心烦、惊悸不得眠;配章门、日月、天冲、阳陵泉,治疗胁痛。临床操作可直刺 0.1~0.2 寸,或施以艾灸。

【医理体会】足窍阴穴为足少阳胆经之井穴,足少阳经脉气由此而出。故能循经主治本脏疾患,而治疗胆经热症。具有开窍醒神,清泄肝胆功效。多用于治疗失眠、心烦等症。本经循行经过侧头、耳、目,故治疗耳、目、头的病证。

【临床效验及拓展应用】郭英民足窍阴放血治疗急性结膜炎 84 例。取双足窍阴,消毒后用三棱针或圆利针在两侧足窍阴穴上速刺 0.1~0.2 寸深,挤出鲜血数滴,再用干棉球按压片刻,每日 1 次,3 日为 1 个疗程。治疗结果:自觉

症状和体征完全消失者为痊愈。1 次治愈 13 例,2 次治愈
30 例,3 次治愈 18 例,4 次治愈 12 例,5 次治愈 6 例,6 次
治愈 2 例。3 例症状未明显改善而终止治疗。李树芳采用
扣掐足窍阴穴方法治疗胆道蛔虫症 45 例。治疗时用拇指
扣掐右侧足窍阴穴,每次扣掐 60~100 下。每 2 小时 1 次,
直至疼痛消失为止。体温超过 38℃ 以上者,加用庆大霉素
8 万单位,肌内注射,每日 2 次。

参考文献:

[1] 郭英民. 足窍阴放血治疗急性结膜炎 84 例[J]. 陕西中医,
1991,2(2):82-83.

[2] 李树芳. 扣掐足窍阴穴治疗胆道蛔虫症 45 例[J]. 中国中
西医结合杂志,1992(9):550.

24. 阳辅

【**基础知识**】位于外踝尖上 4 寸,腓骨前缘稍前方。具
有清肝利胆、行气开郁等功效。临床操作可直刺 0.5~0.8
寸,或施以艾灸。

【**医理体会**】本穴位于小腿外侧,外踝尖上 4 寸凹陷
处,属足少阳胆经经穴,五行属火。故凡本经实证均可泻
之,有清肝利胆、行气开郁之功效。本穴除治风痹不仁外,
还可用治腋下马刀疬以及头痛、肝阳上亢、喉痹之疾。

【**临床效验及拓展应用**】谢梅针刺阳辅穴治疗急性腰
扭伤 24 例。取双下肢阳辅穴针刺 1~1.5 寸,强刺激留针
5~10 分钟,同时嘱咐患者腰部做前屈、后伸、侧弯和旋转运
动,活动幅度从小到大,以伤侧为主。拔针后继续活动腰部
5~10 分钟,口服少量的跌打损伤药及外贴跌打膏,第 2 天

仍有腰痛者按上法再针刺 1 次,显效率达 83.3%。王玉琴针刺足三里、陷谷、足临泣、阳辅为主穴,配合上巨虚、下巨虚、公孙、内关治疗慢性萎缩性胃炎 69 例。其中足三里、陷谷、上巨虚、下巨用补法;足临泣、阳辅、公孙、内关用泻法,治疗结果痊愈率 61%。

参考文献:

[1] 谢梅.针刺阳辅穴治疗急性腰扭伤[J].中国临床医生,2002,30(8):41.

[2] 王玉琴.针刺治疗慢性萎缩性胃炎 69 例[J].陕西中医,1991(9):420.

25. 地五会

【**基础知识**】位于第 4、5 跖骨间,当小趾伸肌腱的内侧缘取穴。具有舒筋利节、消肿止痛等功效。临床中常配昆仑、金门,治足趾痛。配足临泣、丘墟,治腋下肿痛;配光明,治眼痒眼痛;配足三里,治耳内蝉鸣、腰欲折;配乳根、少商、足三里,治乳痛。临床操作可直刺或斜刺 0.5~0.8 寸。

【**医理体会**】地五会穴位于足 4、5 跖骨结合部,为足少阳经穴。其经脉起于目外眦,下耳后。其直者,循胸过季肋。"经脉所过,主治所及。"故凡肝胆郁热所致目赤耳鸣、胁痛、乳痛等病,均可选用本穴,以达清泄肝火,消肿止痛的功效。

26. 行间

【**基础知识**】位于第 1、2 趾间的缝纹端。具有清泄肝火、疏肝理气、息风潜阳等功效。临床上配睛明、太阳,治目赤肿痛;配百会、风池、率谷,治偏头痛;配气海、地机、三阴交,治痛经。临床操作可直刺或斜刺 0.5~0.8 寸,或施以艾灸。

【医理体会】行间是足厥阴肝经的荥穴,配五行属火,乃肝经子穴。它的作用根据"虚者补其母,实者泻其子"的治则及"荥主身热",故泻之有清泄肝火、疏肝解郁、息风潜阳之效。

【临床效验及拓展应用】张志国以行间穴为主治疗眩晕。针刺时取双侧行间穴,刺 0.5~1 寸,针尖向上斜刺,用泻法,并间断轻微捻转针柄直至眩晕停止,留针 30 分钟。若疗效欠佳;可配印堂、百会等穴,7 次为 1 个疗程,隔日 1 次,一般经 1~3 个疗程治疗即可巩固疗效。张润民等采用针刺行间穴治疗产后缺乳 36 例。穴位常规消毒后,快速直刺 10~20mm,行中强刺激捻转泻法,捻转频率为 180 转 / 分钟,得气后令患者按摩双乳,以利气血运行,留针 15 分钟。每日治疗 1 次,7 次为一个疗程,经 1~2 个疗程后均满足婴儿哺乳。

参考文献:

［1］张志国.行间穴为主治疗眩晕之体会［J］.针灸学报,1992(6):41-42.

［2］张润民,蒋凤芹.针刺行间穴治疗产后缺乳［J］.中国针灸,2010,30(10):844.

27. 支沟

【基础知识】位于阳池穴上 3 寸,尺、桡骨之间,或腕横纹上 4 横指处。具有疏利三焦、聪耳利胁等功效。临床常

配阳陵泉,治胁痛。配大横、丰隆、照海,治便秘;配天窗、
扶突、灵道,治暴喑不言。配阳陵泉、日月,治疗胆囊炎、胆
石症。

【医理体会】本穴位于前臂两筋两骨之间,为手少阳经
所行之经穴,是三焦经脉气经过之处,可治三焦相火炽盛诸
疾,如便秘、热病、胁肋痛等病证,能舒筋活络、清三焦郁热。

【临床效验及拓展应用】张瑜针刺支沟穴治疗闪挫跌
仆所致之胁痛 18 例。针刺时针尖斜向上肢,用泻法,强刺
激,使针感向上传导至胸胁效佳。进针得气后并让患者站
起做深呼吸、咳嗽和活动患部,每日 1 次,1 周为 1 个疗程。
痊愈 16 例,有效 2 例。徐百秀等采用针刺支沟穴兼拔火罐
治疗急性腰扭伤 421 例。针刺时针尖稍向上快速进针 1 寸
左右,提插捻转得气后,令患者深呼吸或咳嗽,于吸气时大
幅度捻转快速进针,呼气时慢出针,使针感向上传导至肩或
胁部,令患者带针做起坐、弯腰、行走、转侧、踢腿、下蹲等活
动。5~10 分钟行针一次,留针 20 分钟,起针后局部拔火罐,
留罐 10~15 分钟,有效率为 98.57%。

参考文献:

[1] 张瑜.针刺支沟穴治疗胁痛 18 例[J].陕西中医,1988(4):
186.

[2] 徐百秀,赵慧慧.针刺支沟穴治疗急性腰扭伤 421 例[J].
上海针灸杂志,1990(3):10.

28. 四渎

【基础知识】位于肘尖下方 5 寸,尺、桡骨之间取之。
具有清咽利耳等功效。临床常配廉泉治失音;配天牖,治耳

暴聋。配液门,治呼吸气短;配曲池,治疗肘关节疼痛。配合谷、颊车、下关,治疗下齿痛。临床操作可直刺 0.5~1 寸,或施以艾灸。

【医理体会】穴在两骨之间凹陷处,经气从此通过,形似水渎,由于三焦经脉循上肢外侧、颊部,入耳中抵达眼部,本穴又有清热之功效,故适用于三焦火盛所致暴喑、耳鸣、齿痛、咽部如梗及经脉所及前臂痛。

【临床效验及拓展应用】魏波采用针刺四渎穴治疗生长痛 12 例。四渎针刺深度 0.5 寸,一般均有酸胀感,手法为平补平泻,留针 30~60 分钟,留针期间,间隔 10 分钟做手法 1 次。每日或隔日针刺均可,10 次为 1 个疗程,每疗程之间休息 5 天。全部病例经过针刺 3 次,均有明显的改善,发作次数减少,疼痛减轻。经过持续 1~3 个疗程的治疗,均获临床痊愈。郭瑞兰采用针刺四渎穴治疗肱骨外上髁炎 62 例。针刺时快速刺入皮肤 0.5~0.8 寸,得气后行补泻手法。留针 30 分钟,并嘱病者不断屈伸肘关节。针刺后患侧戴护腕套限制腕关节活动。每天 1 次,10 次为 1 个疗程,疗程间隔 3 至 5 天,再行第 2 个疗程。经 2 个疗程治疗后,治愈 38 例,占 61.3%。显效 15 例,占 24.3%,有效 6 例,占 9.7%。无效 3 例,占 4.8%。

参考文献:

[1] 魏波.针刺四渎穴治疗"生长痛"[J].中国针灸,2000(1):38.

[2] 郭瑞兰.针刺四渎穴治疗肱骨外上髁炎 62 例[J].按摩与导引,1997(5):45-46.

29. 侠溪

【基础知识】位于第 4、5 趾缝间,当趾蹼缘的上方纹头处。具有清火明目、消肿止痛等功效。临床常配翳风、外关,治耳鸣耳聋。配章门、支沟,治胸胁满痛。配阳辅、太阳,治腋下肿、马刀侠瘿。配合谷,治疗口噤。临床操作可直刺或斜刺 0.3~0.5 寸,或施以艾灸。

【医理体会】侠溪穴位于足 4、5 趾缝间,为足少阳胆经之荥穴。阳经之荥属水,故凡肝胆火热之证,皆可选用本穴。凡肝胆之热循经上扰清窍所致的头痛、耳聋目赤诸证,皆可选本穴,而达清利头目之功效。

【临床效验及拓展应用】孙学安等治疗腰椎间盘突出伴有椎体及椎小关节突缘不同程度骨质增生。取侠溪、阳辅穴针刺,侠溪穴用补法,阳辅用泻法,每日 1 次,疼痛逐天减轻,共针 8 次痊愈。庄子齐等采用针刺郄穴为主治疗血瘀型腰椎间盘突出症 30 例。取委中、外丘、侠溪、L_4~S_1 夹脊穴。操作:L_4~S_1 夹脊穴针刺 1.5~2.5 寸,侠溪穴点刺放血 3~5 滴。随后用 1~2 寸毫针针刺委中、外丘、侠溪,得气后行导气法 1~2 分钟,加电针,强度以患者能耐受为宜。出针后委中刺络拔罐,不留罐,刺络拔罐侠溪穴点刺放血仅在治疗中前 3 次施用。治愈率为 43.3%。

参考文献:

[1] 孙学安,殷风新,杨金华.五输穴临床应用心得[J].亚太传统医药,2007(4):34.

[2] 庄子齐,江钢辉.针刺郄穴为主治疗血瘀型腰椎间盘突出症的临床研[J].究新中医,2005,37(9):58-59.

30. 完骨

【基础知识】位于颞骨乳突后下方凹陷处,约与风府平。具有祛风清热、止痛明目等功效。临床常配天牖、前谷,治喉痹颈项肿痛,不可俯仰;配巨髎,治头面浮肿;配天柱、后溪、悬钟,治颈项痛、落枕;配攒竹、肝俞,治目疾;配白环俞、小肠俞、膀胱俞,治小便赤黄。临床操作可向下斜刺0.5~0.8寸,或施以艾灸。

【医理体会】完骨穴属足太阳、少阳之会,位于头项部,故主治头项疾病。有祛风清热、止痛明目之效,可用于头痛、项强、目痛等疾。

【临床效验及拓展应用】刘彦林等取完骨、风池、肩井、阿是穴(位于斜方肌和冈上肌)、天宗为主穴,配合天柱、曲垣、手三里等穴施以穴位按压法治疗落枕 56 例,治疗结果治愈 50 例,显效 6 例。商晓娟应用针刺完骨为主穴,配太冲或三阴交治疗近视 123 例。1 次治疗有效 82 例;2 次治疗有效 110 例。

参考文献:

[1] 刘彦林,马英传,李辉.穴位按压治疗落枕 56 例临床体会[J].长春中医药大学学报,2008,24(6):720.

[2] 商晓娟.针刺完骨穴治疗近视眼 123 例疗效观察[J].河北中医,2008,30(12):1310-1312.

二、清 热 解 毒

清热解毒穴位能清解热毒或泻火毒的作用。这里所称的毒,为火热盛所致,有热毒和火毒之分。本类穴位于清热泻火之中更长于解毒的作用。主要适用于痈肿疮疡、丹毒、瘟毒发斑、痄腮、咽喉肿痛、热毒下痢以及其他急性热病等。在临床应用时,应根据各种证候的不同表现及兼证,结合具体穴位的特点,有针对性地选择应用。并应根据病情的需要给以相应的配伍。如热毒在血分者,应配伍清热凉血穴位;火热炽盛者,应配伍清热泻火穴位;夹有湿邪者,应配伍利湿、燥湿、化湿穴位。此外,热毒血痢,里急后重者,可与活血行气穴位配伍;疮疡属虚者,又应与补气养血穴位同用。

1. 二间

【基础知识】取穴时微握拳,当食指末节桡侧第2掌指关节前凹陷中。该穴具有清热散风、消肿止痛、散风等功效。临床中常配风府、迎香治疗鼻衄;配少商、合谷治疗喉痹;配三间治多卧喜睡;配阳溪治牙龈肿痛,喉痹。临床操作可直刺0.2~0.3寸,或施以艾灸。

【医理体会】本穴除用于咽喉肿痛,牙齿疼痛外,还可用于目疾、鼻衄以及肩背疼痛诸疾。本穴系大肠荥水穴及子穴,根据实则泻其子的原则,刺本穴有散邪热,除痰疾之功效。

【临床效验及拓展应用】邵翠姣针刺二间穴治疗肩周炎62例。痊愈41例,显效11例,有效8例,无效2例。李标针刺二间穴治疗足阳明经疼痛1例。取患肢对侧同名经"二间穴"沿指间关节前滑囊边垂直刺入5分深,以强刺激捻转泻法,并嘱患肢活动和行走。一分钟后,患者诉疼痛明显减轻,可扶杖步行;6分钟后,疼痛消去大半,已能不持杖而行;留针10分钟后出针,疼痛基本消失,次日复诊疼痛已完全消失,行走如常人。

参考文献:

[1]邵翠姣.针刺二间穴治疗肩周炎62例[J].中国针灸,1994(5):23-25.

[2]李标.二间穴治疗沿足阳明经疼痛1例[J].上海针灸杂志,1992(1):47.

2. 三间

【基础知识】取穴时微握拳,在手食指末节(第2掌指关节)后,桡侧凹陷处。该穴具有清热解毒,行气散风等功效。临床常配伍天枢、足三里疏通腑气,治疗肠鸣亢进,急性下泻;配合谷、颊车治齿痛;配睛明、承泣治目痛。

【医理体会】本穴为本经输木穴,除主治齿痛、目赤、咽痛外,还可用于腹满肠鸣,有行气之效。三间长于本经所发生的肠鸣亢进,急性下泄之疾。为加强疗效,临床常配伍天枢、足三里疏通腑气。另外,还可用于局部手指拘急、握拳不开、手背红肿,用长针深刺后溪或合谷有效。

【临床效验及拓展应用】罗建伟针刺三间穴治疗哮喘急性发作68例均取得较好疗效。三间穴属于手阳明大肠经腧穴,大肠经属大肠络肺。两经在生理功能上相互依存,病理上相互影响,治疗上则相互作用,针刺此穴具有理气宽胸、化痰止喘之功效。李国旭针刺三间穴治疗小儿外感咳嗽112例,痊愈96例,显效12例,无效4例。

参考文献:

[1] 罗建伟.针刺三间穴治疗哮喘急性发作68例[J].中国针灸,1994(S1):232.

[2] 李国旭.针刺三间穴治疗小儿外感咳嗽112例[J].中医研究,1997,10(4):47.

3. 温溜

【基础知识】位于阳溪与曲池连线上,阳溪穴上5寸。具有清热解毒、调理肠胃等功效。临床常配足三里、上巨虚通调肠腑,治腹痛肠澼;配少商、扶突,清热利咽,治咽喉肿痛。

【医理体会】本穴属郄穴,郄穴在临床上主要用于本经急症、痛症,偏于泻实,不用于温补。肠澼、腹痛皆大肠腑病,刺该穴可达调理肠腑,行气止痛之效。

【临床效验及拓展应用】吴巧玲运用温针治疗小儿遗尿,选取温溜穴配伍关元、气海、中极、足三里、三阴交等腧穴。其机制为,温溜具有温经散寒之功,又为肾经的经穴,肾虚可以补金,同时配合关元气海等穴可以振奋膀胱之气机,增强约束膀胱之功能,以达到固精缩尿止遗。李小林治疗肱骨外上髁炎时,选用阿是穴、温溜穴,先于阿是穴处施青龙摆尾手法,再于温溜穴施同样的手法。痊愈62例,显效6例。

参考文献:

[1] 吴巧玲.温针治疗小儿遗尿18例疗效报告[J].中国社区医师(综合版),2007,9(5):87.

[2] 李小林.青龙摆尾手法治疗肱骨外上髁炎68例[J].浙江

中医杂志,2004(6):255.

4. 阳谷

【基础知识】位于手腕尺侧,于尺骨茎突与三角骨之间凹陷处。具有舒筋脉、清热毒等功效。临床中常配头维、太阳治头痛;配长强治痔瘘;配神门、内关治癫狂。临床操作可直刺0.3~0.5寸,或施以艾灸。

【医理体会】本穴属手太阳小肠经火穴,所以其主治除头面口齿颈颊等部位疾病外,还可用治痔瘘,有清郁热、祛风湿之效。本穴尚有治阳痿之功效。

【临床效验及拓展应用】李福琴采用按压阳谷穴减轻静脉输注果糖局部疼痛60例。静脉输注果糖时,护士用右手拇指按压患者手太阳小肠经上的阳谷穴,其余四指按压在手少阴心经经络上。按压时找准位置,稍用力即可。经过该法操作较好地缓解了患者输注果糖注射液的疼痛反应。侯士文治疗急性踝关节扭伤时,取患处对侧神门穴或阳谷穴。取神门穴时仰掌,取阳谷穴时屈腕。常规消毒后,用1寸毫针快速刺入穴位。针神门穴时,针尖向大陵方向斜刺,针阳谷穴时,针尖向阳池方向斜刺。提插捻针,得气后留针30分钟。留针5分钟令患者做跳跃动作。每日1次。治疗52例,痊愈50例,有效2例。

参考文献:

[1]李福琴.按压阳谷穴减轻静脉输注果糖局部疼痛60例临床观察[J].郑州大学学报(医学版),2002,37(2):259-260.

[2]侯士文.同名经相应交叉取穴法治疗急性踝关节扭伤52例[J].广西中医药,1991,1(4):171.

5. 耳门

【基础知识】位于耳屏上切迹前方,下颌骨髁状突后缘凹陷中,张口取穴。具有通气机、开耳窍、疏邪热等功效。临床常配翳风、合谷,治耳生脓汁。配足三里,治耳鸣腰痛。配中渚、外关,治耳鸣耳聋。配丝竹空、颊车、手三里,治疗龋齿疼痛。临床操作可直刺 0.5~1 寸。

【医理体会】穴属手少阳经,位于耳前,耳珠上方切迹凹陷处,故主治耳部疾患。

【临床效验及拓展应用】殷敏耳门穴穴位注射治疗耳鸣。经 1 个疗程治疗,治愈 8 例(19.0%),,显效 10 例(23.8%),有效 13 例(31.0%),无效 11 例(26.2%)。赵红秋等针刺瞳子髎透耳门穴治疗三叉神经痛 57 例。针刺瞳子髎透耳门穴,用泻法,持续运针 5 分钟左右。间隔 15~20 分钟运针 1 次,留针时间以痛止为佳。每日 1 次。一般 2~5 次即可明显好转或痊愈。治疗结果痊愈(疼痛完全消失,半年内未复发)51 例,显效(疼痛基本消失,偶有发作但症状轻微,时间短暂)4 例,有效(疼痛大部消失)2 例。

参考文献:

[1]殷敏.耳门穴穴位注射治疗耳鸣[J].南京医科大学学报,1999(4):337.

[2]赵红秋,朱文英.针刺瞳子髎透耳门穴治疗三叉神经痛 57 例[J].江西中医药,1994,25(21):66-67.

6. 角孙

【基础知识】取穴时折耳向前,当耳尖直上,入发际处。

该穴具有清热散风、消肿止痛等功效。临床配小海,治龈痛;配颊车,治牙痛;配翳风、耳门、风池,治耳鸣、耳聋;配睛明、肝俞,治目疾;配肝俞、太阳、风池,治视神经炎。临床操作可平刺 0.3~0.5 寸,或施以艾灸。

【医理体会】角孙位于耳尖上方,为手少阳、足少阳、手阳明三脉之会,故本穴除治耳疾外,还可治疗目疾、齿痛、头痛、项强等。《针灸大成》言治目生肤翳、齿龈肿、唇吻强、牙齿不能嚼物、龋齿、头项强。《类经图翼》言治目生翳膜、齿龈肿不能嚼、唇吻燥、颈项强;一云堪治耳齿之痛。

【临床效验及拓展应用】胡德华等采用灯火灸角孙穴治疗腮腺炎 334 例。选患侧角孙穴,剪去该处的毛发,面积约五分硬币大小,用三寸长灯心草,烧桐子油,迅速将灯心草油火点在穴位的皮肤上,一点即起。治疗 4 次痊愈 312 例,有效 5 例,无效 17 例。郑芝芳等采用角孙穴注射治疗睑腺炎 176 例。在角孙穴部位做皮内注射,推注药液 0.1~0.2ml,使其局部隆起成一皮丘,观察 20 分钟,以防青霉素过敏反应及晕针情况的发生。如是睑腺炎早期,注射 1 次即可;如果睑腺炎发红肿胀严重,给予每天注射 1 次,连续 2~3 天。穴位注射治疗者,不再使用其他药。该治疗方法总治愈率约 97%。

参考文献:

[1] 胡德华,李传兴. 灯火灸角孙穴治疗腮腺炎 334 例[J]. 湖北中医杂志,1988(6):49.

[2] 郑芝芳,徐幼佩. 角孙穴注射治疗睑腺炎 176 例[J]. 中医外治杂志,1996(5):15.

7. 外丘

【基础知识】位于外踝上 7 寸,腓骨前缘取穴,与阳交相平。具有清肝解毒、通经活络等功效。临床常配风池、风门、肩井,治颈项强痛;配肝俞、胆俞、太冲,治胸胁胀满。临床操作可直刺 0.5~0.8 寸,或施以艾灸。

【医理体会】外丘穴属足少阳之郄,位于小腿外侧,外踝尖上 7 寸凹陷处,除主足胫痿痹、惊狂胸满外,还可用治脱肛、犬伤等,具有清热解毒、活络止痛之功。

【临床效验及拓展应用】李英男等采用郄穴配手足六针治疗中风偏瘫。选取孔最、中都、外丘为主穴。配曲池、外关、合谷、阳陵泉、足三里、三阴交。使用提插捻转手法针刺健侧郄穴孔最,得气后令患者在床上活动患侧的下肢,一般可活动 3~5 分钟,留针 20 分钟。提插捻转手法针刺健侧中都透外丘穴,得气后令患者在床上活动患侧上肢,一般可活动 3~5 分钟。留针 20 分钟。针刺患侧手足六针,并与中都穴交替使用,12 天为一个疗程。痊愈 9 例,好转 15 例,无效 1 例。孙仲卿针刺郄穴治疗坐骨神经痛 37 例。选取地机、金门、水泉、外丘、中都、筑宾、阳交、交信、跗阳等穴位,行捻转提插的泻法,使针感传导至足底或下肢出现触电样感觉,留针 20 分钟,每 10 分钟行针 1 次,有效 35 例。

参考文献:

[1]李英男,李晓三.郄穴配手足六针治疗中风偏瘫 25 例临床观察[J].河北中医,1991,13(4):20.

[2]孙仲卿.针刺郄穴治疗坐骨神经痛的临床观察[D].南京:南京中医药大学,2010.

8. 灵台

【基础知识】位于第 6 胸椎棘突下凹陷处。具有宣肺通络、清热解毒等功效。临床中常配合谷、委中,治疗疔疮、风疹;配肺俞、丰隆,治咳喘、痰多;配阳陵泉,治胁肋胀痛。临床操作可向上斜刺 0.5~1 寸,或施以艾灸。

【医理体会】本穴属督脉,可通调督脉经气,故可治疗脊痛项强。其穴近肺,肺主气外合皮毛,故又可治疗咳嗽、气喘、疔疮。

【临床效验及拓展应用】张庆熙采用按压针刺灵台穴的方法,治疗胆道蛔虫 100 例,疗效显著。王秀玲等治疗牛皮癣,针刺时一手指固定进针点,一手持针针尖向下成 28°~30° 角,由神道穴快速进入皮下,针尖沿皮下平刺达灵台穴,进针 1~1.5 寸,以患者有局部或双臂沉、酸、麻、胀感为度。针体不捻转,留针 30~40 分钟。痊愈 600 例,好转 200 例,有效 150 例,无效 50 例。

参考文献:

[1] 张庆熙.灵台穴治疗胆道蛔虫症[J].针灸临床杂志,1993(1):32.

[2] 王秀玲,徐秀金,韩文彪.针刺"神道""灵台"治疗牛皮癣 1000 例临床观察[J].天津中医,1993(4):39.

第三章 化痰止咳平喘类

化痰类穴位能够祛痰或消痰,治疗"痰症";止咳平喘类穴位能够制止或减轻咳嗽和喘息。因化痰类穴位每兼止咳、平喘作用;而止咳平喘穴位又每兼化痰作用,且病症上,痰、咳、喘三者相互兼杂,故将化痰穴位与止咳平喘穴位一起介绍。

化痰穴位主治痰症。痰者,既是病理产物,又是致病因子,它"随气升降,无处不到",所以痰的病症甚多:如痰阻于肺之咳喘痰多;痰蒙心窍之昏厥、癫痫;痰蒙清阳之眩晕;肝风夹痰之中风、惊厥;痰阻经络之肢体麻木,半身不遂,口眼歪斜;痰火互结之瘰疬、瘿瘤;痰凝肌肉之阴疽流注等,皆可用化痰穴位治之。止咳平喘穴位,用于外感、内伤所致各种咳嗽和喘息。

应用化痰止咳平喘类穴位,除应根据病症不同,针对性地选择不同的化痰穴位及止咳、平喘穴位外,因咳喘每多夹痰,痰多易发咳嗽,故化痰、止咳、平喘三者常配伍同用。再则应根据痰、咳、喘的不同病因病机而配伍,以治病求本,标本兼顾:如外感而致者,当配伍解表穴位,火热而致者,应配伍清热泻火穴位;里寒者,配温里穴位;虚劳者,配补虚穴位。此外,如癫痫、惊厥、眩晕、昏迷者,则当配平肝息风、开窍、安神穴位。

一、化　痰　类

　　化痰穴位主治痰症。如咳喘痰多、昏厥、癫痫、眩晕、中风、惊厥、肢体麻木、半身不遂、口眼歪斜、瘰疬、瘿瘤、阴疽流注等。应用时应根据成痰之因,审因论治。"脾为生痰之源",脾虚则津液不归正化而聚湿生痰,故常配健脾化湿穴位同用,以加强化痰之功。

1. 天鼎

　　【基础知识】位于胸锁乳突肌后缘,当结喉旁,扶突与缺盆连线中点。此穴位具有祛痰利咽、理气开瘀的功效。临床中常配间使治失音;配气舍、膈俞治疗喉痹哽噎;配天突、太溪治疗咽痛喉肿;配少商治疗中风昏迷。针刺操作时,直刺 0.5~0.8 寸,可灸。

　　【医理体会】本穴属手阳明大肠经和阳跷脉之会,除用于肩痛、手臂不得屈伸,有舒筋利节之效外,还可用于瘰疬、瘿气,有消瘿散结之力。操作时不可深刺,以免伤及胸腔,造成气胸。

　　【临床效验及拓展应用】侯振民针刺天鼎穴治疗膈肌痉挛 62 例:针刺时,先针刺左侧天鼎穴后针刺右侧,每日针 1 次。本组 62 例患者,经 1 次治愈 38 例,占 61.3%;经 2 次治愈 16 例,占 25.8%,总治愈率为 100.0%。邵占国等针刺天鼎、天柱穴为主治疗肩周炎 62 例。直刺进针天鼎穴、天柱穴,以"捻转补泻"的泻法运针,使局部产生酸胀感,或向肩部放散。本组病例痊愈 40 例,占 64.52%;显效 16 例,占 25.81%;好转 4 例,占 6.45%;无效 2 例,占 3.22%。

参考文献:

[1] 侯振民.针刺天鼎穴治疗膈肌痉挛 62 例[J].中国针灸,1999(1):39.

[2] 邵占国,廖建辉,谢春生,等.针刺天鼎、天柱穴为主治疗肩周炎 62 例[J].中国乡村医生杂志,1992(2):20.

2. 扶突

【基础知识】位于颈外侧部,结喉旁,当胸锁乳突肌前、后缘之间。此穴具有祛痰利咽、宣肺理气的功效。临床中常配天突治痰鸣如水鸡声;配大钟、窍阴治疗舌本出血;配廉泉治疗暴喑。针刺操作时直刺 0.5~0.8 寸,可灸。

【医理体会】本穴为手阳明大肠经穴,居于喉结旁开 3 寸,善于治疗颈部瘰疬疾患,故有祛痰利咽之功效。

【临床效验及拓展应用】沈王明扶突穴为主治疗脑卒中假性球麻痹。将 150 例脑卒中假性球麻痹患者分为扶突组 75 例和头针组 75 例,扶突组采用扶突穴配合头针治疗,头针组采用传统头针治疗。结论:扶突穴为主治疗假性球麻痹疗效显著,治愈率高于传统头针疗法。胡定年针刺扶突穴治疗顽固性呃逆 34 例。针刺扶突穴,自扶突穴水平方向刺向颈椎,有触电样针感向肩或向手放射时。治疗结果:本组 34 例,痊愈 25 例占 74%;显效 6 例占 18%;无效 3 例占 8%。

参考文献:

[1] 沈王明.扶突穴为主治疗脑卒中假性球麻痹[J].针灸临

床杂志,2008,24(3):17-18.

[2] 胡定年.针刺扶突穴治疗顽固性呃逆34例[J].吉林中医药,1999(5):47.

3. 丰隆

【基础知识】位于小腿前外侧,当外踝尖上8寸条口外,距离胫骨前缘二横指。此穴具有祛痰平喘、通便镇静的功效。临床中常配脾俞治疗湿聚生痰之疾;配百会、风池、太冲、内庭治疗痰郁化火之头痛、眩晕;配神门、太冲治疗痫疾;配神门、中脘、水沟、合谷、太冲治疗癫狂;配廉泉治疗失音。针刺操作时直刺0.5~1.2寸,可灸。

【医理体会】本穴为足阳明胃经穴,又为络穴。本穴能够祛痰平喘,故凡是痰生于脾,而聚于胃,贮于肺所引起的疾患,刺胃之络,能够清胃热,涤痰浊,使气行津布,中土得运,痰湿自化,所以能祛痰平喘、通便镇静。

【临床效验及拓展应用】解秸萍等针刺治疗高脂血症102例。取穴:双侧丰隆并配合电针,高甘油三酯血症选取频率AM 50Hz、强度1mA,留针20分钟,每周2次;高胆固醇血症选取频率AM 100Hz、强度1mA,留针30分钟,隔日1次,每周3次;低密度脂蛋白偏高者,电针强度以舒适耐受为度,余同高胆固醇血症;混合型者选相应方案交替使用。结果:有效率83.0%。

参考文献:

解秸萍,刘桂玲,乔晋琳,顾群,盖亚男,黄淑芳,高爱爱,周益,李晓泓,王朝阳,刘仁全,贾君君,农艳.电针丰隆穴调节血脂的多中心随机对照研究[J].中国针灸,2009,29(05):345-348.

4. 天井

【基础知识】位于臂外侧,屈肘时,当肘尖直上1寸处。此穴具有清热化痰、疏经利节的功效。临床中常配少海,所以可泻一切瘰疬。取天井治疗瘰疬,昔时多主张灸疗,且左病灸右,右病灸左。配曲池,治疗肘关节麻木、屈伸不利。针刺操作时直刺0.5~1寸,可灸。

【医理体会】本穴属合土,为本经之子穴,按"实则泻其子"的原则,泻之可清三焦之火,善于治疗三焦经之实证,具有清热化痰、疏经利节的作用,故可治疗痰火内扰之癫痫、咳喘痰多、耳聋、肩背痛、颈项痛、胁肋痛、偏头痛等症。

【临床效验及拓展应用】王本康针刺天井穴治疗落枕35例。取患侧天井穴,针刺时配合病人活动颈项。痊愈26例,占74%。

参考文献:

王本康.针刺天井穴治疗落枕35例[J].四川中医,2002,20(4):78.

5. 上脘

【基础知识】位于上腹部,前正中线上,当脐中上5寸。此穴具有利膈化痰、和中降逆的功效。临床上常配内关、手三里、足三里,理气通络,治疗急性胃痛;配丰隆、风池、申脉、照海、后溪,化痰降浊、调和阴阳,治疗癫痫。针刺操作时直刺1~1.5寸,可灸。

【医理体会】本穴位于上腹部,为足阳明、手太阳、任脉之会,具有利膈化痰、和中降逆的作用,故本穴可用于治疗咳嗽痰多、反胃呕吐、癫狂、黄疸、呃逆、胃痛等症。

【临床效验及拓展应用】张文义用平行针透穴药线植入法治疗消化性溃疡 100 例。取穴：胃俞透脾俞（双侧），下脘透上脘，太冲（单侧），每次共取 5 个穴位。100 例患者中，治愈 98 例，好转 2 例。治愈率为 98%，总有效率为 100%。张耀平等采用食疗配合三针六穴埋线法治疗胃脘痛 90 例，主穴：三针六穴；上脘透中脘，脾俞透胃俞（双侧），主穴同时埋线，配穴：足三里、三阴交、阴陵泉，在主穴埋线 10 天后，用当归注射液作穴位注射。结果治愈 56 例，好转 27 例，无效 7 例。

参考文献：

［1］张文义.平行针透穴药线植入法治疗消化性溃疡 100 例［J］.中华中医药学刊,2007,25（12）:2472.

［2］张耀平、李德应.食疗配合三针六穴埋线法治疗胃肤痛 90 例［J］.陕西中医,2008,29（11）:1522-1523.

6. 鸠尾

【基础知识】位于上腹部,前正中线上,当胸剑结合部下 1 寸。此穴具有清热化痰、和中降逆的功效。临床中常配后溪、申脉,清热化痰、平衡阴阳脉气,治疗癫痫;配梁门、足三里,理气和胃降逆,治疗胃痛;配心俞,通络降火祛痰,治疗失音。针刺操作时向下斜刺 0.5~1 寸,可灸。

【医理体会】本穴正当剑突的下方,属任脉之络穴,故本穴络于阴经而调和阴阳,具有和中降逆、清热化痰的作用,主要用于治疗痫疾,此外,根据其局部治疗作用,还可治疗咳嗽气喘痰多、心悸、心烦、反胃、心胸痛等症。

【临床效验及拓展应用】王道成等推压鸠尾穴治疗膈痉挛 14 例。指端对准鸠尾穴后，向上后方持续逐渐加压，至适度为止。治疗结果：本组 14 例，均在 1 分钟左右收到满意效果，呃逆立即得到控制。彭润生等针刺治疗癫痫 54 例。取穴：鸠尾、筋缩、腰奇、间使、丰隆，痰热较盛加刺太渊，肝热者加刺太冲，体质较弱者加刺足三里。结果：痊愈 34 例，显效 10 例，好转 4 例，无效 6 例。

参考文献：

[1] 王道成,邵孟志.推压鸠尾穴治疗膈痉挛 14 例[J].中国厂矿医学,1994,2:40.

[2] 彭润生,彭光普,彭光超.针刺治疗癫痫 54 例小结[J].国医论坛,1990,1:32.

7. 华盖

【基础知识】位于上腹部，前正中线上，平第 1 肋间隙。简便取穴方法：卧位或正坐位，在胸部，于前正中线上，胸骨角中点处取之。此穴具有清肺化痰、宽胸理气的功效。临床常配尺泽、肺俞，宣肺降气、止咳平喘，治疗咳嗽、气喘；配支沟、阳陵泉，理气解郁，治疗胸胁满痛。针刺操作时平刺 0.3~0.5 寸，可灸。

【医理体会】肺为五脏六腑之华盖，肺主气，刺本穴可宣肺理气；又因肺为贮痰之器，华盖有清肺化痰的作用，故针刺华盖可治疗气机不利、痰核阻滞之胸痛、气喘、咳嗽痰多、胁肋痛、喉痹等证。

【临床效验及拓展应用】张希华循经刮痧治疗急性上呼吸道感染 120 例。颈前与胸部：从廉泉穴起至神阙穴，从华盖穴起至中府穴;再从中府穴起沿手太阴肺经,手阳明大肠经至少商、商阳穴;颈后部:从天柱穴起至肺俞,风池至肩井穴;再从肩井穴向下至天宗穴,痰多者加丰隆穴。以上经穴均为双侧。结果:120 例病人中治愈者 97 例,占 80.8%,显效 15 例,占 12.5%,有效 6 例,占 5%,无效 2 例,占 1.66%。

参考文献:

张希华,王远恕,袁兆荣,等 . 循经治疗急性上呼吸道感染 120 例[J]. 中国民间疗法,1995,5:11.

二、止咳平喘类

止咳平喘穴位主治咳喘,而咳喘的病情复杂,有外感内伤之别、寒热虚实之异。临床现代研究应审证求因,配伍相关的有关穴位,不可见咳治咳,见喘治喘。

1. 中府

【**基础知识**】位于胸前壁的外上方,云门下 1 寸,平第 1 肋间隙,距前正中线 6 寸。此穴具有止咳平喘,清宣肺气,养阴补脾的功效。临床上常配风门治疗外感风寒表证之咳嗽;配中脘、丰隆治实喘;配天突、内关治疗心悸喘息,配太溪治疗咳血。针刺操作时针尖向下斜刺,或向外斜刺 0.5~0.8 寸,不可向内侧深刺,可灸。

【**医理体会**】本穴为手太阴肺经始穴,位居肺上部,为本经募穴。因穴下与肺脏临近,为肺之经气聚集之处,刺之可以宣肺理气,止咳平喘,为治疗心肺疾患的常用穴位之一。

【临床效验及拓展应用】范永红采用隔药灸胸背法佐治小儿肺炎喘嗽。用药物轮流敷后背胸前,并用艾条轮灸肺俞、定喘、膻中、中府穴。患儿鼻尖及面部有汗则停灸。灸后继续药敷 4~6 小时后揭下,用温开水清洗皮肤,同时静脉滴注青霉素钠,总有效率为 83.3%。

参考文献:

范永红.隔药灸胸背法佐治小儿肺炎喘嗽的临床研究[D].济南:山东中医药大学,2004.

2. 尺泽

【基础知识】位于肘横纹中,肱二头肌腱桡侧凹陷处。此穴具有止咳平喘、清泻肺热、肃降和中等功效。针刺操作时直刺 0.5~1 寸,或点刺出血,可灸。临床中常配鱼际清肺热、止咳平喘,治疗咳嗽、哮喘;配肺俞开胸理气,治疗胸胁满闷。

【医理体会】本穴为手太阴肺经穴,为本经五输穴之合穴,根据"合主逆气而泄"以及"肺主气"原则,本穴具有降逆气、止咳喘之功效。

【临床效验及拓展应用】刘学岐针刺治疗桡神经损伤 45 例,穴位选取极泉、尺泽、曲池、臂臑、手三里、合谷,有效 41 例。郑晓岸针灸治疗急性胃肠炎。选取主穴天枢、尺泽、内关、中脘、足三里、人中、神阙(寒证灸之)、合谷,配穴辨证取之。在治疗的患者中都收到较好疗效。

参考文献:

[1]刘学岐.针刺治疗桡神经损伤 45 例[J].中医外治杂志,2006,15(3):40-41.

［2］郑晓岸.针灸治疗急性胃肠炎［J］.新疆中医药,2009,27(3):25-26.

3. 经渠

【基础知识】位于前臂掌面桡侧,桡骨茎突与桡动脉之间凹陷处,腕横纹上1寸。此穴位具有宣肺理气、止咳平喘、清热止痛的功效。临床中常配风门、列缺宣肺止咳平喘,治疗咳嗽、气喘;配少商、廉泉治喉痹。针刺操作时避开动脉,直刺0.2~0.3寸,禁灸。

【医理体会】本穴为手太阴肺经穴,为本经五输穴之经穴,"经主喘咳寒热",有宣肺清热,恢复肺之肃降,下气止咳平喘的功效。主治咳嗽、气喘等疾病。

【临床效验及拓展应用】徐凤荣隔姜温和灸经渠治疗落枕。效果:36例患者全部治愈,疼痛均消失。1次治愈32例,占88.9%;2次治愈3例,占8.3%;3次治愈1例,占2.8%。

参考文献:

徐凤荣.隔姜温和灸经渠治疗落枕［J］.中国针灸,2008(9):652.

4. 屋翳

【基础知识】位于胸部,当第2肋间隙,距前正中线4寸。此穴具有止咳平喘、舒筋活络的功效。临床中常配大椎、肺俞、膻中、尺泽,宣肺平喘,治疗咳嗽、气喘;配郄门宽胸解郁,治疗胸痛。针刺操作时斜刺0.5~0.7寸,可灸。

【医理体会】本穴属足阳明胃经穴,位于胸部,上有库房,下有膺窗,穴下内藏肺脏,故刺之可止咳平喘、宽胸解郁,主治肺部疾病。

【临床效验及拓展应用】王胜江中医按摩点穴治疗乳腺增生。主要穴位有:陶道、神道、至阳、筋缩、脊中、肺俞、肝俞、脾俞、肾俞、章门、箕门、膻中、屋翳、乳根等共近20个,穴位点按手法各有不同。可达症状消失,肿块明显缩小甚至消散的疗效。朱云群等针灸与穴位注射并用治疗慢性荨麻疹。针刺取穴:风门、肺俞、曲池、手三里、内关、肾俞、血海、足三里,两侧交替取穴。并配用艾条灸至阳、屋翳、手三里、血海,长子(最先出现的疹子或最大的疹子顶端为穴)。穴位注射复方丹参注射液:足三里、血海,两侧交替。疗效:治愈69例,占76.7%;显效15例,占16.7%;好转6例,占6.6%。

参考文献:

［1］王胜江.中医按摩点穴治疗乳腺增生［J］.化工劳动保护,1996,17（2）:92.

［2］朱云群,何川.针灸与穴位注射并用治疗慢性荨麻疹［J］.中国乡村医药杂志,2004,11（8）:48.

5. 肩中俞

【基础知识】位于背部,当第7颈椎棘突下,旁开2寸。此穴具有宣肺、止咳、疏风的功效。临床上常配肩井、支沟治疗肩背痛;配定喘治疗咳嗽喘息;配承泣、丝竹空治疗目疾。针刺操作时斜刺0.3~0.5寸,可灸。

【医理体会】本穴属手太阳小肠经穴,位居肩井与大椎连线中点处。近肺脏,肺主气,故本穴有宣肺、止咳之功效。

【临床效验及拓展应用】姜伟强多向滞针提拉刺法治疗颈型颈椎病 53 例。取穴：大椎、天宗、肩井，另加一到两处颈、肩、枕部阿是穴。结果 53 例中痊愈的 35 例，好转 16 例，无效 2 例。刘国忠等用穴位指掐疗法治疗落枕 87 例。取穴：天柱穴、肩中俞穴、风池穴、落枕穴。按压穴位得气。同时患者配合做肩部运动。治疗结果：痊愈 87 例。

参考文献：

［1］姜伟强.多向滞针提拉刺法治疗颈型颈椎病 53 例体会［C］//全国针法灸法临床与科研学术研讨会暨脊柱病研究新进展论文汇编,2005:47-49.

［2］刘国忠,阎宪宪,杨军梅.穴位指掐疗法治疗落枕 87 例［J］.新中医,1996(S1):66.

6. 譩譆

【基础知识】位于背部，当第 6 胸椎棘突下，旁开 3 寸。此穴具有止咳平喘、清热凉血的功效。临床常配定喘、膻中主治咳嗽、气喘；配大椎、外关，主治热病、疟疾；配膻中、内关治疗胸痛引背；配支正、小海治疗疟疾；配足三里、合谷治疗目眩。针刺操作时斜刺 0.5~0.8 寸，可灸。

【医理体会】譩譆位于背部，本穴为足太阳膀胱经穴所发，可循经治疗肩背痛，该穴邻近肺脏，可治疗咳嗽气喘等症，有止咳平喘之功效。

【临床效验及拓展应用】张兰芝等针刺放血拔罐治疗急性乳腺炎。主穴取：膏肓俞；配穴取：同侧附分、魄户、神堂、譩譆穴。用三棱针点刺放血拔罐 10 分针，一般放血 2~5ml 即可。一般用 1.5 天即可使体温降至正常，平均 3 天左右痊愈。孟宪云推拿合中药治疗乳腺炎,抓弹肩胛处的足太阳膀胱经,点揉膏肓穴、神堂穴、噫嘻穴,抓弹患侧腋部的手少阴心经,点揉极泉穴。病情重者配合中药治疗,均取得较好的疗效。

参考文献:

[1] 张兰芝.针刺放血拔罐治疗急性乳腺炎[J].中国初级卫生保健,1994,(3):26.

[2] 孟宪云.推拿合中药治疗乳腺炎600例报告[J].宜春医专学报,1996(22):27.

7. 魄户

【**基础知识**】位于背部,当第3胸椎棘突下,旁开3寸。此穴具有止咳平喘、疏风宣肺的功效。临床常配气舍治疗痰逆上气、咳嗽气喘;配太溪、复溜,治疗老年性支气管炎;配复溜、膏肓,治疗肺痨。针刺操作时斜刺0.5~0.8寸,可灸。

【**医理体会**】魄户位于肺俞之旁,肺主气,故本穴可止咳平喘、疏风宣肺,治疗肺疾。

【**临床效验及拓展应用**】苏素卿用五行磁吸针治疗夜游症12例。取穴:主穴取魄户、魂门、神门、三阴交、太冲、百会;配穴取大椎、膻中、足三里、内关。先将本院自制的舒筋活络液1~2ml倒入磁罐,对选定穴位用磁吸针行循经走罐,以出痧为佳。再留针,一般15~20分钟即取下。12例中痊愈10例,有效2例;孙冠兰针挑治疗颈淋巴结结核110例。常用穴位:肺俞、厥阴俞、心俞、督俞、膈俞、肝俞、胆俞等。备用穴:大杼、风门、附分、魄户、膏肓俞、膈关、脾俞等。每次选2~3穴(双侧);7天挑治一次。治疗效果:痊愈 106 例,好转 4 例。

参考文献:

[1] 苏素卿.用五行磁吸针治疗夜游症 12 例[J].中国针灸,1997(10):626.

[2] 孙冠兰.针挑治疗颈淋巴结结核 110 例[J].针灸学报,1992(6):26.

8. 彧中

【基础知识】 位于胸部,当第 1 肋间隙,前正中线旁开 2 寸。具有止咳、平喘、祛痰的功效。临床上常配支沟、阳陵泉,以通三焦、清肝胆,治疗胁痛、肋间神经痛;配云门,理气通络止痛,治疗胸痛。针刺操作时斜刺或平刺 0.5~0.8 寸,可灸。

【医理体会】 本穴位于胸部第 1 肋间隙,穴近心脏,横平华盖,下有神藏,肾经脉气至此,具有化痰止咳、宽胸利气的作用,故可治疗咳嗽、气喘、痰壅、胸胁胀痛、不嗜食等症。

【临床效验及拓展应用】 许坚运用针灸治疗支气管喘息 52 例的初步总结。穴位:合谷、喘息、肺俞、曲池、天突、足三里、膏肓、云门、大杼、心俞、大椎、天柱、列缺、尺泽、支沟等。进针得气后,留针至 20~30 分钟,在留针期间,每隔 5 分钟继续捻转一次,留针到一定时间后,即缓缓起针。效果:本组 52 例患者均采用针刺法,未配合灸法。其中痊愈 14 例,显著进步 11 例,减轻或发作次数减少或发作时间缩短的计 27 例。

参考文献:

许坚.针灸治疗支气管喘息 52 例的初步总结[J].江西中医药,

1958,12:28-29.

9. 俞府

【基础知识】位于胸部,当锁骨下缘,前正中线旁开2寸。此穴具有止咳、平喘、利气的功效。临床上常配风门、肺俞、膏肓、膻中治疗痰多咳喘;配膻中、丰隆治疗恶心、呕吐;配合谷、足三里治疗胸肺疾病。针刺操作时斜刺或平刺0.5~0.8寸,可灸。

【医理体会】本穴位于锁骨下缘,为足少阴肾经的终止穴,足少阴肾经脉气,从足至胸,会聚此处,然后输入内府。主治胸肺疾患,肺脏气机不利则咳嗽气喘,刺本穴可止咳、平喘、利气,故可治疗咳嗽、气喘、胸痛、呕吐、不嗜食等证。

【临床效验及拓展应用】张宪增针灸治疗支气管哮喘的临床体会。实证取:主穴——肺俞,天突,天星,足三里;配穴——膻中,合谷,内关。虚证:主穴——肾俞,气海,关元,天星,俞府;配穴——足三里,肺俞,天突,膏肓。以"实则治肺,虚则治肾"为选穴依据。据多年临床经验疗效佳。

参考文献:

张宪增.针灸治疗支气管哮喘的临床体会[J].河北中西医结合杂志,1998,7(1):108-109.

10. 紫宫

【基础知识】位于胸部,当前正中线上,平第2肋间隙。此穴具有宽胸止咳、清肺利咽的功效。临床上常配廉泉、天突,降气通络,治疗喉痹、咽喉肿痛、鼻塞;配肺俞、风门、天突,宣肺止咳、平喘,治疗咳喘。针刺操作时平刺0.3~0.5

寸,可灸。

【医理体会】本穴属任脉,在胸部,刺之可宽胸、止咳、清肺利咽,治疗咳嗽、胸痛等证。

【临床效验及拓展应用】吴勤用中医针灸治疗食管贲门弛缓症。典型病例:患者王某某,女,22岁,诊断为食管贲门弛缓症。针刺廉泉、天突、紫宫、膻中、中脘,连续做了两个疗程(20次),吞咽困难、反流、胸骨后疼痛等临床症状好转明显。

参考文献:

吴勤.中医针灸治疗食管贲门弛缓症[J].上海针灸杂志,1992(4):266-267.

11. 身柱

【基础知识】位于背部,当后正中线上,第3胸椎棘突下凹陷中。此穴具有宣肺止咳、宁心安神的功效。临床上常配肺俞、列缺、膻中,可降气、平喘、止咳,治疗咳嗽、气喘;配心俞、神门,可宁心安神、镇惊息风,主治心悸、惊风。针刺操作时向上斜刺0.5~1寸,可灸。

【医理体会】本穴位于背部,近心肺,居两肺俞之间,肺主气,心主神明,故本穴具有宣肺止咳、宁心安神的功效,可治疗咳嗽、气喘、癫痫、失眠、心悸、瘛症、惊风等症。

【临床效验及拓展应用】袁慧灸身柱中脘治疗小儿厌食症,35例患儿均获得显效。刘华以化脓灸治疗慢性喘息性支气管炎1087例。于农历小暑至白露期间,用黄豆大锥形艾灶,置穴位上,暗火灸之,使成灸疮,以达治疗目的。每年1次,连灸3年。第一年灸双肺俞各7壮,灵台4壮,天突4壮;第二年灸双风门各7壮,大椎4壮;第三年灸双喘息各7壮,身柱4壮,膻中4壮。一次灸完。可运用针麻镇痛。结果:1087例中,临床治愈300例,显效393例,好转276例。

参考文献:

[1]袁慧.灸身柱中脘治疗小儿厌食症35例[J].中国针灸,1996,11:54.

[2]刘华.化脓灸治疗慢性喘息性支气管炎1087例疗效观察[J].广西中医药,1980,04:11.

第四章　理气类

理气类穴位能够疏理气机,治疗气滞或气逆证。

因本类穴位主要为脾、肝、肺经,故有理气健脾、疏肝解郁、理气宽胸、行气止痛、破气散结等不同功效。具有理气健脾作用的穴位,主要用于治疗脾胃气滞所致的脘腹胀痛、嗳气吞酸、恶心呕吐、腹泻或便秘等。具有疏肝解郁作用者,主要用于治疗肝气郁滞所致的胁肋胀痛、抑郁不乐、疝气疼痛、乳房胀痛、月经不调等。具有理气宽胸作用者,主要用于治疗肺气壅滞所致的胸闷胸痛、咳嗽气喘等。

使用本类穴位,须针对病证选择相应功效的穴位,并进行必要的配伍。如脾胃气滞因于饮食积滞者,配消食类穴位;因于脾胃气虚者,配补气穴位;因于湿热阻滞者,配清热利湿穴位;肝气郁滞因于肝血不足者,配补血穴位;因于瘀血阻滞者,配活血化瘀类穴位;肺气壅滞因于外邪客肺者,配宣肺解表穴位;因于痰饮阻肺者,配祛痰化饮穴位。

1. 天府

【基础知识】位于臂内侧面,肱二头肌桡侧缘,腋前纹头下 3 寸处。此穴具有宣肺理气、清热散结的功效。临床常配臑会、气舍消瘿散结,治疗瘿气瘰疬;配合谷凉血止血,治疗鼻衄。针刺操作时直刺 0.5~1 寸,可灸。

【医理体会】本穴为手太阴肺经穴,位居上臂内侧,上接云门,肺为人身诸气之府,故此穴可宣肺理气,主治肺气不宣,咳嗽,气喘之疾病,故能够宣肺理气。

【临床效验及拓展应用】黄峥用水针治疗肩周炎 27 例。主穴取肝俞、肩髃,根据疼痛部位的不同酌配天府、曲池、肩髎、天宗、肩贞、阿是穴等。取复方当归注射液 4ml+10% 葡萄糖 4~6ml+ 黄芪注射液 4ml,混合摇匀穴位注射。效果:27 例患者中,痊愈 19 例,显效 5 例,有效 2 例,无效 1 例,有效率 96.3%。李静铭独取阴经穴治疗中风偏瘫 45 例。治疗方法:取穴观察组取手足太阴经的天府、尺泽、孔最、列缺、鱼际、箕门、血海、阴陵泉、三阴交、公孙。失语者两组均加哑门、廉泉;口角歪斜者均加地仓、颊车、颧髎穴位,均取患侧。观察组 45 例,基本治愈 14 例(28.9%),总有效率 91.1%。

参考文献:

[1] 黄峥.水针治疗肩周炎 27 例[J].陕西中医,1992(6):270.

[2] 李静铭.独取阴经穴治疗中风偏瘫 45 例临床观察[J].新中医,1999(3):22-23.

2. 侠白

【基础知识】位于臂内侧面,肱二头肌桡侧缘,或肘横纹上 5 寸处。此穴具有宣肺降逆,宽胸理气,润脾除燥的功效。临床常配心俞、内关、膈俞以开胸理气,治疗心痛、干呕、烦满;配风门、中府宣肺理气,治疗咳嗽;配京骨,治疗心脏瓣膜病。针刺操作时直刺 0.5~1 寸,可灸。

【**医理体会**】本穴为手太阴肺经穴,位居上臂内侧,上接天府,下连尺泽,肺主气,故可宣肺理气。

【**临床效验及拓展应用**】张志辉针灸治疗白癜风。一组取穴侠白、白癜风穴;二组为风池、曲池、合谷、气海、血海、足三里、三阴交;三组为肺俞、心俞、膈俞、肝俞、脾俞、胃俞、肾俞、三阴交。用三棱针点刺侠白穴、白癜风穴,再行拔火罐。点刺放血,其余穴位针刺用平补平泻手法,患病白斑处用灸法。临床疗效佳。

参考文献:

张志辉.针灸治疗白癜风[J].医学文选,1994(1):37.

3. 人迎

【**基础知识**】位于颈部,结喉旁,当胸锁乳突肌的前缘,颈总动脉搏动处。此穴具有理气、开郁、通脉的功效。临床常配天突治疗喘逆;配少商、合谷治疗咽喉肿痛;配内关治疗心悸;配太冲、曲池治疗肝阳上亢;配太渊治疗无脉症。针刺操作时避开动脉,直刺0.3~0.4寸,禁灸。

【**医理体会**】本穴为足阳明、少阳经之会。阳明为多气多血之府,其脉循行于身前,而阳热之邪壅滞于胸脘,故见胸中满闷、呼吸困难,刺人迎可理气开郁。

【**临床效验及拓展应用**】吕美珍用电针夹脊穴配针刺人迎穴治疗乳腺增生病。将病人随机分为治疗组60例,对照组30例。治疗组采用电针T3、T5针刺T9、L1、L2夹脊穴配合针刺人迎穴的方法;对照组选取膻中、乳根、内关、足三里、太冲穴行常规治疗。两组总疗效:治疗组有效率为96.7%,治愈率为31.7%;对照组有效率为80.0%,治愈率为

20.0%。说明治疗组效果优于对照组。

参考文献:

吕美珍.电针夹脊穴配针刺人迎穴治疗乳腺增生病的临床研究[D].山东济南:山东中医药大学,2001.

4. 气舍

【基础知识】位于锁骨内侧端的上缘,胸锁乳突肌的胸骨头与锁骨头之间。此穴具有利咽消肿,定喘降逆的功效。临床常配扶突、水突治疗瘿瘤;配天突治疗咽下困难;配气户、膈俞治疗呃逆上气。针刺操作时直刺0.3~0.5寸,可灸。

【医理体会】本穴为足阳明胃经穴,居于颈,人迎直下,锁骨内侧上缘,当胸锁乳突肌的胸骨头与锁骨头之间。胃气舍此而上,故可宣肺理气。

【临床效验及拓展应用】金基和针刺气舍穴治疗顽固性呃逆,强刺激,留针20~30分钟止呃逆。

参考文献:

金基和.针刺气舍穴治疗顽固性呃逆[J].新中医,1990,11:34.

5. 缺盆

【基础知识】位于锁骨上窝中央,距前正中线4寸。此穴具有宣肺理气,止咳定喘,通络止痛,清热散结的功效。临床常配膻中、巨阙治疗咳嗽;配肺俞治疗喘咳;配心俞、肝俞、巨阙、鸠尾治咳唾血。针刺操作时直刺或斜刺0.3~0.5寸,穴下为肺尖,禁深刺、捣刺。

【医理体会】本穴为足阳明胃经穴,穴下为肺尖,肺主气,故主要治疗肺部疾病,有宣肺理气之功效。

【临床效验及拓展应用】刘美英用指针缺盆穴治疗呃逆 11 例。指压力由轻到重,逐渐加压,力量由小到大以使患者感到酸、麻、胀痛为度,按压时间 10 秒左右,压力过弱疗效不佳。其中 1 次治愈 8 例,2 次治愈 3 例。

参考文献:

刘美英. 指针缺盆穴治疗呃逆 11 例[J]. 中国针灸,2003(01):34.

6. 气户

【基础知识】位于锁骨中点下缘,距前正中线 4 寸。临床常配气海开胸理气,治疗噎嗝;配华盖宽胸理气,治疗胁肋痛;配华盖、膻中、尺泽、列缺宣肺宽胸、理气平喘,治疗胸胁胀痛、咳嗽、气喘。针刺操作时斜刺 0.5~0.7 寸,可灸。

【医理体会】本穴为足阳明胃经穴,为经气出入之门户,又系肺之上部,肺主气,故刺之有宣肺理气之功效,主肺部疾患。

【临床效验及拓展应用】肖红玲等运用半刺法配合按摩治疗产后缺乳 98 例。胸部选气户、神藏、灵墟、神封、周荣、胸乡、天溪、乳根、脑中等及乳房硬结部;背部选肩井、天宗、膈俞、肝俞、脾俞、胃俞、肾俞及督脉循行线。治疗结果经 2 个疗程治疗后,治愈 90 例,好转 8 例。

参考文献:

肖红玲,杨继军,安娜. 半刺法配合按摩治疗产后缺乳 98 例[J]. 陕西中医,2008,29(7):878.

7. 库房

【基础知识】位于第一肋间隙,距前正中线 4 寸。此穴具有理气宽胸、止咳化痰的功效。临床常配周荣、中府、尺泽宣肺平喘,治疗咳嗽气逆、咳血、咯吐脓血;配少泽、心俞治疗咳嗽;配乳根、肩井、曲泽治疗乳痈初发。针刺操作时向内斜刺 0.5~0.8 寸,可灸。

【医理体会】本穴为足阳明胃经穴,又处肺之上部,肺主气,针之理气宽胸、止咳化痰,主肺系和胸部疾患。

8. 膺窗

【基础知识】位于第 2 肋间隙,距前正中线 4 寸。此穴具有理气开郁,止咳平喘,消肿清热的功效。临床常配太冲治疗唇肿;配支沟治疗胸胁胀痛;配乳根、曲池、足三里治疗乳痈;配膻中、内关治疗心动过速和心前区痛。针刺操作时斜刺 0.5~0.7 寸,可灸。

【医理体会】本穴为足阳明胃经穴,位于胸部,宗气聚于胸中,故针刺本穴可理气开郁、止咳平喘,主治胸部诸疾。

【临床效验及拓展应用】胡英等针灸治疗乳癖 60 例。局部取穴患侧乳根、膺窗;远端取穴双侧太冲、关元、三阴交、血海。治疗结果 60 例患者经治疗 3 个疗程后,其中痊愈 45 例(75%);显效 12 例(20%);有效 3 例(5%),总有效 100%。周春辉代针丸穴位敷贴治疗急性乳腺炎 44 例。取穴以阳明经和厥阴经穴位为主,膺窗、梁丘、足三里、丰隆、天池、内关、期门、肩井、膈俞、病灶局部。然后将制作好的药丸敷于穴位上。本组 44 例中,治愈 34 例;显效 6 例;好转 4 例。

参考文献:

[1] 胡英,郑苏蓉.针灸治疗乳癖 60 例[J].四川中医,2004,

22(6):91.

　　[2]周春辉.代针丸穴位敷贴治疗急性乳腺炎44例[J].中医外治杂志,2004,13(1):53.

9. 乳根

　　【基础知识】位于胸部,当乳头直下,乳房根部,第5肋间隙,距前正中线4寸。此穴具有宣肺理气,通乳化瘀的功效。临床常配肓门散郁止痛,治疗胸痛、乳房痛;配俞府治疗哮喘、咳嗽;配内关宽胸理气,治疗心前区疼痛。针刺操作时斜刺0.5~0.8寸,可灸。

　　【医理体会】本穴为足阳明胃经穴,足阳明乃多气多血之经,又因本穴位于胸部,宗气聚于胸中,刺之可宣肺理气、通乳,主治胸部诸疾。

　　【临床效验及拓展应用】闫凌等运用非手术疗法治疗急性乳腺炎35例。针灸取穴肩井、内关、足三里(双侧)、乳根穴(患侧)、乳中穴。2个疗程后35例患者全部治愈。杨琼玉等采用按摩乳根穴治疗乳腺增生症374例。经治疗痊愈206例,显效108例,有效46例,总有效率96.26%。

参考文献:

　　[1]闫凌,张官印.非手术疗法治疗急性乳腺炎35例疗效观察[J].中外医疗,2010(32):94.

　　[2]杨琼玉,吴东硕.按摩乳根穴治疗乳腺增生症374例的临床观察[J].中国老年保健医学,2009,7(4):59.

10. 不容

　　【基础知识】位于上腹部,当脐中上6寸,距前正中线

2寸。此穴具有理气调中、和胃纳食的功效。临床常配中脘、内关、足三里、公孙治疗胃脘胀痛;配期门治疗心切痛、嗳气反酸;配上脘、大陵治疗呕吐;配天枢,夹脊7、8、9、10椎灸之,治疗小儿夜盲症。针刺操作时直刺0.5~0.8寸,可灸。

【医理体会】本穴为足阳明胃经穴,又恰当胃脘处,胃气上逆则脘腹胀满、呕吐不食、胃痛纳呆,故针刺本穴可理气调中、和胃纳食、消化水谷,主脾胃诸疾患。

【临床效验及拓展应用】代田文彦对肝、胆、胰疾病进行针灸治疗。肝病中以慢性病毒性肝炎最为多见,针灸疗法与汉方药疗法并用是有效的治疗方法之一。针灸治疗常取穴位有:中脘、左梁门、身柱、膈俞、脾俞、左胃仓、三焦俞、曲池、足三里、地机等。效果显著。张平运用穴位按摩治疗腹胀。取穴不容、承满、梁门。张氏用此法治疗胃脘饱胀患者40余例,均获满意效果。

参考文献:

[1] 代田文彦.肝、胆、胰疾病的针灸治疗[J].国外医学中医中药分册,1997,19(1):51.

[2] 张平.穴位按摩治疗腹胀[J].山东中医杂志,1996,15(5):234.

11. 承满

【基础知识】位于上腹部,当脐中上5寸,距前正中线2寸。此穴具有理气、和胃、止呕等功效。临床常配中脘、胃俞、合谷、太冲治疗胃痛、腹胀;配乳根治疗膈气上逆。针刺操作时直刺0.7~1寸,可灸。

【医理体会】本穴为足阳明胃经穴,恰当胃脘处,胃气上逆则脘腹胀满、呕吐不食,刺之可理气、和胃、止呕,故可主脾胃诸疾。

【临床效验及拓展应用】张平运用穴位按摩治疗腹胀。取穴不容、承满、梁门。此法治疗胃脘饱胀患者40余例,均获满意效果。张广蕊、孔辉景运用针药并用治疗慢性胆囊炎60例。治疗方法:针刺第一组取期门、肝俞、承满、阳陵泉;第二组日月、胆俞、梁门、胆囊。两组交替,随症取穴。本组近期内治愈35例,显效18例,无效7例。

参考文献:

[1] 张平.穴位按摩治疗腹胀[J].山东中医杂志,1996,15(5):234.

[2] 张广蕊、孔辉景.针药并用治疗慢性胆囊炎60例[J].针灸学报,1990,14:20.

12. 关门

【基础知识】位于上腹部,当脐中上3寸,距前正中线2寸。此穴具有理气、健脾胃、通利水道的功效。针刺操作时直刺0.8~1.2寸,可灸。临床常配中脘、足三里治疗腹胀纳少;配委中、神门治疗遗溺;配三阴交、水道、关元治疗奔豚。

【医理体会】本穴为足阳明胃经穴,位于上腹部,胃主受纳,胃气通则腑气通,故刺之可理气,故可主脾胃诸疾。

13. 太乙

【基础知识】位于上腹部,当脐中上2寸,距前正中线

2寸。此穴具有理气、健脾和胃、祛痰镇静的功效。临床常配中脘、足三里治胃痛;配百会、心俞、神门、大陵治疗癫痫;配滑肉门治疗癫狂吐舌。针刺操作时直刺0.7~1寸,可灸。

【医理体会】本穴为足阳明胃经穴,位于上腹部,胃主受纳,胃气通则腑气通,故刺之可理气、健脾和胃,使之受纳有权,以养百骸。

14. 滑肉门

【基础知识】位于上腹部,当脐中上1寸,距前正中线2寸。此穴具有理气、和胃、止吐、镇静等功效。临床常配内关、足三里治疗胃痛;配天枢、下巨虚治疗泄泻痢疾;配少海、温溜治疗舌强、吐舌。针刺操作时直刺0.8~1寸,可灸。

【医理体会】本穴为足阳明胃经穴,位于腹部,脐上1寸,旁开2寸处,胃主受纳,胃气通则腑气通,故刺之有理气、和胃、止吐之效。

【临床效验及拓展应用】张彩荣等运用腹针治疗肩周炎24例。腹针选穴:中脘(浅刺)、商曲(健侧浅刺)、滑肉门。根据患者疼痛范围取穴。治疗组24例,痊愈4例,显效14例,好转6例,全部有效。王秋红运用腹针治疗闭经36例。取穴:主穴为引气归元类穴位,取中脘、下脘、气海、关元;辅穴:商曲、气穴、滑肉门、外陵、上风湿点(滑肉门外0.5寸、上0.5寸),随症取穴。效果:治疗2~3个月后,29例治愈,5例好转,2例无效。

参考文献:

[1]张彩荣、陈朝明、陈瑶.腹针治疗肩周炎24例[J].中国中医急症,2010,19(11):1993.

［2］王秋红.腹针治疗闭经36例［J］.中国针灸,2008,28(7):550.

15. 气冲

【基础知识】位于腹股沟稍上方,当脐中下5寸,距前正中线2寸。此穴具有理气、润宗筋、理下元的功效。临床常配大敦治疗疝气;配然谷、四满、章门治疗腹痛;配血海治疗月经不调;配冲门治疗带下产崩。针刺操作时直刺0.5~1寸,可灸。

【医理体会】本穴为足阳明胃经穴,穴当冲脉起点气街之处,三阳之气由此冲出,三阳之精由此冲来。亦此处为胆脉所出,胃脉所入,为气之出路,故刺之可理气,主奔豚腹痛、疝气病。

【临床效验及拓展应用】杨来福运用电针治疗顽固性呃逆106例。取穴:膈俞、天突、膻中、内关、中脘、关元、气海、合谷、太冲、三阴交、足三里、阳陵泉、攒竹。疗效:痊愈65例,显效26例,有效10例,无效5例。席海燕运用"气冲"治疗下肢痿症40例。取患侧气冲穴及患肢的髀关、伏兔、血海、梁丘、足三里、阳陵泉、三阴交、解溪、丰隆、昆仑、承山。治愈10例(占25.0%)。

参考文献:

［1］杨来福.电针治疗顽固性呃逆106例疗效观察［J］.中国医疗前沿,2010,05(5):31.

［2］席海燕."气冲"在治疗下肢痿症中的应用［J］.中国医药指南,2008,06(23):251-252.

16. 上巨虚

【基础知识】位于小腿前外侧,当犊鼻下 6 寸,距胫骨前缘一横指(中指)。此穴具有理气、通腑化滞、调和胃肠的功效。临床常配天枢治疗腹泻;配曲池、公孙、内关治疗痢疾;配中脘、四缝治疗饮食停滞之泄泻;配阴陵泉治疗湿热蕴结的泄泻;配天枢、阴陵泉、水分、神阙治疗寒泄。针刺操作时直刺 0.5~1 寸,可灸。

【医理体会】本穴为足阳明胃经穴,又系大肠之下合穴。由于小肠、大肠皆受胃腑传化水谷之气,在生理上直接相联系,故具有理气、通腑化滞之功效。

【临床效验及拓展应用】张利君运用针刺治疗腹部术后腹胀 60 例。取足三里、天枢、上巨虚、下巨虚穴。经治疗后显效 45 例,有效 13 例,无效 2 例。宋桂红等运用温针灸治疗慢性腹泻 30 例。取上巨虚,针刺得气后,用艾条插在针柄上施灸。治疗后 19 例痊愈,10 例有效,1 例无效。

参考文献:

[1] 张利君.针刺治疗腹部术后腹胀 60 例[J].中医外治杂志,2010,19(1):43.

[2] 宋桂红,孙秋红.温针灸上巨虚穴治疗慢性腹泻 30 例[J].中国中医药科技,2010,17(1):11.

17. 下巨虚

【基础知识】位于小腿前外侧,当犊鼻下 9 寸,距胫骨前缘一横指(中指)。此穴具有理气滞、调肠腑功效。临床常配幽门、太白调理胃肠,治疗泻痢;配悬钟清胃热,治疗不嗜食;配丘墟、侠溪散瘀止痛,治疗胸胁胀满,痛引腹部;配少泽、乳根通乳,治疗乳少。针刺操作时直刺 0.5~1 寸,可灸。

【医理体会】本穴为足阳明胃经穴,位居小腿外侧,又为小肠下合穴。六腑以通为用,故针刺下巨虚可理气滞、调肠腑。

【临床效验及拓展应用】蒋益兰等运用针刺治疗肿瘤服阿片类镇痛药致便秘患者 30 例。治疗组取双侧天枢、支沟、上巨虚、足三里、三阴交、气海穴。治疗组 30 例,痊愈 4 例,显效 14 例,总有效率 93.33%。杨发均运用针灸治疗泄泻临床 30 例。选穴据本经有病本经求。选天枢、中脘、足三里、上巨虚、下巨虚、合谷,如脾、胃、肾虚弱,配其相关背俞穴。补虚泻实原则。结果痊愈 21 例,显效 9 例。

参考文献:

[1]蒋益兰,王其美.针刺治疗肿瘤服阿片类镇痛药致便秘患者 30 例疗效观察[J].中国中医药科技,2010(6):60.

[2]杨发均.针灸治疗泄泻临床 30 例[C]//中国中医药学会基层中医药会议专刊,1997:553-554.

18. 公孙

【基础知识】位于足内侧缘,当第 1 跖骨本节基底的前下方。此穴具有理气健脾、调理冲脉的功效。临床常配内关可增强其开胸理气之功,治疗心、胸、胃疾患;配脐中四边穴可调理脾胃、肠腑,治疗腹泻;配章门,理气消胀,治疗腹胀。针刺操作时直刺 0.5~0.8 寸,可灸。

【医理体会】为足太阴脾经络穴,又系八脉交会穴,通与冲脉,故有理气健脾、调理冲脉之效。

【临床效验及拓展应用】陈苏华运用针刺内关、公孙穴治疗急性腹痛 59 例。本组 59 例均系一次性治疗。腹痛消失者 51 例;腹痛明显减轻 7 例;无效 1 例。李波等运用针刺加埋针治疗肥胖型闭经 36 例。埋针取梁丘、公孙两个穴位。痊愈 20 例,显效 11 例。

参考文献:

［1］陈苏华.针刺内关、公孙穴治疗急性腹痛 59 例［J］.中国中医急症,2002,11(6):492.

［2］李波、韩洁茹.针刺加埋针治疗肥胖型闭经 36 例临床观察［J］.中医药信息,2010,27(1):100-101.

19. 冲门

【基础知识】位于腹股沟外侧,距耻骨联合上缘中点3.5 寸,当髂外动脉搏动处的外侧。此穴具有理气调血的功效。临床常配阴郄治疗疝气;配大敦治疗淋证;配中极、三阴交治疗尿闭;配中脘、气海、三阴交治疗阴挺。针刺操作时避开动脉,直刺 0.5~1 寸,可灸。

【医理体会】本穴为足太阴、厥阴、阴维之会,为气冲的部位,即胃气冲过脾经之处,故主腹痛、疝气、小便不利之疾,有理气调血之功。

【临床效验及拓展应用】林翠茹在《浅谈冲门穴的临床应用》中论述天津中医药大学第一附属医院赵惠馨教授以冲门穴为主随症配穴在临床上治疗中风后遗症等病症取得了很好的疗效。此外冲门穴还在治疗肢厥、痿证(股神经损伤)中疗效佳。于德茹独取冲门治疗足内侧痛。结果痊愈 18 例;有效 5 例。

参考文献:

[1] 林翠茹.浅谈冲门穴的临床应用[J].辽宁中医杂志,2002,29(9):557.

[2] 于德茹.独取冲门治疗足内侧痛[J].辽宁中医杂志,1997,04:189.

20. 府舍

【基础知识】位于脐中下 4 寸,冲门上方 0.7 寸,距前正中线 4 寸。此穴具有行气、通腑、散结的功效。临床常配大敦治疗疝气;配气海、三阴交治疗阴挺;配天枢、足三里治疗腹满积聚。针刺操作时直刺 0.5~1 寸,可灸。

【医理体会】本穴为足太阴、厥阴、阴维之会,此三经,从此上下入腹络胸,结心肺,肺主气,宗气会于胸中,故本穴有行气、通腑、散结之功。

【临床效验及拓展应用】葛友等运用长圆针治疗腰三横突综合征。取腰三横突阳性点、腰 1~5 腰椎横突、腰宜穴、府舍穴、气冲穴等。结果本组治愈 46 例;好转 58 例;无效 2 例。

参考文献:

葛友,李江舟.长圆针治疗腰三横突综合征[C]//中国针灸学会经筋诊治专业委员会成立大会论文集(2009 年)重点论文选编,2009:170.

21. 腹结

【基础知识】位于大横穴下 1.3 寸,距前正中线 4 寸。

此穴具有行气血、调肠腑的功效。临床常配天枢调理胃肠，止泻痢；配行间疏肝气，治疗胁痛。针刺操作时直刺0.7~1.2寸，可灸。

【医理体会】本穴为足太阴脾经穴，为脾经之气聚结于腹部之所在，故可主治腹痛、泄泻痢疾、疝气痛之疾，有行气血、调肠腑之功。

【临床效验及拓展应用】白娜运用腹结穴埋皮内针防治中风患者便秘。2日内正常大便86例；12例无效。任媛媛运用腹部电针治疗单纯性肥胖症136例。主穴取中脘、梁门（双）、滑肉门（双）、天枢（双）、大横（双）、腹结（双）、外陵（双）、石门。辨证取穴。结果：显效73例，有效47例，无效16例。

参考文献：

［1］白娜.腹结穴埋皮内针防治中风患者便秘的护理［J］.辽宁中医杂志,2007,34（12）:1801-1802.

［2］任媛媛.腹部电针治疗单纯性肥胖症136例［J］.现代中医药,2007,27（2）:46-47.

22. 食窦

【基础知识】位于第5肋间隙，距前正中线6寸。此穴具有行气通乳、宽胸利膈等功效。临床常配膈俞、郄门、阳陵泉治疗胸胁满痛；配膈俞降逆散结，治疗呃逆；配足三里、中脘，可调理脾胃、疏通腑气，治疗腹痛肠鸣。针刺操作时平刺或斜刺0.5~0.8寸，可灸。

【医理体会】本穴为足太阴脾经穴，位居胸外侧部，有行气宽胸之效，常用本穴治疗胃肠疾患。

23. 天溪

【基础知识】位于第 4 肋间隙,距前正中线 6 寸。此穴具有行气通乳、宽胸利膈等功效。临床常配少泽,补脾益气养血,治疗乳汁不足;配丰隆止咳平喘,治疗咳嗽气喘。针刺操作时平刺或斜刺 0.5~0.8 寸,可灸。

【医理体会】本穴当乳旁外侧,临近肺脏,肺主气,因此本穴主胸中满痛、咳逆上气诸疾,有行气宽胸利膈之功。

【临床效验及拓展应用】许建明推拿治疗急性乳腺炎。取穴:屋翳、膺窗、乳根、天溪、食窦;乳部硬块。随症加减穴位。经 7 次推拿治疗,肿块完全消失而告治愈。

参考文献:

许建明.推拿治疗急性乳腺炎[J].江苏中医,1994,15(3):26.

24. 胸乡

【基础知识】位于第 3 肋间隙,距前正中线 6 寸。此穴具有行气、宽胸、利膈等功效。临床常配支沟通调三焦、开郁散结,治疗胸胁胀满;配心俞、厥阴俞通络散结,治疗心痛胸闷,痛引肩背;配内关镇静安神,治疗心悸。针刺操作时平刺或斜刺 0.3~0.8 寸,可灸。

【医理体会】本穴为足太阴脾经穴,位居胸外侧部,故可治疗胸胁胀满、气郁胸闷。针刺可使气行郁散,复其清旷之乡,以行气、宽胸、利膈。

25. 周荣

【基础知识】位于胸外侧部,当第 2 肋间隙,距前正中线 6 寸。此穴具有宽胸利气之功效。临床常配天突、尺泽、膻中宣肺平喘,治疗咳嗽气喘;配支沟理三焦、散瘀结,治疗胸胁痛;配大肠俞通调腑气,治疗饮食不下。针刺操作时平刺或斜刺 0.5~0.8 寸,可灸。

【医理体会】本穴为足太阴脾经穴,脾主四肢肌肉,且有统血散结之功,加之经气至此渐成河流,由此散布各处,滋养全身,又本穴位于胸部,宗气会于胸中,故本穴主治胸胁胀满、饮食不下、咳唾脓血,可宽胸利气。

26. 大包

【基础知识】位于侧胸部,腋中线上,当第 6 肋间隙处。此穴具有行气滞、统诸络、束筋骨、利胸膈等功效。临床常配郄门治疗心痛;配期门、肝俞治疗胸胁痛。针刺操作时平刺或斜刺 0.5~0.8 寸,可灸。

【医理体会】本穴属脾之大络,总统阴阳诸经,由此灌溉五脏四肢,本穴位于胸部,宗气会于胸中,故有行气滞、利胸膈之效。

【临床效验及拓展应用】杨志豪等运用针刺三阴交、大包治疗肋间神经外侧皮支卡压症 36 例。治疗 10 次,治愈率 100%。李新莲于大包穴穴位注射。选用维生素 B_{12} 注射液 500ug+2% 奴夫卡因注射液 2ml,局部封闭,1 周 2 次,3 周痊愈。

参考文献:

[1] 杨志豪,蔡培勇. 针刺三阴交、大包治疗肋间神经外侧皮支卡压症 36 例[J]. 针灸临床杂志,2006,22(3):35-37.

[2] 李新莲. 运用十五络穴的治疗体会[J]. 中国针灸,2002

(51):145-146.

27. 肺俞

【基础知识】位于第 3 胸椎棘突下,旁开 1.5 寸处。此穴具有利气止咳、宣肺解表的功效。临床常配尺泽、风门,治支气管哮喘发作;配太渊、神门,治老年哮喘性支气管炎;配列缺、风门,治风寒咳嗽、百日咳;配支沟、大陵治肺壅咳嗽。针刺操作时斜刺 0.5~0.8 寸,可灸。

【医理体会】肺俞位于背部,属足太阳膀胱经,深部为肺脏,是肺脏之气输注于背部的处所,与肺脏有内外相应的联系,因而本穴能反映和治疗肺脏病,肺主气,故有利气止咳之功。

【临床效验及拓展应用】夏春发等运用针刺背俞穴治疗老年性便秘 45 例。取肺俞、脾俞、肝俞、肾俞、三焦俞、大肠俞。治愈 35 例,有效 7 例,显效 3 例,总有效率 100%。黄克文等运用穴位敷贴治疗支气管哮喘 60 例。取患者肺俞、大椎、定喘穴。将自制的平喘膏压成饼状敷于穴位上。结果:显效 23 例,有效 28 例,无效 9 例。

参考文献:

[1]夏春发,黄丽萍,刘国强.针刺背俞穴治疗老年性便秘 45 例[J].陕西中医,2006,27(1):95-96.

[2]黄克文,袁峰,王红荣.穴位敷贴治疗支气管哮喘 60 例[J].湖北中医杂志,2006,28(7):47.

28. 督俞

【基础知识】位于第 6 胸椎棘突下,旁开 1.5 寸。此穴具有宽胸利气、降逆止呃的功效。临床常配足三里、膈俞，理气降逆，治腹胀、呃逆；配内关、膻中，宽胸降气，治胸满闷；配心俞、巨阙，理气养血、活血止痛，治心痛。针刺操作时斜刺 0.5~0.8 寸，可灸。

【医理体会】督俞位于背部，是督脉之气输注之处，与督脉相应而治疗督脉病证；因其穴邻近心脏和隔膜，所以治疗胸满、呃逆，故有宽胸利气、降逆止呃之功效。

【临床效验及拓展应用】王晓晨运用循经推运松解疗法治疗急性化脓性乳腺炎 48 例。在膀胱经的心俞、督俞穴处施术。再按摩乳房。疗效：48 例中 47 例痊愈，显效 1 例。总有效率为 100%。刘静运用穴位按压治疗胃脘痛。取灵台穴、督俞穴为按压点，按压使患者感酸胀或疼痛。治疗：本组 58 例，完全缓解 48 例，部分缓解 7 例，无效 3 例。

参考文献：

［1］王晓晨. 循经推运松解疗法治疗急性化脓性乳腺炎 48 例观察［J］. 中国社区医师，1990（12）：35.

［2］刘静. 穴位按压治疗胃脘痛的护理体会［J］. 贵阳中医学院学报，2010，32（2）：81-82.

29. 肝俞

【基础知识】位于第 9 胸椎棘突下，旁开 1.5 寸。此穴具有疏肝理气、利胆、清头明目的功效。临床常配期门、日月，疏肝利胆，治胆囊炎、胁肋痛；配百会、太冲、风池，潜阳息风，治头痛、眩晕；配大椎、风府、水沟，开郁宁神，治癫狂；配太阳、睛明，清肝明目，治目赤肿痛。针刺操作时斜刺

0.5~0.8 寸,宜灸。

【医理体会】肝俞位于背部第 9 胸椎旁,内邻肝脏,是足厥阴肝脉之气输注之处,与肝脏内外相应,能反映和治疗肝脏疾病。

【临床效验及拓展应用】王纪民以肝俞、膈俞为主治疗中风症,随症配穴。3 个月后,均可生活自理,嘱多进行功能锻炼以利痊愈。

参考文献：

王纪民.以肝俞、膈俞为主治疗中风症[J].四川中医,1996(3):53.

30. 胃俞

【基础知识】位于第 12 胸椎棘突下,旁开 1.5 寸。此穴具有理气降逆、健脾和胃的功效。临床常配中脘,治胃痛、呕吐。配足三里、内关,治胃痉挛。配上巨虚、三阴交、天枢、脾俞,治泄泻、痢疾。配天枢、内关、点刺四缝,治食滞恶心、脘闷嗳气。针刺操作时斜刺 0.5~0.8 寸,宜灸。

【医理体会】胃俞位于背部 12 胸椎旁,内邻胃腑,是胃腑之气输注之处,与胃腑内外相应,能反映和治疗胃腑病。

【临床效验及拓展应用】周中元运用针刺胃俞穴治疗胃脘痛 38 例。主穴为胃俞穴,配足三里、内关、丰隆、中脘。治疗组临床痊愈 20 例,好转 15 例,无效 3 例。

参考文献：

周中元.针刺胃俞穴治疗胃脘痛 38 例[J].中国中西医结合脾胃杂志,2000,08(5):311.

31. 膈俞

【基础知识】位于背部,当第 7 胸椎棘突下,旁开 3 寸。此穴具有宽胸理气、降逆止呕的功效。临床常配天突、内关理气降逆止呕,主治呕吐、嗳气、膈肌痉挛;配足三里、公孙,健脾消积、理气和胃,主治饮食不下、胃痛;配三阴交、肺俞,可益气养阴、疏风止痒,主治荨麻疹、皮肤瘙痒。针刺操作时斜刺 0.5~0.8 寸,宜灸。

【医理体会】本穴位于背部,邻近隔膜,是气血出入之关也,所以具有宽胸理气、降逆止呕的作用,用于治疗呃逆、呕吐、哕证,胸中噎闷等证。

【临床效验及拓展应用】贾荣娟等运用按摩配合隔姜灸膈俞穴治疗术后膈肌痉挛。效果:经 1 次治疗痊愈 76 例;经 2 次治疗痊愈 39 例。钟继兰应用膈俞治淋巴结肿大。取双侧膈俞,灸 3 个月后,5 年之久的淋巴结肿大全消,愈后至今已 14 年未见复发。

参考文献:

[1]贾荣娟、邢丽君、于雪农.按摩配合隔姜灸膈俞穴治疗术后膈肌痉挛[J].护理研究,2005,19(7):1269.

[2]钟继兰.应用膈俞治淋巴结肿大[J].江西中医药,1992,23(2):61.

32. 魂门

【基础知识】位于背部,当第 9 胸椎棘突下,旁开 3 寸。此穴具有疏肝理气、利胆、开胃进食的功效。临床常配中都、阳陵泉,疏肝利胆、清热除湿,主治胸胁胀痛;配肝俞、支沟,可疏肝理气、宽胸止痛,治疗胸胁胀痛。针刺操作时斜刺 0.5~0.8 寸,宜灸。

【医理体会】肝藏魂,所以魂门为肝气出入之处,肝喜条达而恶抑郁,故本穴主疏肝理气解郁,治疗肝病、呕恶不食、吐泻等症。

【临床效验及拓展应用】苏素卿运用五行磁吸针治疗夜游症 12 例。主穴取魄户、魂门、神门、三阴交、太冲、百会;配穴取大椎、膻中、足三里、内关。用已倒入舒筋活络液的五行磁吸针,先对穴位进行透经透脏梳刮约 5 分钟,再对穴位吸附。12 例中痊愈 10 例;显效 1 例;有效 1 例。

参考文献:

苏素卿.五行磁吸针治疗夜游症12例[J].中国针灸,1997(10):
626.

33. 胃仓

【基础知识】位于背部,当第 12 胸椎棘突下,旁开 3 寸。此穴具有理气和胃的功效。临床常配脾俞、四缝,健脾消食化积,主治腹胀、小儿疳积;配足三里、内关,和胃止痛,主治腹痛;配石门、水分、四满,健胃、利水渗湿,治疗水肿。针刺操作时斜刺 0.5~0.8 寸,宜灸。

【医理体会】胃仓位于背部 12 胸椎下,邻近胃腑,且本穴与胃俞穴相近,胃气不降则呕吐反胃,故本穴具有理气和胃作用,可主治胃腑疾患。

【临床效验及拓展应用】辛君平运用针灸治疗胃、十二指肠球部溃疡 128 例。取穴:内关、中脘、下脘、关元、足三里、阴陵泉、三阴交、溃疡穴(腰部胃仓穴旁开 2 寸)、解溪。

治疗 1~2 个疗程后临床治愈 373 例,3~4 个疗程后临床治愈 70 例,5~7 个疗程后痊愈 19 例。

参考文献：

辛君平.针灸治疗胃、十二指肠球部溃疡 128 例[J].中国针灸,2002(51):38.

34. 天池

【**基础知识**】位于胸部,当第 4 肋间隙,乳头外 1 寸,前正中线旁开 5 寸。此穴具有理气除烦、散瘀通乳的功效。临床常配乳中、三阴交,理气散结,活血止痛,治疗乳病;配合谷、内关,宽胸理气、散结止痛,治疗心绞痛;配合谷、丰隆、列缺,可止咳化痰,利气平喘,治疗气喘、咳嗽痰多。针刺操作时斜刺 0.3~0.5 寸,不可深刺,可灸。

【**医理体会**】天池穴位于胸部邻近心肺,宗气会于胸中,刺之可理气除烦、散瘀通乳,治疗气机阻滞之胸满、胁痛、气喘、咳嗽痰多、腋肿、瘰疬、乳病等。

【**临床效验及拓展应用**】李敬侠运用推拿治疗急性乳腺炎 50 例。主穴取膺窗、乳中、乳根、天池。配穴为肩井、腋窝、肝俞、胃俞。适应证:乳房排乳不畅,红肿热痛,可触及硬块,腋窝淋巴结肿大,全身不适,伴畏寒发热,无化脓症状者。2 年来,我们应用推拿疗法治疗非化脓性急性乳腺炎 50 例,均经治疗 1~3 次痊愈。

参考文献：

李敬侠.推拿治疗急性乳腺炎 50 例[J].山东医药,1983,10:24.

35. 腹通谷

【基础知识】位于上腹部,当脐中上 5 寸,前正中线旁开 0.5 寸。此穴具有理中焦、和脾胃的功效。临床常配上脘、足三里,健脾化滞通便,治疗便秘、消化不良;配不容、中脘、足三里,和胃通络止痛,治疗胃痛;配胃俞、足三里,健脾理气调肠,治疗腹痛、腹胀。针刺操作时直刺 0.5~0.8 寸,可灸。

【医理体会】本穴为足少阴肾经与冲脉之会穴,在上腹部,故可调理中焦气机,治疗腹痛、腹胀、呕吐、脾胃虚弱等病证。还可治疗心痛、心悸、胸痛等症。

【临床效验及拓展应用】高希兰等运用经皮给药治疗小儿厌食症 86 例。用经皮治疗仪,将厌食贴片 2 片去掉保护纸,把贴片中间金属部分对准电极黑色部分粘好,然后分别贴于腹通谷及幽门穴位上,胶布固定。治疗时间为 30 分钟。强度 6 级,温度 38℃,每日治疗 1 次,治疗 7 天后观察疗效。治疗结果:治愈 64 例,好转 17 例,治疗过程中未发现不良反应。无效 5 例。

参考文献:

高希兰、梁惠英. 经皮给药治疗小儿厌食症 86 例 [J]. 实用中医药杂志,2006,22(7):417.

36. 幽门

【基础知识】位于上腹部,当脐中上 6 寸,前正中线旁开 0.5 寸。此穴具有理气、降逆、和胃的功效。临床常配内关、梁丘,以理气和胃,调肠止痛,治疗胃痛、呃逆、腹痛;配支沟、阴陵泉,以疏肝清热、理气活血,治疗胁痛、肋间神经痛;配玉堂,治疗心烦、呕吐;配腹结,治疗妊娠呕吐。针刺操作时直刺 0.5~0.8 寸,可灸。

【临床效验及拓展应用】张淑贤等运用经皮给药佐治小儿厌食症 60 例。应用经皮给药治疗仪,选通谷穴、幽门穴进行治疗,治疗 1 周后,治愈 30 例,好转 27 例,无效 3 例。高希兰等运用经皮给药治疗小儿厌食症 86 例。用经皮治疗仪将厌食贴片贴于腹通谷及幽门穴上,胶布固定。治疗结果:治愈 64 例,好转 17 例,无效 5 例。

【医理体会】本穴为足少阴肾经与冲脉之会穴,在上腹部,故可调理中焦气机,治疗腹痛、腹胀、呕吐、脾胃虚弱等病证。

参考文献:

[1]张淑贤,李玲霞,刘蕴红.经皮给药佐治小儿厌食症 60 例疗效观察[J].中国当代医药,2010(22):137.

[2]高希兰,梁惠英.经皮给药治疗小儿厌食症 86 例[J].实用中医药杂志,2006,22(7):417.

37. 步廊

【基础知识】位于胸部,当第 5 肋间隙,前正中线旁开 2 寸。此穴具有宽胸降气的功效。临床常配膈俞、三阳络、郄门,理气活血通络,治疗胸满、胁痛;配肺俞,以宽胸利气降逆,治疗咳嗽、气喘。针刺操作时斜刺或平刺 0.5~0.8 寸,可灸。

【医理体会】

本穴位于胸部第 5 肋间隙,邻近心肺,刺之具有宽胸理气的作用,故可治疗气机不利之咳嗽、气喘、胸胁支满、呕吐不食、心悸等症。

【临床效验及拓展应用】孙六合运用针刺膻中穴治疗胸痛50例。本组50例,男10例,女40例。年龄18~70岁,其中35~55岁为多见。病程最短2天,最长半年。治疗方法选穴:膻中针刺方法:①胸部正中央痛,膻中向下透中庭,向上透玉堂,泻法,留针。如果胸阳痹阻,可先灸后针。②整个胸前区胀痛而闷,华盖透膻中,留针,频行针。③胸痛兼左胁痛,膻中透左步廊,左期门。④胸痛兼右胁痛,膻中透右步廊,右期门。以上针法,均捏起皮肤,沿皮横刺,手法强,针感好,显效快。治疗结果:痊愈(疼痛完全消失)48例,好转(疼痛显著减轻)2例。

参考文献:

孙六合.针刺膻中穴治疗胸痛50例[J].中原医刊,1986,5:27.

38. 神封

【基础知识】位于胸部,当第4肋间隙,前正中线旁开2寸。此穴具有宽胸、利气、通乳的功效。临床常配肺俞、太渊,以宣肺理气、止咳平喘,治疗咳嗽;配肝俞、阳陵泉,以疏肝利胆、镇静止痛,治疗胸胁疼痛;配内关、神门,宁心安神,治疗心悸不宁。针刺操作时斜刺或平刺0.5~0.8寸,可灸。

【医理体会】本穴位于胸部第4肋间隙,邻近心肺,主要用于治疗心肺疾患及乳房病变,刺之可宽胸、利气、通乳,故可治疗咳嗽、气喘、胸胁支满、呕吐不食、乳痈等症。

39. 灵墟

【基础知识】位于胸部,当第 3 肋间隙,前正中线旁开 2 寸。此穴具有宽胸、利气、通乳的功效。临床常配肺俞、天突、丰隆,以宽胸、利气、止咳祛痰,治疗咳嗽、气喘、咯痰;配内关、中脘,和胃降逆止呕,治疗呕吐不食。针刺操作时斜刺或平刺 0.5~0.8 寸,可灸。

【医理体会】本穴位于胸部第 3 肋间隙,邻近心肺,主要用于治疗心肺疾患及乳房病变,刺之可宽胸、利气、通乳,故可治疗咳嗽、气喘、胸胁支满、呕吐不食、乳痈等症。

【临床效验及拓展应用】邵佩君运用灵墟穴按摩佐治阵发性室上性心动过速。14 例阵发性室上性心动过速(PSVT)病人,进行左灵墟穴按摩 1 分钟内 PSVT 终止 4 例,2 分钟内终止 5 例,3 分钟内终止 2 例,共 11 例,无效 3 例。姜素珍等运用指压神藏及灵墟穴转复阵发性室上性心动过速 34 人次,终止 23 人次,均无不良反应。

参考文献:

[1] 邵佩君. 灵墟穴按摩佐治阵发性室上性心动过速[J]. 按摩与导引,1993,6:03-04.

[2] 姜素珍,张喜堂. 指压神藏及灵墟穴转复阵发性室上性心动过速 34 人次[J]. 人民军医,1992,02:67-68.

40. 神藏

【基础知识】位于胸部,当第 2 肋间隙,前正中线旁开 2 寸。此穴具有宽胸、利气的功效。临床常配肺俞、定喘、尺泽,以清肺化痰、止咳平喘,治疗胸痛、咳嗽、气喘;配膻中、璇玑,宽胸降气,治疗胸满。针刺操作时斜刺或平刺0.5~0.8寸,可灸。

【医理体会】本穴位于胸部第2肋间隙,邻近心肺,主要用于治疗心肺疾患,刺之可宽胸、利气,故可治疗气机不利之喘满咳嗽、胸痛、心烦、心痛、呕吐、不嗜食等症。

【临床效验及拓展应用】姜素珍等运用指压神藏及灵墟穴转复阵发性室上性心动过速34人次,终止23人次,均无不良反应。

参考文献:

姜素珍,张喜堂.指压神藏及灵墟穴转复阵发性室上性心动过速34人次[J].人民军医,1992,2:67-68.

41. 天泉

【基础知识】位于臂内侧,当腋前纹头下2寸,肱二头肌的长、短头之间。此穴具有宽胸理气、疏通经络的功效。临床常配内关、公孙、膻中,可益心气、通血脉,治疗心悸、心痛;配曲池,可理气通经,主治肘臂挛痛;配中府、天突,可理气宽胸、降逆止咳,治疗胸满咳逆。针刺操作时直刺0.5~1寸,可灸。

【医理体会】本穴位于臂内侧,其所属的心包经起于胸胁,邻近心肺,刺之可宽胸理气、疏通经络,故可治疗胸胁胀满、心痛、咳嗽等症。

42. 肩井

【基础知识】位于肩上,前直对乳中,当大椎与肩峰连线的中点处。此穴具有通经理气、祛痰开郁的功效。临床常配天宗、肩髃,治疗肩臂痛,可达疏通气结、调畅气血之功;配曲池、下廉,温经通络,治疗手臂疼痛;配曲池、大迎,治疗痹证、瘰疬。针刺操作时直刺 0.5~0.8 寸,切忌深刺、捣刺,可灸。

【医理体会】本穴属足少阳、手少阳、足阳明、阳维之会,刺之可疏通诸经经气,具有通经理气、祛痰开郁的功效。对于因愤怒忧郁,使胃火上炎、肝气郁滞之乳痈未溃者有效。

【临床效验及拓展应用】李宏畴运用针刺肩井穴治疗急性乳腺炎。取患侧肩井、足三里穴。随证选穴。体虚者用弱刺激补法(此穴禁灸)。结果:痊愈 17 例,显效 9 例,有效 5 例,无效 2 例。祁一运用针刺肩井穴治疗复发性睑腺炎。取肩井(双)。治疗结果 21 例患者中,针刺 2~4 次痊愈者 15 例;5~8 次痊愈者 4 例;2 例无效。

参考文献:

[1] 李宏畴.针刺肩井穴治疗急性乳腺炎[J].安徽中医临床杂志,1997,09(2):112.

[2] 祁一运.针刺肩井穴治疗复发性睑腺炎[J].上海针灸杂志,1994,13(4):191.

43. 渊腋

【基础知识】位于侧胸部,举臂,当腋中线上,腋下 3 寸,第 4 肋间隙中。此穴具有理气化瘀的功效。临床常配辄筋、居髎、至阴,疏肝利胆、行气止痛,治疗胁痛;配章门、支沟,行气化瘀,消肿止痛,治疗刀马侠瘿。刺之不可过深,以免伤及内脏。针刺操作时斜刺或平刺 0.5~0.8 寸,可灸。

【医理体会】本穴深藏在腋窝之下,为足少阳脉气所发,循胸,过季胁下合髀厌中,刺之可行气解郁、活血止痛,故可治疗胸满、腋肿、腋臭、胁痛、臂痛不举等症。

44. 辄筋

【基础知识】位于侧胸部,渊腋前 1 寸,平乳头,第 4 肋间隙中。此穴具有理气平喘、活血止痛的功效。临床常配内关、中脘、脾俞、胃俞,健脾和胃,降逆止呕,治疗宿食吞酸、呕吐;配膻中、期门、支沟、肝俞,疏肝理气、活血止痛,治疗胁痛。针刺操作时斜刺 0.5~0.8 寸,可灸。

【医理体会】本穴属足少阳、太阳之会,位于胁肋部,刺之可疏经理气、降逆平喘,故可治疗胸满、腋肿、腋臭、胁痛、臂痛不举等症。

【临床效验及拓展应用】丁蔚英运用针刺胸背部引起外伤性气胸 10 例。例:郭某,男,68 岁,因左半身麻木伴慢性支气管炎,语言涩滞,曾取天突穴针刺 3 分渊腋针刺 3 分,辄筋穴(位于两侧胸部四肋间腋窝前方一寸处)针刺 3~5 分,加红外线照射左肩部。病人上臂移动后感局部疼痛,30 分钟后出现胸痛,咳嗽,经 X 线胸部照片,左侧外伤性气胸,1 周后转成液气胸,立即使病人半卧位吸氧,并经止痛、止咳、注射抗生素等治疗,20 天后以上症状消失。

参考文献:

丁蔚英. 针刺胸背部引起外伤性气胸 10 例[J]. 中原医刊,1986,4:39.

45. 日月

【基础知识】位于上腹部,当乳头直下,第 7 肋间隙中,前正中线旁开4寸。此穴具有开郁止痛、降逆利胆的功效。临床常配期门、阳陵泉、肝俞、行间,疏肝利胆、清热除湿,治疗胸胁疼痛、黄疸。针刺操作时斜刺0.5~0.8寸,可灸。

【医理体会】由于本穴是足少阳胆经之募穴,即脏腑经气结聚于胸腹部的腧穴,又为足太阴、少阳之会,刺之可疏肝利胆、行气止痛,故可治疗胸胁疼痛、胀满、呕吐、吞酸、呃逆、黄疸等症。

【临床效验及拓展应用】丁永恒运用穴位注射治疗胆绞痛26例。治疗方法:采用募、俞配穴法,均取右侧的日月穴和胆俞穴。取阿托品1mg/1ml,每穴各注射0.5ml。结果:痊愈20例;好转5例;无效1例。

参考文献:

丁永恒.穴位注射治疗胆绞痛26例[J].陕西中医,1993,14(5):223.

46. 丘墟

【基础知识】位于足外踝的前下方,当趾长伸肌腱的外侧凹陷处。其简便取穴为侧卧或正坐,在足外踝的前下方凹陷处取之。此穴具有理气开郁、消肿止痛的功效。临床常配日月、期门、胆俞、中脘、阳陵泉,清肝利胆。由于肝气郁结,郁而化火,上扰清窍所致的头痛,可配行间、百会,清泻肝火。针刺操作时直刺0.5~1寸,可灸。

【医理体会】本穴属足少阳原穴,即是脏腑经气经过和留止的部位,故可治疗本脏腑病变以及经脉所过处的疾患。

【临床效验及拓展应用】马成双运用针刺丘墟穴治疗肋间神经痛。结果:43例患者中针治1~2次痊愈者26例,针治 2 次以上 10 次以下痊愈者 10 例,针治 2~3 个疗程好转者 6 例,针治 3 个疗程无效者 1 例,总有效率为 97%。张辉等运用针刺丘墟穴治疗胆绞痛 25 例。结果有效 24 例,占 96.0%;无效 1 例,占 4.0%。

参考文献:

[1]马成双.针刺丘墟穴治疗肋间神经痛[J].云南中医学院学报,2001,24(2):46.

[2]张辉,高岚.针刺丘墟穴治疗胆绞痛 25 例[J].中国针灸,2009(51):76.

47. 太冲

【基础知识】位于足背侧,当第 1、2 趾间,趾蹼缘的后方赤白肉际处。此穴具有平肝理气、镇惊安神、泄热理血的功效。临床常配合谷,称为四关穴,有镇静安神,平肝息风的作用,主治头痛,眩晕,小儿惊风,高血压;配气海、急脉,有疏肝理气的作用,主治疝气。针刺操作时直刺 0.5~0.8寸,可灸。

【医理体会】本穴为足厥阴肝经所注,为输穴,五行属土,阴经以输为原,原穴是脏腑经气经过和留止的部位。太冲的主要功能是调节肝脏和肝经的虚实,临床既可用于肝实证,又可用于肝虚证。

【临床效验及拓展应用】谢占清等运用太冲穴应用举隅。笔者经临床摸索实践,辨证灵活运用太冲穴,用于治疗以下疾病疗效颇佳:目偏视、眩晕、癔症性失语、悬雍下垂、头痛。以血瘀为主,顽疾不愈者,配合梅花针重扣出血而建全功。

参考文献：

谢占清.太冲穴应用举隅[J].河北中医药学报,2001,16(2):37-38.

48. 急脉

【基础知识】位于耻骨结节的外侧,当气冲外下方腹股沟动脉搏动处,前正中线旁开2.5寸。此穴具有疏肝、理气、止痛的功效。临床常配足三里、血海,活血通络,治疗股内侧肿;配大敦、足五里疏肝、理气、止痛,治疗疝气、阴茎痛、阴挺;配关元、归来,有益气活血止痛的作用,主治少腹痛。

【医理体会】本穴为足厥阴肝经经气所发,刺之有疏肝理气的作用,又肝经经脉经大腿内侧上行,相交环绕阴器,入少阴,故针刺本穴可治疗股内侧痛、少腹痛、阴茎痛、阴挺、疝气等症。

【临床效验及拓展应用】吴树全运用中药囊袋压穴并弹力带固定治病326例。中药囊袋:将干姜、茴香、荔枝核、香附、昆布、吴茱萸、升麻、川楝子、锻牡蛎等20味中药适量研成细末,装入内囊袋封口,再将药囊放在患侧腹股沟凹陷处,即急脉穴处。本组326例平均治疗96天。6个月~2年随访326例,治愈262例,好转39例,无效25例。远期3~5年262例治愈患者随访,收回资料完整的66例中,治愈54例,复发12例。

参考文献：

吴树全.中药囊袋压穴并弹力带固定治病326例[J].中国民间疗法,2006,14(5):55-56.

49. 章门

【基础知识】位于侧腹部，当第 11 肋游离端。此穴具有理气活血、疏肝健脾的功效。临床常配足三里、梁门，有健脾和胃的作用，主治腹胀；配内关、阳陵泉，有疏肝理气的作用，主治胸胁痛；配足三里、太白，有健脾和胃止呕的作用，主治呕吐。针刺操作时平刺 0.5~0.8 寸，可灸。

【医理体会】章门穴是足厥阴肝经和足少阳胆经的交会穴，又是脾之募穴，八会穴之一，脏会章门，所以针刺本穴不仅可以疏通肝经经气，还可以治疗相关经脉的疾病。比如肝气郁结、气滞血瘀，以及肝胆失于疏泄，胆汁外溢肌肤而引起的胸胁痛、痞块、黄疸等，均可取章门治疗。

【临床效验及拓展应用】穆守俊等运用针刺脾胃募穴治疗胃痛，以中脘穴和章门穴（双）为主穴，随症加减穴位。治疗效果：69 例中，治愈 39 例；有效 22 例；无效 8 例。职良喜等运用穴位注射章门穴治疗第十一肋尖综合征。即针刺组 50 例，取穴：章门、阳陵泉、支沟、太冲。针刺配合电针治疗。疗效：治愈 22 例，显效 15 例，好转 7 例，无效 6 例。

参考文献：

[1] 穆守俊，刘颖.针刺脾胃募穴治疗胃痛的疗效观察[J].中国乡村医药，1997，4（8）：12-13.

[2] 职良喜，朱沈，冯财旺.穴位注射章门穴治疗第十一肋尖综合征[J].河南中医，2002，22（4）：48-49.

50. 期门

【基础知识】位于胸部，乳头直下，第 6 肋间隙，前正中线旁开 4 寸。此穴具有疏肝健脾、调气活血的功效。临床常配肝俞、膈俞，有疏肝活血化瘀的作用，主治胸胁胀痛。配内关、足三里，有和胃降逆的作用，主治呃逆。配阳陵泉、中封，有疏肝利胆的作用，主治黄疸。针刺操作时平刺0.5~0.8 寸，可灸。

【医理体会】本穴为肝之募穴，又是足太阴、阴维之会，刺之可疏肝气、健脾气、调气活血。故可治疗胸胁胀痛、胸中热、呕吐、呃逆、泄泻、饥不欲食、咳喘、奔豚、疟疾等症。

【临床效验及拓展应用】高宏等运用针刺期门穴治疗慢性胆囊炎。本组病例共 27 例，针刺期门穴，进针约 1.5寸，施捻转提插泻法 1 分钟，并在 B 超下观察胆囊缓慢收缩，留针 15 分钟后拔针。旋即行 B 超检查。从治疗结果和统计的数据可见经针刺治疗后胆结石组和胆囊炎组均使胆囊体积明显缩小（$P<0.01$）。针刺后两组胆囊壁均明显变薄（$P<0.01$）。邢洁等运用超声波刺激期门穴位对血脂的影响。对期门穴位超声刺激，每次 25 分钟，每天 1次；对照组口服辛伐他汀，每晚 1 次，每次 1 片（20mg/ 片），治疗后 8 周复查血脂。治疗组临床控制 8 例，显效 8 例，有效 4 例，无效 10 例。对照组临床控制 10 例，显效 6 例，有效 5 例，无效 9 例，两组疗效差异无显著性（$P>0.05$），说明超声具有调节血脂的作用，与口服西药辛伐他汀作用相似。

参考文献：

高宏，周正华.针刺期门穴治疗慢性胆囊炎[J].天津中医学院学报,1998,17（1）:16.

51. 膻中

【基础知识】位于胸部,当前正中线上,平第 4 肋间隙,两乳头连线的中点。此穴具有宽胸理气、降气通络的功效。临床常配定喘、天突,宽胸、宣肺、降气,治疗哮喘、胸痛;配少泽、乳根、足三里,理气通乳,治疗乳汁过少;配百会、气海,益气升阳,治疗气虚。针刺操作时平刺 0.3~0.5 寸,可灸。

【医理体会】本穴属心包募穴,又是八会穴之一,是宗气聚会处。宗气是由肺吸入的清气与脾胃化生的水谷精微之气相合而成。可治疗哮喘、胸痛、乳汁过少、呕吐、心悸、心烦、咳嗽等症。

【临床效验及拓展应用】严春瑞等运用针刺膻中穴治疗突发性呼吸急速症。重症者加刺人中穴。用手点穴疗效亦佳。疗效:18 例患者,急救有效率 100%。常春园等针刺膻中穴治疗急性下腰痛 118 例。疗效:118 例中,治愈 91 例;显效 14 例;有效 13 例;其中 1 次治愈 88 例,占 74.58%。

参考文献:

［1］严春瑞,杨宇新,张娟.针刺膻中穴治疗突发性呼吸急速症［J］.中国中西医结合急救杂志,2002,09(2):75.

［2］常春园,张强.针刺膻中穴治疗急性下腰痛 118 例［J］.上海针灸杂志,2000(5):48.

52. 玉堂

【基础知识】位于胸部,当前正中线上,平第 3 肋间。此穴具有宽胸理气、止咳利咽的功效。临床常配膻中、列缺、尺泽,宣肺降气、止咳平喘,治疗喘咳;配巨阙、郄门,宽胸理气,治疗胸痛;配天突、廉泉,降气通络,治疗喉痹、咽喉肿痛、鼻塞。针刺操作时平刺 0.3~0.5 寸,可灸。

【医理体会】居处为堂,玉指肺言,本穴位于胸部,刺之可宽胸理气、止咳利咽,主治肺疾。故可治疗咳嗽、哮喘、胸痛、呕吐寒痰、喉痹、咽喉肿痛、鼻塞症。

53. 天突

【基础知识】位于颈部,当前正中线上,胸骨上窝中央。此穴具有宽胸理气、通利气道、宣肺祛痰的功效。临床常配定喘、膻中、丰隆,宣肺降气化痰,治疗哮喘;配内关、中脘,理气降逆和胃,治疗呃逆;配涌泉、内关,降气通络,治疗失语。针刺操作时先直刺 0.2 寸,然后将针尖转向下方,紧贴胸骨后方刺入 0.5~1 寸,可灸。

【医理体会】因穴当结喉上,由于咽喉连于肺胃,喉为呼吸之门,咽为饮食之道,故本穴除主肺气不宣、气道不利、痰气交阻所引起的咳、喘、气道的疾病外,还可治疗食道疾患,如胃痉挛、呃逆、吞咽困难。

【临床效验及拓展应用】胡德红运用指压天突穴促进肺部术后排痰。60 例病人均在气管插管全麻下施行手术。将 60 例病人随机分成两组,每组 30 例。观察组采用指压天突穴加常规护理,对照组单纯采用常规护理。治疗结果:观察组 30 例,显效 18 例,有效 9 例,无效 3 例;对照组 30 例,显效 6 例,有效 9 例,无效 15 例。从上述数据分析看出:观察组总有效率为 90%,对照组总有效率为 50%。观察组疗效明显优于对照组。

参考文献：

胡德红．指压天突穴促进肺部术后排痰的效果观察［J］．南方护理学报,2001,8（3）:20-21.

第五章 理血类

理血类穴位能够止血或活血。

止血穴位主要适用于出血病症,如咯血、咳血、衄血、吐血、便血、尿血、崩漏、紫癜等;活血类穴位能够通畅血行、消除瘀血,能够通过活血化瘀,而产生止痛、调经、活血消痈等作用。

一、止　血

止血穴位能够制止体内外出血。

止血穴位主要适用于出血病症,如咯血、咳血、衄血、吐血、便血、尿血、崩漏、紫癜等血证。

血循行脉道,环周不休,荣养全身。凡各种原因导致出血,可造成阴血亏虚;并可因出血过多而造成机体衰弱;若大出血不止者,更会导致气随血脱而危及生命。所以,止血穴位,在出血证中,具有重要意义。

1. 孔最

【基础知识】位于前臂掌面桡侧,当尺泽与太渊连线上,腕横纹上 7 寸。此穴具有润肺止血、解表清热的功效。

临床常配合谷治疗高热无汗,可降热解表;配肺俞、风门、大椎治疗咳嗽气喘,有宣肺止咳平喘之功效;配少商点刺出血治疗咽肿喉痹,有清咽止痛之功效。刺操作时直刺 0.5~0.8寸,可灸。

【医理体会】本穴为手太阴肺经郄穴,是肺经气血深聚之处,阴经郄穴能够止血,故可以润肺止血,治疗咯血、痔疮出血。

【临床效验及拓展应用】王晓日运用针刺合谷、孔最穴治疗痔疮术后疼痛 30 例。结果针刺 1 次,患者自觉疼痛消失者 20 例,针刺 2 次,自觉疼痛消失者 10 例。以上病例均无反复。孙六合等运用孔最穴配合额旁 1 线治疗哮喘急性发作 38 例。经治疗 38 例患者中,显效 25 例,占 65.8%;好转 11 例,占 28.9%;无效 2 例,占 5.3%。

参考文献:

[1] 王晓日. 运用针刺合谷、孔最穴治疗痔疮术后疼痛 30 例[J]. 中国农村医学,1996,24(4):54-55.

[2] 孙六合、尤艳利. 孔最穴配合额旁 1 线治疗哮喘急性发作38 例[J]. 中国针灸,2004(6):398.

2. 隐白

【基础知识】位于足大指本节内侧,距趾甲角 0.1 寸(指寸)。此穴具有健脾、统血、宁神等功效。临床常配行间止崩漏;配关元治疗经漏;配水沟治疗失血昏迷。针刺操作时浅刺 0.1 寸,或用三棱针点刺出血,可灸。

【医理体会】本穴为足太阴脾经井穴,脾统血,故本穴能够健脾、统血,多用治疗崩漏。一般多灸隐白,使脾气健运,统血有权,则经漏可止。

【临床效验及拓展应用】李荣久运用单侧隐白穴放血疗法治疗新生儿非细菌感染性腹泻 22 例。经上法治疗,1次后全部病例均止泻,100% 有效。阳媚运用隐白穴治疗妇科疾病 2 例。取双侧隐白穴治疗恶露不绝,共治疗 6 天,恶露干净。取双侧隐白穴治疗月经过多,经治 3 个月经周期后月经正常。

参考文献:

[1]李荣久.单侧隐白穴放血疗法治疗新生儿非细菌感染性腹泻[J].安徽中医临床杂志,1998,10(3):193.

[2]阳媚.运用隐白穴治疗妇科疾病的体会[J].上海针灸杂志,1996,15(4):11-12.

3. 交信

【基础知识】位于趾长屈肌中,仰卧或正坐,在小腿内侧,于太溪穴直上 2 寸,复溜穴前 0.5 寸,胫骨内侧后缘取之。此穴具有止血、益肾、调经的功效。临床常配太冲、阴陵泉,以疏肝,治疗崩漏。针刺操作时直刺 0.7~1 寸,可灸。

【医理体会】会处为交,守时为信,交信穴位于小腿内侧中下段处,主血证,刺之可止血、调经、益肾,故可治疗月经不调、崩漏、阴挺、阴痒、疝气、睾丸肿痛等证。

【临床效验及拓展应用】封一平等针刺患侧太溪、交信穴联合砭石治疗足跟痛 62 例。治愈 32 例,占 51.6%;显效 18 例,占 29.0%;有效 12 例,占 19.4%;无效 0 例。靳佩玲等针刺以照海穴为主,配以交信穴,同时配以足三阴经的公孙、蠡沟、阴陵泉、筑宾等穴纠正中风偏瘫足内翻 30 例。治疗结果:痊愈者 24 例,好转者 6 例,无效者 0 例。

参考文献:

[1]封一平、肖慧、孟竞璧.针刺联合砭石治疗足跟痛 62 例[J].中医杂志,2009,50(9):807.

[2]靳佩玲、姚凤祯.针刺照海穴纠正中风偏瘫足内翻 30 例临床报告[J].中医药信息,1990(6):40.

4. 中都

【基础知识】位于小腿内侧,当足内踝尖上 7 寸,胫骨内侧面的中央。此穴具有理血、调肝的功效。临床常配太冲、归来、关元、三阴交,疏肝理气止痛,主治疝气、小腹痛;配隐白、大敦,主治崩漏;配三阴交、阴陵泉,有散寒止痛的作用,主治胫寒痹痛。针刺操作时平刺 0.5~0.8 寸,可灸。

【医理体会】穴当大腿前内侧中央沟中,适当大腿中部,属肝经之郄,阴经郄穴主血证,刺之可理血、调肝,故可用于治疗肝郁所致的胁痛、腹痛、疝气、崩漏、恶漏不尽等症。

【临床效验及拓展应用】李国忠针刺中都穴配合随症取穴治疗复发性口疮 69 例。经临床治疗显效 24 例,有效 39 例,无效 6 例。

参考文献:

李国忠.针刺中都穴治疗复发性口疮 69 例[J].现代中西医结合杂志,2007,16(6):781.

5. 上星

【基础知识】位于头部,当前发际正中直上 1 寸。此穴具有止血通窍、清头散风的功效。临床常配百会、素髎,可疏通经络、开窍止血,主治鼻衄、鼻渊;配肝俞、太阳,可疏肝明目,主治目痛、眵多;配合谷、足三里,可补中益气,健脾化痰,主治癫狂。针刺操作时平刺 0.5~0.8 寸。小儿前囟门未闭者禁针,禁灸。

【医理体会】本穴位于前头部,属督脉,督脉为阳脉之海,其行向前下过鼻,刺之可止鼻血、清热,故可治疗鼻衄、鼻渊等症。

【临床效验及拓展应用】郑美凤等研究了针灸"上迎香、上星"穴对常年性变应性鼻炎患者外周血单个核细胞 Th1/Th2 细胞因子的影响。结果显示:①针灸"上迎香、上星"穴对常年性变应性鼻炎患者的症状及体征有明显的改善作用,并且能够加强机体的免疫力;②针灸"上迎香、上星"穴可以通过调节患者体内 Th1 和 Th2 细胞因子的表达,纠正失衡的 Th1/Th2 的细胞因子网络而对常年性变应性鼻炎产生治疗作用;③针灸主要是通过调整机体的体液和细胞免疫应答来阻止变态反应性炎症的发生。

参考文献:

郑美凤,林诚,郑良扑,等.针灸"上迎香、上星"穴对常年性变应性鼻炎患者外周血单个核细胞 Th1/Th2 细胞因子的影响[C].中国福建福州:福建中医学院针灸推拿系,2008:16-20.

6. 承山

【基础知识】位于小腿后面正中,委中与昆仑之间,当伸直小腿或足跟上提时腓肠肌肌腹下出现尖角凹陷处。此穴具有活血止血、调大肠、舒筋骨的功效。临床常配长强,止血、理肠疾,治疗肠风下血;配环跳、阳陵泉,舒筋、活血、通络,治疗下肢痿痹、筋急;配肾俞、委中,通畅经气,强健腰脊,治疗腰背脊痛。针刺操作时直刺 0.8~1.2 寸,可灸。

【医理体会】本穴属足太阳膀胱经,因足太阳经别别入于肛,故刺本穴可以清泄肛肠湿热而活血止血,治疗肠风下血、痔疾、便秘等症。

【临床效验及拓展应用】丁淑强运用承山穴为主配合随症取穴治疗肠易激综合征 54 例,显效 43 例,有效 8 例,无效 3 例。申新华独取承山穴治疗痛经 80 例。经治疗痊愈(痛止)64 例,显效(疼痛缓解)14 例,无效 2 例。

参考文献:

[1] 丁淑强,李大军.承山穴为主治疗肠易激综合征 54 例疗效观察[J].针灸临床杂志,2004,20(5):53.

[2] 申新华.承山穴治疗痛经 80 例[J].中国针灸,1994(51):230.

二、活　　血

活血类穴位能够通畅血行,消除瘀血。

活血类穴位能够通过活血化瘀,而产生止痛、调经、活血消痈等作用。瘀血既是病理产物,又是多种疾病的致病因素。本类穴位主治范围很广,遍及内、妇、儿各科。如内科之胸、腹、头诸痛,而痛如针刺,痛处固定不移者;中风半身不遂,肢体麻木等。

应用本类穴位,除根据不同穴位特点加以选择应用外,还需针对形成瘀血的不同病因病情,随证配伍,以标本兼顾。如寒凝血瘀者,配温里穴;热瘀互结者,配清热、泻火、解毒穴位;风湿痹证,经脉不通者,配祛风湿穴位;久瘀体虚或因虚而瘀者,配补虚穴位。再则,为了提高活血祛瘀之效,常与理气穴位配伍同用。因"气为血帅""气滞血亦滞""气行则血行"。

1. 外陵

【基础知识】位于下腹部,当脐中下 1 寸,距前正中线 2 寸。此穴具有活血通经止痛、调理胃肠等功效。临床常配三阴交、太冲治疗疝气痛;配天枢、上巨虚治疗肠痈;配关元、三阴交治疗痛经。针刺操作时直刺 0.8~1.2 寸,可灸。

【医理体会】本穴为足阳明胃经穴,位居腹部正中线旁开 2 寸,脐下 1 寸,临近女子子宫,故刺之有活血通经止痛之功效,故可主治月经病。

【临床效验及拓展应用】王文远等运用针刺肩外陵穴的方法治疗网球肘 36 例。经治疗,临床治愈 33 例。康小明运用针刺中脘、上巨虚(双侧)、外陵(双侧)治疗急性脘腹痛 40 例。经治疗显效 36 例,有效 4 例。

参考文献:

[1]王文远,魏素英,张平,等.针刺肩外陵穴的方法治疗网球肘 36 例[J].新疆中医药,1994,14:39.

[2]康小明.针刺治疗急性脘腹痛 40 例[J].陕西中医,1995,07:318.

2. 归来

【基础知识】位于下腹部,当脐中下 4 寸,距前正中线

2 寸。此穴具有温经活血、祛寒、益气固脱的功效。临床常配太冲行气散瘀,治疗疝气偏坠;配大敦、三阴交温散寒湿,治疗疝气偏坠;配中极、三阴交治疗月经不调;配太溪、蠡沟治疗阴痒;配维胞、三阴交、气海治疗阴挺。针刺操作时直刺 0.8~1.2 寸,可灸。

【医理体会】本穴为足阳明胃经穴,位居脐下 4 寸,旁开 2 寸处,适当女子近子宫处,善治妇科诸疾,可调气血、通经闭,使血气旺盛,子宫复原。

【临床效验及拓展应用】梁楚京等采用针灸归来穴治疗闭经溢乳综合征患者 20 例,结果显效 5 例,有效 11 例,无效 4 例。

参考文献:

梁楚京,赖新生,李万瑶,等.针灸治疗闭经溢乳综合征的临床观察[J].广州中医学院学报,1991(3):201-202.

3. 三阴交

【基础知识】位于小腿内侧,当足内踝尖上 3 寸,胫骨内侧缘后方。此穴具有养血活血、调理脾胃、补益肝肾的功效。临床常配归来、太冲治疗疝气偏坠;配关元治疗夜尿;配血海、气海治疗月经不调;配中脘、气海治月经过多;配合谷治滞产。针刺操作时直刺 0.5~1 寸,可灸。

【医理体会】该穴是肝、脾、肾三条阴经的交会穴,脾脉又属脾络胃,上注于心,故主治心、肝、脾、肾之疾,肝藏血、脾统血、肾藏精,精血同源、心主血,故本穴有养血活血、补益肝肾之功。

【临床效验及拓展应用】李宁隆针刺患侧三阴交穴治

疗足内踝扭伤 32 例,疗效满意。

参考文献:

李宁隆.针刺治疗足内踝扭伤 32 例[J].陕西中医函授,1993(6):23.

4. 地机

【**基础知识**】位于小腿内侧,当内踝尖与阴陵泉的连线上,阴陵泉下 3 寸。此穴具有理血和脾、调理胞宫的功效。临床常配血海治月经不调;配足三里治溏泄;配曲池,可引起胰岛分泌功能亢进。针刺操作时直刺 0.5~1 寸,可灸。

【**医理体会**】本穴为脾郄,脾主统血,刺灸脾郄,可以引血归脾,补脾摄血,而收调气养血之功。主治妇人月事改变、生殖不能。刺之可使气血充盈、生殖畅旺。

【**临床效验及拓展应用**】陈远强推拿结合缪刺对侧地机穴治疗肩周炎 20 例。经治疗,治愈 12 例,有效 8 例。

参考文献:

陈远强.推拿结合缪刺治疗肩周炎 20 例[J].广西中医药,2006(2):39.

5. 血海

【**基础知识**】位于大腿内侧,髌骨内侧端上 2 寸,当股四头肌内侧头的隆起处。此穴具有理血调经止痛、祛风止痒的功效。临床常配地机治疗月经不调;配气海、归来活血止痛,治疗气滞血瘀痛经;配灸归来温经行瘀,治疗寒凝血瘀痛经;配曲池养血祛风,治疗皮肤瘙痒。针刺操作时直刺0.7~1.2 寸,可灸。

【医理体会】本穴为足太阴脾经穴,位居髌骨内上缘上2寸处。刺之有引血归脾之效,故主治血分疾病,可扶脾统血,清热祛风。

【临床效验及拓展应用】许小明运用血海穴位注射治疗股癣20例,取得较好疗效。喻国雄等针刺双侧血海穴治疗急性腰骶部痛症38例。经治疗,痊愈18例,显效13例,进步6例。

参考文献:

[1]许小明.血海穴注射治疗股癣[J].解放军广州医高专学报,1997(2):86.

[2]喻国雄,欧阳群.针刺血海穴治疗急性腰骶部痛症[J].上海针灸杂志,1996(51):174.

6. 膈俞

【基础知识】位于背部,当第7胸椎下,旁开1.5寸。此穴具有和血理血、宽中和胃的功效。临床常配足三里、丰隆,化痰降逆,治呃逆;配肝俞、脾俞,理血养血,治贫血、血小板减少;配三阴交、肺俞,活血化瘀止痒,治荨麻疹、皮肤瘙痒。针刺操作时斜刺0.5~0.8寸,宜灸。

【医理体会】膈俞位于背部,邻近隔膜,其穴属血之会穴,临床可以通治一切血症。

【临床效验及拓展应用】贾荣娟等推拿配合隔姜灸膈俞穴治疗术后膈肌痉挛120例,取得良好的效果。经1次治疗痊愈76例,经2次治疗痊愈39例,无效5例。

参考文献:

贾荣娟,邢丽娟,于雪农.按摩配合隔姜灸膈俞穴治疗术后膈肌痉挛［J］.护理研究,2005,14:1269.

7. 上髎

【基础知识】位于骶部,当髂后上棘与后正中线之间,适对第1骶后孔处。此穴具有活血调经、壮腰健肾、通络的功效。临床常配中极、三阴交清热利湿,治带下量多、阴痒痛;配气海、血海理血调经,治月经不调、痛经;配百会、气海升阳举陷,治阴挺。针刺操作时直刺0.8~1寸,可灸。

【医理体会】本穴位于腰骶部,邻近二阴及盆腔,故可治生殖系统疾病,如月经不调、痛经、带下等。有活血调经之功。

【临床效验及拓展应用】张金涛电针患椎夹脊穴配合针刺大肠俞、上髎、秩边穴加推拿治疗腰椎间盘脱出症148例。经治疗,痊愈106例,显效27例,好转15例。王玉明针刺上髎(双),大肠俞(双),腰阳关、腰骶穴(第五腰椎棘突下)配合拔罐法治疗腰椎病213例,经治后痊愈172例,显效25例,好转12例,无效4例。

参考文献:

［1］张金涛.电针加推拿治疗腰椎间盘脱出症148例［J］.陕西中医,1995(1):33.

［2］王玉明.四穴六针深刺拔罐法治疗腰椎病213例［J］.国医论坛,1997,01(12):35.

8. 次髎

【基础知识】位于骶部,当髂后上棘内下方,适对第二骶后孔处。此穴具有活血调经、强壮腰膝、补益下焦、疏通经络的功效。临床常配合谷、足三里,益气固脱止溺,治疗气虚遗尿;配合谷、足三里、中极,益气行水,治疗癃闭;补合谷泻三阴交、至阴,可补气血,缩宫催产,主治滞产、胞衣不下。针刺操作时直刺0.8~1寸,可灸。

【医理体会】本穴位于腰骶部,邻近二阴及盆腔,故可治生殖系统疾病,如月经不调、痛经、带下等。有活血调经之功。

【临床效验及拓展应用】徐慧卿等针灸次髎穴治疗尿潴留病例共293例,结果:首次治疗后4小时内可顺利自行排尿235例,其中起针后即可排尿129例;经2~5次治疗能顺利排尿37例;经治疗5次后虽能自行排尿但仍有余沥不尽或小腹胀满之感,视为无效21例。

参考文献:

徐慧卿,张凤敏.针灸次髎穴治疗尿潴留[J].中国针灸,2001(21):670.

9. 委中

【基础知识】位于腘窝横纹中点,当股二头肌腱与半腱肌腱的中间。此穴具有凉血泄热、舒筋活络的功效。临床常配灸肾俞、腰阳关,祛寒除湿、强肾壮腰,治疗寒湿腰痛;配命门、肾俞,温阳补肾壮腰,治疗肾虚腰痛;配龈交点刺出血,可活血通络,治疗跌仆闪挫腰痛。针刺操作时直刺0.5~1寸,或用三棱针点刺出血,禁灸。

【医理体会】委中穴属足太阳膀胱经,位于腘中,可通太阳经气,委中又名血郄,意为血气深聚之处,于其浅表浮脉之处刺血,有凉血泻血之效,可泻血中邪毒,故可治丹毒、疗疮、腹痛、吐泻。

【临床效验及拓展应用】何结旺等委中穴针刺拔罐治疗腰痛 145 例,重者取双侧穴位施术,轻者取单侧穴位。结果治愈 75 例,显效 61 例,无效 9 例。单秀华针刺委中穴治疗肾绞痛 34 例,结果:34 例全部治愈。其中 1 疗程治愈 28 例,2 疗程治愈 6 例。34 例中有 29 例排出结石。随访半年无复发。

参考文献:

[1]何结旺,田杰,魏振东.委中穴针刺拔罐治疗腰痛 145 例的临床体会[J].针灸研究,1998(3):214.

[2]单秀华,张润民.针刺委中穴治疗肾绞痛 34 例[J].中国针灸,2004,8(24):549.

10. 肓门

【基础知识】位于腰部,当第 1 腰椎棘突下,旁开 3 寸。此穴具有活血散瘀、行滞通便的功效。临床常配乳根、膺窗以调和气血、行滞散结,清上焦郁热而治胸闷、乳疾。配章门、期门,理气活血散结,消中焦郁滞而治腹胀、胁痛、痞块。配天枢、中极,泻下焦积热郁滞而治便秘、癃闭。针刺操作时斜刺 0.5~1 寸,可灸。

【医理体会】本穴位居三焦俞之旁,内连三焦,为三焦之气往来出入之处,因为气能行血,故本穴能活血化瘀、行滞散结。

11. 水泉

【基础知识】位于足内侧,内踝后下方,当太溪直下 1

寸(指寸),跟骨结节的内侧凹陷处。此穴具有活血调经、疏利下焦的功效。临床常配归来、三阴交,活血调经,治疗月潮违限;配次髎、三阴交,活血通络止痛,治疗痛经;配承山、昆仑,以舒筋活络壮骨,治疗足跟痛。针刺操作时直刺0.3~0.5 寸,可灸。

【医理体会】水泉穴为足少阴肾经之郄穴,位于足内踝后下近足跟处,阴经郄穴主治血证。故该穴治疗痛经、血滞经闭、月经不调、阴挺、小便不利等症。

【临床效验及拓展应用】范晓琳等运用水泉穴位注射治疗骨刺性跟痛症 32 例:用利多卡因 30mg,泼尼松 12.5mg,维生素 B_{12} 1mg 混合液,于水泉穴注射。注射完毕后,用拇指按揉跟骨结节处,并弹拨跖健膜附着点的前部 30~60 次。每周 1 次,3~4 次为 1 个疗程。本组 32 例经 1 个疗程的治疗,优 16 例,良 12 例,有效 2 例,无效 2 例。

参考文献:

范晓琳,石晓民,李大江,等.水泉穴位注射治疗骨刺性跟痛症32 例[J].针灸临床杂志,2006,22(7):29.

12. 四满

【基础知识】位于下腹部,当脐中下 2 寸,前正中线旁开 0.5 寸。此穴具有活血、通经、利水的功效。临床常配太冲、膈俞,以疏肝、活血调经,治疗月经不调;配膈俞、三焦俞、痞根、三阴交,以理气活血消积,治疗积聚肿块;配石门,消瘀散结,通畅三焦,治疗脏有恶血、气逆满痛。针刺操作时直刺 0.8~1 寸,宜灸。

【医理体会】四满穴位于下腹部,属足少阴肾经与冲脉之会。肾藏精,主生长、发育、生殖;此外,还具有活血、消积、行水之效,主治血气、食积、水湿所造成的胀满之疾。如闭经、不孕、癥瘕、疝气以及水肿、腹痛、泄泻等症。

【临床效验及拓展应用】杨晓五倍子外贴四满穴治疗遗精35例,治疗方法:将五倍子磨细成粉,用生理盐水调稀成糊状,再将糊状五倍子浆调于3~4cm的普通胶布上贴在人体脐下2寸、旁开0.5寸的四满穴。每3天换一次,每3次为一个疗程,一般2~3个疗程见效。在收治的35例遗精患者中,显效9人,有效19人,无效7人。

参考文献:

杨晓.五倍子外贴四满穴治疗遗精[J].新疆中医药,1986(4).

13. 中注

【基础知识】位于下腹部,当脐中下1寸,前正中线旁开0.5寸。此穴具有活血调经、通便理肠的功效。临床常配次髎、三阴交,以健脾活血,调理冲任、胞宫,治疗月经不调;配支沟、足三里,以通三焦、理肠腑,治疗腹痛、大便秘结。针刺操作时直刺0.8~1.2寸,可灸。

【医理体会】中注穴位于中腹部,为肾气集中之处,肾与冲脉并行腹中阴交穴处,并注入胞中。肾藏精、冲脉为血海,刺本穴可活血调经、通便理肠,故可治疗月经不调、腹痛、便秘、泄泻等症。

14. 肓俞

【基础知识】位于腹中部,当脐中旁开0.5寸。此穴具有活血、调冲脉、理下焦的功效。临床常配中脘、期门,理气活血,治疗心下大坚;配横骨,利湿通淋,治疗五淋;配天枢、大肠俞、足三里,疏导大肠、调理肠胃,治疗腹胀痛。针刺操作时直刺 0.8~1.2 寸,可灸。

【医理体会】本穴位于中腹部,平脐,与肓门前后相应,肾脉由此深入肓膜,上络于心,循喉咙,挟舌本,穴属冲脉、足少阴之会,刺之可活血、调冲脉、理下焦。故可治疗腹痛、腹胀、胃脘冷痛、呕吐、便秘、寒疝痛、月经不调等症。

15. 五枢

【基础知识】位于侧腹部,当髂前上棘的前方,横平脐下 3 寸处。此穴具有活血、调经的功效。临床常配大敦疏肝行气、活血止痛,治疗疝气;配关元、百会、归来,益气升提,培元固本,治疗阴挺;配三阴交、次髎,活血调经,治疗月经不调。针刺操作时直刺 0.5~0.8 寸,可灸。

【医理体会】本穴属少阳、带脉之会,位于少腹部,刺之可活血、调经、止带,故可治疗气滞血瘀之月经不调、赤白带下、疝气、腰胯痛、经闭腹痛、小腹痛、阴挺等症。

【临床效验及拓展应用】朱广运用针刺配合按摩带脉腧穴治疗急性腰扭伤 36 例,按摩:①患者仰卧,用拇指按揉双五枢、维道。再用左手拇指按揉右五枢、维道,同时用右肘关节托挟住右下肢小腿部,右手按压住膝眼部,做右下肢"直腿抬高"被动活动,左侧操作,同右侧,时间各 2 分钟。②患者俯卧,在命门、双肾俞、双大肠俞弹拨、点按 5 分钟。针刺:取双肾俞、命门、双大肠俞,双手行针,得气后行泻法,留针 16 分钟,留针期间行针 2 次。每天 1 次,6 次为一个疗程。治疗结果:36 例患者中,痊愈 8 例,好转 2 例,无效 2 例。

参考文献：

朱广运.综合治疗急性腰扭伤[J].上海针灸杂志,1990(2):48.

16. 维道

【基础知识】位于侧腹部,当髂前上棘的前下方,五枢前下 0.5 寸处。此穴具有活血、调理冲任及带脉的功效。临床常配肾俞、三阴交、关元,活血调经,补肾培元,治疗月经不调、带下;配天枢、三阴交、益气养血,通调腑气,治疗便秘。针刺操作时直刺 0.5~0.8 寸,可灸。

【医理体会】本穴位于少腹部,穴属胆经,为足少阳经和带脉之会,刺之可活血,调理冲、任、带脉,故可治疗气滞血瘀之月经不调、赤白带下、疝气、少腹痛、阴挺等症。

【临床效验及拓展应用】张金学等运用电针维道穴结合温针治疗排尿异常:取维道(双)、气海、关元、中极、足三里、三阴交。刺维道针尖向曲骨穴方向平刺,使针感向会阴部或大腿内侧放射;再结合 G6805 电麻仪治疗。同时在关元、中极、足三里、三阴交等穴上加艾灸,施温针灸。治疗 10 次后痊愈。

参考文献：

张金学、李建国.长针斜刺维道穴结合温针治疗排尿异常 2 例[J].浙江中医杂志,2005(5):212.

17. 阴廉

【基础知识】位于大腿内侧,当气冲直下 2 寸,大腿根部,耻骨结节的下方,长收肌的外缘。此穴具有活血调经、理下焦等功效。临床常配关元、三阴交、血海,有活血调经的作用,主治月经不调、赤白带下;配归来、冲门,有理气止痛的作用,主治少腹疼痛;配箕门,可疏通经络,治疗股内侧痛。针刺操作时直刺 0.8~1 寸,可灸。

【医理体会】

本穴为足厥阴肝经脉气所发,肝藏血,刺本穴可活血、调经、理下焦,故可治疗月经不调、赤白带下等症。

【临床效验及拓展应用】张钦等针灸治疗 212 例男子性功能障碍。主穴:取曲骨(针)、次髎(针)、阴廉(针)、大敦(灸)、神阙(灸)。配穴:身体衰弱、食欲不振、大便不畅加足三里,失眠加内关。针刺时次髎、阴廉穴刺到局部出现酸、胀、重感为度,曲骨穴针的深度以出现电击感向尿道根部放射为止。大敦穴以雀啄法灸治 5 分钟。经临床治疗 212 例,取效 183 例,(其中痊愈 161 例,显效 14 例,改善 8 例),无效 29 例。已取效的病例,经 3~6 个月的随访,多数患者取效后配偶即怀孕。

参考文献:

张钦,周荣林,朱兰秀.针灸治疗 212 例男子性功能障碍[J].上海针灸杂志,1985(3):4-5.

第六章 利水渗湿类

利水渗湿类穴位能够通利水道,渗泄水湿,治疗水湿内停病症。

本类穴位具有利水消肿、利尿通淋等功效,适用于小便不利、水肿、淋证、黄疸、湿疮、带下、湿温、湿痹等水湿所致的各种病症。

应用本类穴位,须视不同病证,选用有关穴位,做适当配伍。如水肿骤起有表证者,配解表类穴位;水肿日久,脾肾阳虚者,配温补脾肾穴位;湿热实邪者,配伍清热穴位;热伤血络而尿血者,配止血穴位。

此外,气行则血行,气滞则水停,故利水渗湿穴位还常与理气穴位配伍,以提高疗效。

1. 偏历

【基础知识】位于前臂背面桡侧,当阳溪与曲池连线上,腕横纹上3寸。此穴具有利水渗湿、清热宣肺的功效。临床常配水道、中极、阳陵泉利水消肿,治疗水肿、小便不利;配三阴交、听宫治疗耳聋;配攒竹、承泣以明目退翳,治疗目视不明。针刺操作时直刺或斜刺0.3~0.8寸,可灸。

【医理体会】本穴为手阳明大肠经络穴,联系表里两经,肺为水之上源,大肠主水液所生病,故可以利水渗湿。

2. 水道

【基础知识】位于下腹部,当脐中下 3 寸,距前正中线 2 寸。此穴具有清热利湿、利尿通淋的功效。临床常配水分、足三里、三阴交治疗腹水;配中极、三阴交、阴陵泉治疗尿闭、淋痛。针刺操作时直刺 0.8~1.2 寸,可灸。

【医理体会】本穴为足阳明胃经穴,位居脐下 3 寸,旁开 2 寸,适当膀胱之处,为水液的通道,主治膀胱热结、小便不通,或膀胱虚寒、痛引阴中。针之能清热利湿、利尿通淋、通调水道,使水液渗注膀胱,湿热得清,膀胱得利。

【临床效验及拓展应用】金晓飞等用"秩边透水道"针法治疗慢性前列腺炎。主穴取秩边透水道。随症配穴。本组 51 例患者,临床痊愈 28 例;显效 10 例;有效 8 例;无效 5 例。孟丽君等运用赤小豆贴敷按摩水道穴预防肛肠病术后尿潴留。取两侧水道穴,用赤小豆贴敷按摩水道穴。

参考文献:

[1] 金晓飞,冀来喜."秩边透水道"针法治疗慢性前列腺炎 51 例[J].河南中医,2006,26(11):63-64.

[2] 孟丽君,任玉录.赤小豆贴敷按摩水道穴预防肛肠病术后尿潴留的临床观察与护理[J].护士进修杂志,2010,25(17):1613-1614.

3. 陷谷

【基础知识】位于足背,当第 2、3 趾间,趾蹼缘后方赤白肉际处。此穴具有健脾利湿、疏通经络的功效。临床常配下脘治疗腹胀肠鸣;配期门治疗产后喜噫;配悬钟治疗腹胀满;配天枢治疗腹痛。针刺操作时直刺 0.3~0.5 寸,可灸。

【医理体会】本穴为足阳明胃经穴,位居足大趾次趾之间凹陷中。穴属输木,胃与脾相表里,脾主运化水湿,凡脾胃功能失调所致肠鸣腹泻、水肿留饮、面目浮肿,可针灸陷谷,故本穴具有健脾利湿、消除腹胀之力。

【临床效验及拓展应用】乔爱乐等针刺陷谷穴治疗呃逆。结果 12 例患者全部治愈。

参考文献:

乔爱乐,李占林. 针刺陷谷穴治疗呃逆 12 例[J].中国针灸, 2001(9):546.

4. 漏谷

【基础知识】位于小腿内侧,当内踝尖与阴陵泉的连线上,距内踝尖上 6 寸,胫骨内侧缘后方。此穴具有利水渗湿、健脾的功效。临床常配太冲治疗小便不利;配会阴治疗腹寒冷气;配曲泉治疗血瘕;配血海、足三里、三阴交治疗腿膝麻木疼痛。针刺操作时直刺 0.5~1 寸,可灸。

【医理体会】本穴为足太阴脾经穴,位居小腿内侧,内踝尖上 6 寸处,因本穴善于治疗湿邪困脾而致湿痹不能行、小便不利等疾病,故具有利水渗湿健脾之功效。

【临床效验及拓展应用】郑文郁等针刺漏谷穴治疗术后尿潴留。取双侧漏谷穴,针刺得气后,以提插、捻转,做重泻法使患者感觉针处酸胀。留针 15~20 分钟,每 5 分钟行针 1 次。本组 50 例中,治愈 40 例,好转 8 例,无效 2 例。

参考文献：

郑文郁,李爱华.针刺漏谷穴治疗术后尿潴留50例[J].针灸临床杂志,2001,17(9):39.

5. 阴陵泉

【基础知识】位于小腿内侧,当胫骨内侧髁后下方缘凹陷处。此穴具有利水渗湿、健脾、通利三焦的功效。临床常配水道通利小便;配水分、中极、足三里、三阴交通泄三焦,治疗癃闭、腹水;配关元治疗癃闭尿黄;透刺阳陵泉治疗膝肿、鹤膝风。针刺操作时直刺0.5~1.2寸,可灸。

【医理体会】本穴为足太阴脾经合穴,阴合属水,与水经的肾脏、膀胱密切联系,能宣泄水液、通利小便,主要用于水肿、小便不利、有通利三焦、开通水道之效。

【临床效验及拓展应用】王进电针治疗内侧副韧带损伤。电针组选穴:血海、曲泉、阴陵泉。单针组单纯用普通毫针治疗,选穴、留针时间、疗程同电针组。电针组36例,痊愈29例,显效5例,有效2例,无效0例。晏小霞巨刺阴陵泉治疗肘关节骨折后功能障碍。取健侧阴陵泉穴,针刺加TDP治疗,同时嘱患者活动患肢。结果:痊愈32例;显效3例。显效的3例均为合并尺神经损伤。

参考文献：

[1]王进.电针治疗内侧副韧带损伤36例临床观察[J].江苏中医药,2007,39(8):56.

[2]晏小霞.巨刺阴陵泉治疗肘关节骨折后功能障碍35例[J].中国针灸,2004,24(10):703.

6. 箕门

【基础知识】位于大腿内侧,当血海与冲门连线上,血海上 6 寸。此穴具有利水通淋的功效。临床常配然谷、行间利水通淋,治疗淋症;配合阳、三阴交治疗带下;配通里、大敦、膀胱俞治疗遗溺等症。针刺操作时避开动脉,直刺0.5~1 寸,可灸。

【医理体会】本穴为足太阴脾经穴,位居大腿内侧,脾主运化水湿,故本穴具有利水通淋之效,主治小便不通、淋浊、遗溺等症。

【临床效验及拓展应用】陈驰等当归箕门穴注射治疗阴囊湿疹。用 5ml 注射器抽取当归注射液 2ml 快速进针刺入箕门穴,再配合艾灸。治疗结果本组 42 例中,有效 24 例,好转 13 例,无效 5 例。游阿香等针刺箕门穴为主治疗产后尿潴留。取箕门穴(双),然后配合温针灸中极、曲骨穴,增加少腹及会阴部的针感。治疗结果:其中 7 例针灸 1 次即愈,2 例患者针灸 2 次而治愈。

参考文献：

［1］陈驰,谭艳玲.当归箕门穴注射治疗阴囊湿疹 42 例［J］.陕西中医,1990(11):518.

［2］游阿香,俞昌德.针刺箕门穴为主治疗产后尿潴留 9 例［J］.福建中医药,1991,03(22):30.

7. 中髎

【基础知识】位于骶部,当次髎下内方,适对第 3 骶后孔处。此穴具有利水渗湿、强壮腰膝、调理下焦、疏通经络的功效。临床常配殷门、承山,舒筋活络止痛,可治腰痛、下肢瘫痪;配中极、膀胱俞,通调水道,治疗小便不利;配关元俞、三阴交,可清热利湿调经,主治月经不调,赤白带下。针刺操作时直刺 0.8~1 寸,可灸。

【医理体会】中髎为足太阳膀胱经穴,位于尾骶部,因其邻近二阴,为太阳、少阳,厥阴三脉交结之处,能调理膀胱与肝、胆。膀胱为水脏,故本穴能够利水渗湿,所以对二便不利疗效较好。

【临床效验及拓展应用】郭之平针刺中髎穴为主治疗慢性非细菌性前列腺炎 37 例。取中髎、三阴交,以中髎为主穴。经过 3 个疗程的治疗,治愈 24 例,好转 9 例,无效 4 例。

参考文献:

郭之平. 针刺中髎穴为主治疗慢性非细菌性前列腺炎[J]. 河南中医,2002,22(4):52-53.

8. 下髎

【基础知识】位于骶部,当中髎下内方,适对第 4 骶后孔处。此穴具有利水渗湿、强壮腰膝、调理下焦、疏通经络的功效。临床常配风市、昆仑,祛风除湿、通络止痛,主治腰痛、下肢痿痹;配天枢、大肠俞,调肠理气,治肠鸣泻泄;配丰隆、支沟,通肠和胃,治疗便秘。针刺操作时直刺 0.8~1 寸,可灸。

【医理体会】下髎为足太阳膀胱经穴,位于尾骶部,故可治疗腰骶痛。膀胱为水脏,故本穴能够利水渗湿,所以对二便不利疗效较好。

【临床效验及拓展应用】王丽娟等深刺中髎、下髎穴治疗盆底失弛缓型便秘。取穴中髎、下髎穴。排便动作受大脑皮层及腰骶部脊髓内低级中枢的调节,深刺中髎、下髎穴,可刺激低级中枢向上传导,出现排便意识。深刺中髎、下髎穴后,患者所产生的肛门或盆底酸、麻、重、胀等针感对近期及远期疗效均有明显影响。

参考文献:

王丽娟,王玲玲,张晨静.深刺中髎、下髎穴治疗盆底失弛缓型便秘[J].临床针灸杂志,2010,26(1):27-29.

9. 委阳

【基础知识】位于腘横纹外侧端,当股二头肌腱的内侧。此穴具有调三焦、通水道、利膀胱的功效。临床常配殷门,疏通经络,主治腰痛不可俯仰;配膀胱俞、中髎,调三焦、利膀胱,主治小便淋漓不尽;配委中活血通络、清热强筋,治筋急身热。针刺操作时直刺 0.5~1 寸,可灸。

【医理体会】委阳穴属足太阳膀胱经,位于外侧,故可通畅太阳经气,又因其为手少阳三焦经下合穴,故可调理阳气,助膀胱气化,疏三焦气机,行决渎之职,以利水道。

【临床效验及拓展应用】孙德斌针灸委阳穴结合手法治疗腰突症。针刺委阳穴,结合腰部做整骨复位。在治疗的 36 例患者中,治愈 2 例,好转 30 例,无效 4 例。两组有效率无显著差别。

参考文献:

孙德斌.针灸委阳穴结合手法治疗腰突症的临床观察[J].上海针灸杂志,1998,17(6):12.

10. 三焦俞

【基础知识】位于腰部,当第 1 腰椎棘突下,旁开 1.5 寸。此穴具有利水化湿、通调三焦的功效。临床常配肾俞、水道,利水消肿,治小便不利、水肿;配命门、身柱,益肾强筋,治腰脊强痛。针刺操作时斜刺 0.5~0.8 寸,宜灸。

【医理体会】三焦俞位于 13 椎旁,是三焦之气输注之处,与三焦内外相应,能反映和治疗三焦病症。三焦主通调水道,本穴统管三焦相火,能助肾之命火而利水化湿。

【临床效验及拓展应用】梁绿茵针刺加葱盐外敷灸治疗产后尿潴留 43 例。取双侧肾俞、三焦俞、阴谷穴针刺。新鲜葱白调制外敷于神阙、气海、关元、中极穴,然后点燃艾条,在葱白敷物上艾灸加热。治愈 20 例,好转 3 例。王邦洲针灸治疗小儿遗尿症 32 例,针法主穴:肾俞、三焦俞、膀胱俞、中极、三阴交。灸法:上穴拔针后隔老姜灸。治疗结果:10 例显效,18 例有效,4 例无效。

参考文献:

[1] 梁绿茵.针刺加葱盐外敷灸治疗产后尿潴留 43 例临床观察[J].针刺研究,2002,27(4):291-294.

[2] 王邦洲.针灸治疗小儿遗尿症 32 例临床观察[J].实用中西医结合临床,2005,05(3):38.

11. 膀胱俞

【基础知识】位于骶部,当骶正中脊开 1.5 寸,平第 2 骶后孔。此穴具有利膀胱、渗水湿、强腰脊的功效。临床常配中极,清热利湿兼调膀胱气化,主治癃闭、遗尿、小便赤涩及尿频、尿急、排尿痛等;配血海、蠡沟,疏风清热、活血止痒,主治阴部瘙痒、淋浊等;配三阴交、中极,清利湿热、理血止淋,主治血淋、尿道痛涩。针刺操作时直刺0.5~1寸,可灸。

【医理体会】膀胱俞位于骶部,穴近膀胱,为膀胱经气转输之处,故可治疗膀胱气化不利而致的小便不利、遗尿、癃闭之疾。

【临床效验及拓展应用】齐惠涛等针刺配合电针治疗梨状肌综合征68例,取患侧膀胱俞、胞肓为主穴,伴整个下肢痛者加环跳、委中、飞扬。治疗结果:68例中痊愈44例;显效12例;有效10例。

参考文献:

齐惠涛,齐惠景.针刺配合电针治疗梨状肌综合征68例临床观察[J].北京中医药大学学报,2004,11(2):31-32.

12. 胞肓

【基础知识】位于臀部,平第2骶后孔,骶骨正中脊旁开3寸。此穴具有利水化湿、通调二便、强利腰脊的功效。临床常配膀胱俞、中极,通调水道,主治癃闭、尿失禁;配命门、殷门,活血通络止痛,治疗腰脊疼痛;配天枢、大横,可调肠理气,治疗肠鸣、腹胀、大便难。针刺操作时直刺0.8~1.2寸,可灸。

【医理体会】该穴为足太阳膀胱经脉气所发,平膀胱俞,可助膀胱行水以通利小便之效,故本穴具有利水化湿之功,能够治疗癃闭、二便不利等疾病。

【临床效验及拓展应用】齐惠涛等针刺配合电针治疗

梨状肌综合征 68 例,取患侧膀胱俞、胞肓为主穴,伴整个下肢痛者加环跳、委中、飞扬。刺膀胱俞、胞肓穴时,应用提插、捻转补泻手法,针感要强。然后,在针柄上接 G6805-1 型电针仪,采用疏密波,以患者能耐受为度,留针 30 分钟每日 1 次,10 次为 1 个疗程。

参考文献:

齐惠涛,齐惠景.针刺配合电针治疗梨状肌综合征 68 例临床观察[J].北京中医药大学学报,2004,11(2):31-32.

13. 通谷

【**基础知识**】位于足外侧,足小趾本节的前方,赤白肉际处。此穴具有利水通便、清头明目的功效。临床常配足三里、中极,健中宫、行水道、利膀胱,治疗留饮。配上星、内庭,清热凉血通窍,治疗衄衊。针刺操作时直刺 0.2~0.3 寸,可灸。

【**医理体会**】本穴属足太阳膀胱经之荥穴,五行属水,刺之可通畅太阳经气、行气利水,故可治疗膀胱气化不利之留饮以及膀胱经气机不利之目眩、头顶痛、项强等证。

14. 京门

【**基础知识**】位于侧腰部,章门后 1.8 寸,当第 11 肋游离端下方垂线与脐水平线的交点处。此穴具有益肾利水功效。临床常配关元、复溜,益肾化气利水,治疗水肿;配蠡沟、中封,调理肝肾、利水消肿,治疗小腹肿;配天枢、阴陵泉,补肾健脾,行气利水,治疗腹胀。针刺操作时斜刺 0.5~0.8 寸,可灸。

【医理体会】本穴属肾募,肾为人体元气之本源,水液之门户,刺之可益肾利水,故本穴主治水道不利之腹胀、肠鸣、泄泻、小便不利等症。

【临床效验及拓展应用】王秀汝等研究了俞募配穴针刺法对糖尿病周围神经病变患者神经传导速度的影响。由100例患者平均分成4组。干预措施:对其原始病症,除用降糖药物以外,4组患者均用维生素 B_1、B_{12} 治疗。治疗组Ⅰ:取穴:第1组:大椎、肺俞、肝俞、脾俞、胃俞、肾俞、悬钟、太溪、行间、然谷。第2组:关元、中府、期门、章门、中脘、京门、曲池、合谷、血海、足三里、三阴交。两组穴位交替使用。治疗组Ⅱ:取穴:同治疗组Ⅰ的第1组腧穴。针具选择及针刺手法同治疗组Ⅰ。治疗组Ⅲ:取穴:同治疗组Ⅰ的第2组腧穴。操作同治疗组Ⅱ。对照组:仅口服降糖药物或胰岛素进行血糖控制,并维生素 B_1、B_{12} 治疗。治疗结果表明:治疗组神经传导速度改善情况明显好于对照组(X^2=3.98~16.1,$P<0.05$);治疗组Ⅰ神经传导速度改善情况明显好于治疗组Ⅱ、Ⅲ组(X^2=3.98,5.15,$P<0.05$)。

参考文献:

王秀汝,鲁梅花,李文刊,等.俞募配穴针刺法对糖尿病周围神经病变患者神经传导速度的影响[J].中国临床康复,2005,09(3):148-149.

第七章　利湿退黄类

利湿退黄类穴位主要用于湿热黄疸证。

若热盛火旺者,可配伍清热泻火类穴位、清热解毒类穴位;湿重者,可与利水渗湿类穴位同用。若阴黄寒湿偏重者,则须于温里类穴位同用。

1. 腕骨

【基础知识】位于手掌尺侧,当第 5 掌骨基底与钩骨之间的凹陷处,赤白肉际。此穴具有利湿退黄、舒筋活络的功效。临床常配手三里治疗肩臂疼痛麻木;配头维治疗头痛;配太冲治疗黄疸;配曲池治疗热病。针刺操作时直刺 0.3~0.5 寸,可灸。

【医理体会】本穴属手太阳小肠经所过原穴,小肠能分清泌浊,故本穴能够清湿热、退黄疸,故可以治疗黄疸。

【临床效验及拓展应用】艾诗奇等运用合谷透后溪穴与单刺腕骨穴治疗脑卒中后手指拘挛 70 例。针刺腕骨穴治疗脑卒中后手指拘挛 35 例,治疗后显效 6 例,好转 14 例,有效 9 例,无效 1 例。

参考文献:

艾诗奇,管艳,吴波,等.合谷透后溪穴与单刺腕骨穴治疗脑卒中后手指拘挛 70 例疗效观察［J］.医学理论与实践,2009(4):136.

2. 胆俞

【基础知识】位于背部,当第 10 胸椎棘突下,旁开 1.5 寸。此穴具有利湿退黄、清肝利胆、宽胸理气的功效。临床常配日月、肝俞、疏肝利胆、清泄湿热,治急慢性胆囊炎;配上脘、阳陵泉,利胆安蛔,治胆道蛔虫症。针刺操作时斜刺 0.5~0.8 寸,宜灸。

【医理体会】胆俞位于背部第 10 椎旁,内邻胆腑,是胆腑之气输注的处所,与胆腑内外相应,能反映和治疗胆腑疾病。因胆与肝互为表里而具有清肝利胆之效。

【临床效验及拓展应用】王德瑜等运用胆囊穴和胆俞穴推拿治疗胆绞痛 78 例。本组显效 44 例,有效 31 例,无效 3 例。其中胆道蛔虫症 18 例中 17 例显效,全部有效,疗效最佳;肝内胆管结石 5 例中显效 1 例,有效 2 例,无效 2 例。

参考文献:

王德瑜,詹育和.胆囊穴和胆俞穴推拿治疗胆绞痛 78 例［J］.中医外治杂志,1998(6):15.

3. 阳纲

【基础知识】位于背部,当第 10 胸椎棘突下,旁开 3 寸。此穴具有利肝胆、清湿热、退黄的功效。临床常配肝俞、大椎、至阳等清泄肝胆湿热而治身热黄疸;配天枢、足三里,调理大肠传导功能而治腹胀、泄泻、肠鸣;配天溪、照海、肾俞,清热滋阴而治消渴。针刺操作时斜刺 0.5~0.8 寸,宜灸。

【医理体会】本穴位居胆俞之旁,可助胆俞调理胆液的分泌而治肝胆病和胃肠病。本穴可清热利胆而治胆液外溢之黄疸。

4. 阳陵泉

【基础知识】位于小腿外侧,当腓骨头前下方凹陷处。此穴具有利胆退黄、舒筋活络的功效。临床常配至阳、太冲、肝俞、胆俞,以治疗黄疸、结石;用治黄疸,属湿重于热者,配中极、阴陵泉,利湿化浊;热重于湿者,配行间、阴陵泉、内庭,清热利湿;脾阳不振、湿邪内阻可配阴陵泉、脾俞、足三里,温化寒湿。针刺操作时直刺或斜刺1~1.5寸,可灸。

【医理体会】本穴为足少阳胆经之合穴,刺之具有清热化湿、通畅胆腑的功效,故凡肝胆湿热所致的胁痛、口苦、黄疸等症皆可刺之。

【临床效验及拓展应用】方向明阳陵泉透刺阴陵泉治疗急性小儿斜颈14例。阳陵泉透刺阴陵泉配合医者推拿治疗和患者自我功能锻炼。14例患儿全部治愈。

参考文献:

方向明.阳陵泉透刺阴陵泉治疗急性小儿斜颈14例[J].中国针灸,1997,04:209.

5. 至阳

【基础知识】位于背部,当后正中线上,第7胸椎棘突下凹陷中。此穴具有化湿退黄、健脾和中的功效。临床常配阳陵泉、日月,可疏肝利胆、清热止痛,治疗黄疸、胸胁痛;配委中、腰阳关,可通经活络、行气止痛,治疗腰脊强痛。针刺操作时向上斜刺0.5~1寸。

【医理体会】本穴当第 7 胸椎棘突下,背属阳,督脉为阳脉,七为阳数,故本穴为阳之极,刺之可助脾阳除湿,治疗脾胃湿热所致之黄疸、胁肋疼痛、四肢重痛等症。

【临床效验及拓展应用】卢光等按压至阳穴治疗顽固性呃逆 27 例。结果:27 例患者中,治愈 26 例,1 例无效。痊愈患者在 3 个月的小定期随访中,未见复发。

参考文献:

卢光,衣华强 . 按压至阳穴治疗顽固性呃逆 27 例体会[J]. 中国社区医师,2010(9):108.

6. 中封

【基础知识】位于足背部,当第 1 趾骨间隙的后方凹陷中。此穴可化湿退黄、疏肝理气。临床常配阳陵泉、日月,可疏肝利胆、化湿退黄,治疗黄疸;配五里,治疗身黄时有微热;配行间,治疗振寒溲白、尿难痛;配内庭,治疗小腹胀满痛;配太冲、足三里,治疗行步艰难。针刺操作时直刺0.5~0.8 寸,可灸。

【医理体会】本穴属肝经经穴,"经主喘咳寒热。"具有清肝胆、祛湿热、利下焦的作用,故可用于治疗肝经湿热下注而引起的淋证、疝气、阴痛、腰痛、遗精以及湿热蕴蒸肝胆而发的黄疸。

第八章　清热化湿类

本类穴位有清热化湿的功效,并能清热泻火。主要用于湿热证及火热证。如湿温或暑温夹湿,因湿热蕴结,气机不畅,而见身热不扬、胸臆痞闷、小便短赤、舌苔黄腻;湿热蕴结脾胃,升降失常,而致痞满吐利;湿热壅滞大肠,传导失职,则见泄泻、痢疾、痔漏肿痛;湿热蕴蒸肝胆,可见黄疸尿赤、耳肿流脓;湿热下注则带下色黄,或热淋灼痛;湿热流注关节,则见关节红肿热痛;湿热浸淫肌肤,则成湿疹、湿疮及诸脏腑火热证。上述病症,均属本类穴位应用范围。

1. 商丘

【基础知识】位于足内踝前下方凹陷中,当舟骨结节与内踝尖连线的中点处。此穴具有清热化湿、健脾、活络止痛的功效。临床常配阴陵泉、天枢增强其清热化湿、止泄泻的功效,治疗腹泻;配中脘有调理脾胃止痛之功,治疗胃痛。针刺操作时直刺 0.3~0.5 寸,可灸。

【医理体会】本穴为足太阴脾经之经穴,穴属金,系本经之子穴,且脾为湿土,故刺灸商丘可清热化湿、活络止痛。

【临床效验及拓展应用】方针针刺商丘穴治疗痔疮 21 例。独取商丘穴,施用“三退一进”的针泻手法,得气后留针 20 分钟,每 5 分钟接上手法行针 1 次,每日 1 次。10 次为 1 个疗程。经治疗,痊愈 11 例,有效 8 例,无效 2 例。

参考文献:

方针 . 针刺商丘穴治疗痔疮 21 例[J]. 针灸临床杂志,1993 (4):40.

2. 大肠俞

【基础知识】位于腰部,当第 4 腰椎棘突下,旁开 1.5 寸。此穴具有清热化湿、调肠腑、利腰脊的功效。临床常配肾俞、气海俞、委中,温肾通络,壮腰止痛,治腰脊强痛;配天枢、上巨虚,消食导滞而止泻,治食滞泻下;配天枢、水分、神阙,用灸法,温化寒湿,治寒湿泄泻。针刺操作时直刺 0.8~1.2 寸,宜灸。

【医理体会】大肠俞位于腰部 16 椎旁,内邻大肠,是手阳明大肠之气输注之处,与大肠内外相应,能反映和治疗大肠病症。本穴善于治疗大肠湿热所致的腹胀、肠鸣、泄泻,故本穴能清利大肠湿热。

【临床效验及拓展应用】邹贵雄等大肠俞穴注射非那根治疗小儿腹泻。先按腹泻病治疗原则予静脉补液纠正脱水、电解质紊乱、酸碱失衡,利巴韦林抗病毒及口服蒙脱石散、微生态制剂治疗。治疗组加用非那根 1mg/kg 大肠俞穴注射每日 1 次,连用 3 天。疗效 50 例患者中显效 20 例,有效 27 例,无效 3 例。

参考文献:

邹贵雄,旋玲芳 . 大肠俞穴注射非那根治疗小儿腹泻病疗效观察[J]. 实用医学杂志,2008,24(02):310-311.

3. 小肠俞

【基础知识】位于骶部,当骶正中脊旁 1.5 寸,平第 1 骶后孔。此穴具有清热利湿、通调肠腑的功效。临床常配中极,清热利湿,治尿赤、茎中痛;配肾俞、膀胱俞,补益肾气,通调气机,治遗尿、尿闭;配三阴交、阴陵泉,益脾气、化湿浊、固精关,治带下、遗精。针刺操作时直刺 0.8~1 寸,可灸。

【医理体会】小肠俞位于腰骶部 18 椎旁,内邻小肠,是手太阳小肠之气输注之处,与小肠内外相应,能反映和治疗小肠病症,小肠能够分清泌浊,故本穴具有清热利湿之功效。

【临床效验及拓展应用】吴自力针刺小肠俞治疗痛风。取双侧小肠俞,直刺 1.0~1.5cm,行泻法强刺激,并留针 20~30 分钟,每日 1 次。

参考文献:

吴自力.针刺小肠俞对痛风效果观察[J].上海针灸杂志,2004,23(1):34-35.

4. 脾俞

【基础知识】位于背部,当第 11 胸椎棘突下,旁开 1.5 寸。此穴具有清热化湿、健脾和胃的功效。临床常配章门、足三里健脾和胃,治胃病、腹胀;配太白、肾俞温运中阳,健脾止泻,治泄泻、完谷不化;配阴陵泉、中极,以温补脾阳,化气行水,治尿少、水肿。针刺操作时斜刺 0.5~0.8 寸,宜灸。

【医理体会】脾俞位于背部 11 椎旁,内邻脾脏,是足太阴脾经之气输注之处,与脾脏内外相应,能反映和治疗脾脏病。因脾主运化水湿,主升清降浊,为生痰之源,故取本穴治疗湿困、痰浊上扰之症,具有清热利湿之效。

【临床效验及拓展应用】苗金娣等脾俞穴埋皮内针治疗睑腺炎44例。治疗后均为显效,一般需1~2次即可治愈,最少1次,最多3次。

参考文献:

苗金娣,杨永红,张会芳.脾俞穴埋皮内针治疗睑腺炎44例疗效观察[J].黑龙江医药科学,2002,25(4):118.

5. 中膂俞

【基础知识】位于骶部,当骶正中脊旁1.5寸,平第3骶后孔。此穴具有清热利湿、强壮腰脊、调理肠腑的功效。配委中、昆仑壮腰通络,主治腰脊疼痛、坐骨神经痛。配肾俞、太溪、照海,滋阴清热,治疗肾虚消渴及多尿症。针刺操作时直刺0.8~1寸,可灸。

【医理体会】中膂俞位于骶部脊膂之中,其穴位近下焦,而清利下焦湿热,故可治疗痢疾、疝气等。

【临床效验及拓展应用】张载义等针刺中膂俞治疗泌尿生殖系疾病。独取中膂俞,透皮后针与皮肤成60°角,缓缓向内下方刺入,经臀大肌通过坐骨大孔时,针下有沉紧的感觉,可继续缓缓捻转进针,当出现针感向下腹及会阴部放散时,即停止捻转。

参考文献:

张载义,单永华.针刺中膂俞治疗泌尿生殖系疾病[J].实用医学杂志,1987(2):37.

6. 白环俞

【基础知识】位于骶部,当骶正中脊旁 1.5 寸,平第 4 骶后孔。此穴具有清利湿热、强健腰膝的功效。临床常配三阴交、阴陵泉清热利湿、活血止痛,主治带下、痛经及月经不调;配肾俞、心俞,交通心肾,治疗梦交、遗精、白浊。针刺操作时直刺 0.8~1 寸,可灸。

【医理体会】白环俞位于尾骶部,故治疗其局部的腰骶疼痛。其穴邻近二阴及盆腔,故可清利下焦湿热而调二便功能。

【临床效验及拓展应用】陈亮等电针白环俞、膀胱俞预防肛门病术后尿潴留 35 例。针刺白环俞、膀胱俞,配合 6805~C 型自动定时电针仪治疗。35 例患者经治疗,临床控制 13 例,显效 16 例,有效 5 例,无效 1 例。李竹庭等针刺白环俞治疗高血压。针刺手法为平补平泻,得气后快速捻转 1 分钟,留针 20 分钟,每日早 8 点 ~10 点、晚 4 点 ~6 点各治疗 1 次,连续 1 周。治疗 1 周后,30 例患者中,显效 9 例;有效 12 例;无效 9 例。

参考文献:

[1]陈亮,王茂楠.电针白环俞、膀胱俞预防肛门病术后尿潴留 35 例[J].长春中医药大学学报,2007,23(6):68.

[2]李竹庭,付伟.针刺白环俞对高血压患者动态血压的影响[J].中国针灸,2002,22(8):510.

7. 意舍

【基础知识】位于背部,当第 11 胸椎棘突下,旁开 3 寸。

此穴具有化湿清热、行湿化浊、补脾培土等功效。临床常配丰隆、内关化湿降浊，治呕吐、纳呆。配足三里、天枢化湿健脾理肠，治腹胀、泄泻、肠鸣。配脾俞、肾俞、照海、三阴交，健脾化湿、益肾生津而治消渴。针刺操作时斜刺 0.5~0.8 寸，可灸。

【医理体会】脾藏意，主水湿运化敷布，本穴位于脾俞之旁，可助脾俞调理水湿运化和敷布，而治疗脾虚湿泛之肠鸣、腹胀、呕吐、泄泻、纳呆等症。

8. 带脉

【基础知识】位于侧腹部，章门下 1.8 寸，当第 11 肋游离端下方垂线与脐水平线的交点。此穴具有清热利湿、调经止带的功效。临床常配地机、漏谷，清热利湿、活血调经，治疗月经不调；配侠溪，疏肝利胆、通经止痛，治疗小腹坚痛、月水不通。针刺操作时直刺 0.5~0.8 寸，可灸。

【医理体会】本穴属胆经，位于季胁部，为带脉经气所过之处，刺之可清热利湿、调经止带。故可治疗湿热蕴结之月经不调、赤白带下、疝气、腰胯痛、经闭腹痛等症。

【临床效验及拓展应用】张冬云运用带脉、命门二穴治疗带脉病。取带脉、命门二穴，行烧山火手法，施针时，患者感到背部热如火烤。每日 1 次，经 5 天治疗痊愈。

参考文献：

张冬云. 带脉、命门二穴治疗带脉病的体会[J]. 针灸临床杂志，1999，15（6）：43-44.

9. 阴谷

【基础知识】位于腘窝内侧，屈膝时，当半腱肌肌腱与半膜肌肌腱之间。此穴具有清热化湿、补肾培元的功效。临床常配肾俞、关元,以清热化湿、补肾壮阳,治疗阳痿、小便难;配曲池、血海、曲骨,以祛风除湿、调理下焦,治疗阴痛、阴痒。操作时直刺 0.8~1 寸,可灸。

【医理体会】阴谷为肾经之合水穴,刺之可清热化湿、补肾培元,故可治疗湿热蕴结之阳痿、疝气痛、崩漏、月经不调、小便不利、阴中痛等症。

【临床效验及拓展应用】何必多运用针刺阴谷穴治疗急性尿潴留 17 例,均治愈。

参考文献:

何必多.运用针刺阴谷穴治疗急性尿潴留[J].实用中医药杂志,1997,6:22.

10. 蠡沟

【基础知识】位于小腿内侧,当足内踝尖上 5 寸,胫骨内侧面的中央。此穴具有清热化湿、疏肝理气的功效。临床常配中极、关元、三阴交,清利下焦,主治睾丸炎、阴挺、阴痒;配阴陵泉、三阴交,有活络止痛的作用,主治胫部酸痛。针刺操作时平刺 0.5~0.8 寸,可灸。

【医理体会】本穴属肝经之络穴,故刺之可清热化湿、疏肝理气,治疗肝经湿热之小便不利、遗溺、睾丸肿痛、阴挺、阴痒、月经不调、疝气等症。

【临床效验及拓展应用】周锡奎等运用蠡沟穴治疗肝郁气滞之厥冷证。针刺双侧蠡沟穴。治疗 1 次后手足开始转暖,依上法针刺 2 次后手足厥冷消失。随访 2 年未见复发。邓有金运用蠡沟穴子午对冲运动配合推拿手法治疗颈型颈椎病。取蠡沟针刺。留针期间,运动关节。治愈率83%,显效率17%。

参考文献:

[1]周锡奎,李克明,韦树森.蠡沟穴治疗肝郁气滞之厥冷证[J].中国民间疗法,2007,15(4):07.

[2]邓有金.运用蠡沟穴子午对冲运动配合推拿手法治疗颈型颈椎病的疗效观察[J].贵阳中医学院学报,2011,33(1):57-58.

11. 阴包

【基础知识】位于大腿内侧,当股骨内上髁上4寸,股内肌与缝匠肌之间。此穴具有清热化湿、疏肝调经的功效。临床常配气海、中极、肾俞,有补肾益气、化湿、利膀胱的作用,主治遗尿;配中极、水道、阴陵泉,有清利下焦湿热的作用,主治小便不利。针刺操作时直刺0.8~1寸,可灸。

【医理体会】穴居股内侧两筋之间,为足厥阴肝经经气所发,又肝经经脉沿大腿内侧上行,环绕阴器,到达小腹,故可治疗因肝经湿热引起的小便不利、遗尿、月经不调、腰骶痛、腹痛等症。

【临床效验及拓展应用】聂树良重刺阴包穴治验癔症七例。"阴包穴"治癔症,据文献资料上尚未明确记述。但首例患者有月经不调症,从她的诱因上考虑而采用"阴包穴"试之,轻刺六分(一般书上均记:针六分、灸三壮)未效;又深刺三寸重捣捻转而显效,效果巩固而满意。7例患者均为一次针愈而未复发者。

参考文献:

聂树良.重刺阴包穴治验癔病七例[J].新中医,1985,09:35-36.

12. 足五里

【基础知识】位于大腿内侧,当气冲穴下 3 寸,大腿根部,耻骨结节的下方,长收肌的外缘。此穴具有清湿热、利下焦的功效。临床常配血海、三阴交、风市,有清湿热、利下焦、养血祛风的作用,主治阴囊湿疹;配中极、阴陵泉,有清热利湿的作用,主治尿潴留。针刺操作时直刺 1~2 寸,可灸。

【医理体会】本穴属足厥阴肝经经气所发,刺之可清湿热、利下焦,治疗因肝经湿热引起的小便不利、少腹胀满等症。

【临床效验及拓展应用】张鉴梅等针灸足五里为主治疗尿潴留。配穴选关元、气海、中极、双侧足三里、阴陵泉、三阴交。针刺得气后施平补平泻手法,留针,以艾条直接悬灸,施治 20 分钟。临床疗效佳。

参考文献:

张鉴梅,李雪.针灸足五里为主治疗尿潴留临床体会——《圆运动的古中医学》理论临床验证[J].中国民族民间医药,2010(13):96.

13. 会阴

【基础知识】位于会阴部,男性当阴囊与肛门连线的中点,女性当大阴唇后联合与肛门连线的中点。此穴具有清热利湿、调经强肾等功效。临床常配肾俞,清利湿热、补益肾气,治疗遗精;配蠡沟,利湿止痒,治疗阴痒;配水沟、阴陵泉,醒神开窍,治疗溺水窒息。针刺操作时直刺 0.5~1 寸,可灸。

【医理体会】穴在两阴之间,为任、督二脉聚于阴部的起点,刺之具有清热利湿的作用,可治疗湿热蕴结之阴痒、阴痛、阴部汗湿、阴门肿痛等症。

【临床效验及拓展应用】郭海龙运用会阴穴位注射治疗遗精。用 20ml 注射器 12 号针头抽取 0.25% 普鲁卡因 15ml,654-2 注射液 10mg 混合后注射。每日治疗 1 次,7 次为 1 个疗程。经 1 个疗程后治愈 20 例;显效 5 例;好转 3 例。

参考文献:

郭海龙.会阴穴位注射治疗遗精[J].中国针灸,2004,03(3):200.

14. 长强

【基础知识】位于尾骨端下,尾骨端与肛门连线的中点处。此穴具有利湿热、调肠腑等功效。临床常配承山,可清热通便、活血化瘀,主治痔疮、便秘;配身柱,可行气通督、通经止痛,主治脊背疼痛;配百会,可升阳举陷,主治脱肛。针刺操作时紧靠尾骨前面斜刺 0.5~1 寸,不得刺穿直肠,防止感染,可灸。

【医理体会】本穴位于尾骶部,邻近大肠,刺之可祛湿热、调理大肠气机,治疗湿热蕴结之泄泻、便血、痔疮、脱肛、便秘等症。

【临床效验及拓展应用】谢晶辉运用"长强穴位封闭"治疗肛门和女阴瘙痒病。吸取 1% 普罗卡因 3~6ml,于紧接尾骨尖下沿此骨刺入约 2~3cm 深,捻转针头,使病人有酸胀感时缓慢注入药液,在注入一定药量后,然后渐退渐注,使药液成一柱状留于穴位内,使之起留针相仿的作用,一次注入剂量为 3~6ml（一般 3ml 即可），每日或隔日一次，3~10 次为一个疗程。绝大多数病例，一经封闭即可立即止痒，止痒时间短者 8~9 小时，长者可达 1~3 天，治愈率为 63.3%。

参考文献：

谢晶辉.用"长强穴位封闭"治疗肛门和女阴瘙痒病［J］.皮肤病与性病,1984(S1):16-18.

15. 腰俞

【基础知识】位于骶部，当后正中线上，适对骶管裂孔。此穴具有清热利湿、培补下焦的功效。临床常配照海、阴陵泉，可清热利湿、补肾调经，主治月经不调；配大杼、筋缩、悬钟，有强筋壮骨的作用，主治下肢痿痹。针刺操作时向上斜刺 0.5~1 寸，可灸。

【医理体会】本穴位于骶部，近下焦，可助膀胱水液代谢，具有清利下焦湿热的作用，可治疗湿热内蕴之月经不调。

【临床效验及拓展应用】张素珍等运用腰俞穴位注射治疗腰腿痛。基础用药为 2% 利多卡因 5ml，曲安缩松 20~40mg，维生素 B_1 0.4mg，维生素 B_{12} 1mg，生理盐水 5~10ml；病程短，疼痛重者可酌加胞二磷胆碱；病程长，疼痛轻者可加川芎嗪注射液，或山莨菪碱注射液，使药液总量达 25~30ml。取腰俞穴行穴位注射，均取得明显疗效。

参考文献：

张素珍,焦玉祥.运用腰俞穴位注射治疗腰腿痛 260 例［J］.针灸临床杂志,2001,17(10):42.

16. 石门

【**基础知识**】位于下腹部,前正中线上,当脐中下 2 寸。此穴具有清热利湿、补肾培元的功效。临床常配归来,理血通络,治疗疝气;配关元、气海,滋阴清热,治疗消渴。针刺操作时直刺 1~2 寸,孕妇禁针,可灸。

【**医理体会**】本穴为肾经脉气所发,又属三焦之募穴,穴在下腹部,除有行水消肿的功效之外,还可调理三焦气化功能,达到清热利湿、调经止带、固肾培元之效,故可治疗下焦湿热之腹胀、泄泻、绕脐疼痛、疝气、水肿、小便不利、遗精、阳痿、经闭、带下、崩漏、产后恶漏不止等症。

第九章　祛风通络类

此类穴位能够祛除风寒湿邪,解除痹痛。

祛风湿类穴位主要具有祛风散寒除湿的作用,适用于风寒湿邪所致的肌肉、经络、筋骨、关节等处疼痛、重着、麻木和关节肿大、筋脉拘挛、屈伸不利等症。疏散外风穴位能够治疗外风引起的口眼歪斜、口僻、流涎、眼睑瞤动、面痒、面痛等症。通经络类穴位具有舒筋活络、止痛、强筋骨等作用。

一、祛 风 湿

本类穴位具有祛风湿、散寒止痛、舒筋活络、清热消肿等作用。适用于风湿痹证。

1. 肩髃

【基础知识】位于三角肌上,臂外展,或向前平伸时,当肩峰前下方凹陷处。此穴具有祛风热、通经络、利关节的功效。临床常配曲池、阳陵泉治疗肢节痛;配阳溪治瘾风之热;配条口治肩疼。针刺操作时直刺或斜刺 0.5~1 寸,可灸。

【医理体会】本穴为手阳明大肠经和阳跷脉之会,阳跷脉主动,阳明之筋又结于肩部,故主治肩关节诸疾,有祛风热、通经络、利关节之功效。

【临床效验及拓展应用】冯春燕等运用肩髃穴刺络拔罐治疗顽固性荨麻疹30例。30例患者取肩髃（双侧），风邪型加肺俞，胃热型加胃俞。再用七星针以肩髃穴为圆心叩刺出血，并拔罐，留罐10~15分钟。配穴肺俞、胃俞单纯拔罐5分钟。治疗后均见效。

参考文献：

冯春燕，沈建国.肩髃穴刺络拔罐治疗顽固性荨麻疹30例［J］.上海针灸杂志，2010,10:628.

2. 髀关

【基础知识】位于大腿前面，当髂前上棘与髌底外侧端的连线上，屈股时，平会阴，居缝匠肌外侧凹陷处。此穴具有祛风湿、健腰膝、通经络的功效。临床常配承扶、委中治疗股关节痛；配环跳、承扶、风市、足三里治疗下肢麻痹、瘫痪。针刺操作时直刺1~2寸，可灸。

【医理体会】本穴为足阳明胃经穴，位居髋关节附近，有通达内外、转动枢纽之功效，故刺之可祛风湿、通经络、利关节。主治下肢疼痛、屈伸不利。

【临床效验及拓展应用】赵树玲等运用独针髀关穴治疗足背部疼痛。本组患者共34例，取患侧髀关穴，选用75~125mm毫针，运用强刺激手法，不留针，针感要求达足背部。结果：34例全部获愈，临床症状和体征完全消失。其中1次治愈者25例，2次治愈者2例，3次治愈者7例。

参考文献：

赵树玲，于德茹，林发亮.独针髀关穴治疗足背部疼痛［J］.中国

3. 阴市

【基础知识】位于大腿前面,当髂前上棘与髌底外侧端的连线上,髌底上 3 寸。此穴具有散寒湿、强腰膝、温下焦的功效。临床常配太冲、关元、肝俞治疗寒疝腹痛;配膝阳关治疗两腿如冰;配风市治疗腿脚无力;配少海治疗心痛手颤;配关元、水分、三阴交治疗水肿。针刺操作时直刺 1~1.2 寸,可灸。

【医理体会】本穴为足阳明胃经穴,位居膝上 3 寸,因本穴善治寒疝、膝冷如冰等疾病,故能够散寒温经。

4. 犊鼻

【基础知识】位于膝部,髌骨与髌韧带外侧凹陷中。此穴具有祛风湿、通经络、止痹痛的功效。临床常配梁丘、内膝眼、委中治疗膝痛。针刺操作时针尖略向内侧斜刺 0.7~1 寸,可灸。

【医理体会】本穴为足阳明胃经穴,位居膝髌骨外膝眼处,故主治膝关节疾患,有祛风湿、通经络、利关节、止痹痛之功效。

【临床效验及拓展应用】沈学勇等运用犊鼻穴复合激光照射治疗膝骨性关节炎。以复合激光治疗仪(LFJ-106/650A)行复合激光照射犊鼻穴 20 分钟。总有效率82.35%。王远华运用单刺犊鼻穴治疗落枕 100 例。取患侧犊鼻穴,得气后,行平补平泻手法,并配合颈部运动。每日针刺 1 次,3 次为 1 个疗程。治疗效果:针刺数分钟后,颈

184

部疼痛减轻,颈部活动度增大,次日针刺一次,基本痊愈。

参考文献：

[1] 沈学勇,赵玲,丁光宏,等.犊鼻穴复合激光照射治疗膝骨性关节炎初步临床观察[J].中华中医药学刊,2008,26(2):231-233.

[2] 王远华.单刺犊鼻穴治疗落枕 100 例[J].四川中医,1999,17(1):56.

5. 青灵

【基础知识】 位于极泉与少海的连线上,少海上 3 寸,肱二头肌的内侧沟中。此穴具有祛风湿、止痹痛的功效。临床常配曲池治疗肩臂疼痛;配光明治疗目疾。针刺操作时直刺 0.3~0.5 寸,可灸。

【医理体会】 本穴为手少阴心经穴,位居上臂内侧面,有祛风止痛之功效,故对肩臂不举,疼痛不能带衣有疗效,灸此穴皆有祛风湿、止痹痛之效。

【临床效验及拓展应用】 李新等穴位注射弥可保治疗糖尿病周围神经病变 46 例。上肢取青灵穴,下肢取足三里穴。得气后回抽无血注入药水,每周 3 次,两穴交替,疗程为 10 周。46 例中有效率 89%。

参考文献：

李新、张守荣,秦曼.穴位注射弥可保治疗糖尿病周围神经病变46 例疗效观察[J].河南中医,2004,24(4):58-59.

6. 肩贞

【基础知识】 位于肩关节后下方,臂内收时,腋后纹头上 1 寸(指寸)。此穴具有祛风止痛、舒利关节的功效。临床常配肩髃、天宗治疗肩痛;配曲池、合谷治疗上肢痿痹不举;配完骨、下关、听宫治疗耳鸣无闻;配扶突治疗项病。针刺操作时直刺 0.5~1 寸,可灸。

【医理体会】本穴属手太阳小肠经穴,位居肩部,故可治疗肩部疾患,针之能驱邪气、扶正气,达到祛风止痛、舒利关节之功效。

【临床效验及拓展应用】王彩平等运用针刺肩贞穴治疗坐骨神经痛。左病取右．右病取左(双侧发病取双侧穴位)。快速进针,针尖向极泉穴方向斜刺。得气后,行捻转泻法,并嘱其活动患肢,待疼痛缓解后,留针 20 分钟,期间行针 1~2 次。每日 1 次,10 次为 1 个疗程。治疗结果 60 例中痊愈 41 例,有效 16 例,无效 3 例。

参考文献:

王彩平,李运峰．针刺肩贞穴治疗坐骨神经痛[J]．山东中医杂志,2002,21(7):441.

7. 臑俞

【基础知识】位于腋后纹头直上,肩胛冈下缘凹陷中。此穴具有祛风止痛、舒筋活络的功效。临床常配后溪、肩井治疗肩痛;配曲池治疗上肢不遂;配扶突治疗瘰疬。针刺操作时直刺 0.6~1 寸,可灸。

【医理体会】本穴属手太阳小肠经穴,位居肩端后,大骨下上廉凹陷中。穴属阳维、阳跷、手少阳三脉之会,是治疗中风、肩背酸麻及半身不遂的要穴,有祛风止痛、舒筋活络之功效。

【临床效验及拓展应用】吴志涛臑俞穴温针灸治跟痛

症 123 例。针刺患侧臑俞穴,行提插捻转手法,中等刺激量,至局部出现酸、胀、麻、热等感觉后,继续行针 1 分钟。部分患者在行针时患侧足跟部可有酸胀冷热的感觉。然后温针灸清艾五壮。起针后注意局部保暖。隔日针 1 次,10 次为一个疗程,隔 3 日开始第二个疗程。痊愈 88 例,显效 13 例,有效 17 例,无效 5 例。

参考文献:

吴志涛 . 臑俞穴温针灸治跟痛症 123 例[J]. 南京中医药大学学报,1995,11(5):29-30.

8. 天宗

【**基础知识**】位于冈下窝中央凹陷处,与第 4 胸椎相平。此穴具有祛风止痛、舒筋活络的功效。临床常配肩髃治疗肩痛;配膻中治疗乳房肿痛。针刺操作时直刺或斜刺 0.8~1 寸,可灸。

【**医理体会**】本穴属手太阳小肠经穴,位居肩胛冈下窝的中央,故针此穴可治疗肘臂痛麻、上肢不遂等,有祛风止痛、舒筋活络之功效。

【**临床效验及拓展应用**】王新刚等采用天宗穴点刺放血结合针刺灵骨、三间穴治疗坐骨神经痛 120 例。患侧天宗穴常规消毒后,三棱针点刺放血,可加拔火罐。再让患者取坐位,健侧灵骨、三间穴。治疗结果:120 例患者中,痊愈 84 例,显效 22 例,有效 14 例。

参考文献:

王新刚,刘敬花 . 天宗穴点刺放血结合针刺灵骨、三间穴治疗坐骨神经痛 120 例[J]. 针灸临床杂志,2003,19(8):66.

9. 秉风

【基础知识】位于冈上窝中央,举臂有凹陷处。此穴具有祛风止痛、舒筋活络的功效。临床常配天宗、后溪治疗肩背痛;配天容治疗肩痛不可举。针刺操作时直刺 0.5~0.7寸,可灸。

【医理体会】本穴属手太阳小肠经穴,位居肩胛部,系手阳明、手太阳、足少阳之会。故有祛风止痛、舒筋活络之功能。

【临床效验及拓展应用】何华庭针刺秉风穴治疗颈肩肌筋膜炎 72 例。针刺秉风穴,使针感沿着手太阳脉传到颈肩部,随后起针,贴以伤湿止痛膏。复刺肩髃 1.2 寸。用补法,留针 20 分钟。大杼直刺 5 分,用泻法。隔日针刺一次,10 天为一个疗程,两个疗程之间休息 10 天。一般只需一个疗程。本组病例痊愈 38 例,显效 24 例,好转 8 例,无效2 例。

参考文献:

何华庭.针刺秉风穴治疗颈肩肌筋膜炎 72 例[J].中医杂志,1984,12:33.

10. 曲垣

【基础知识】位于肩胛部,冈上窝内侧端,当臑俞与第2 胸椎棘突连线的中点处。此穴具有舒筋散风的功效。临床常配天宗、后溪、昆仑治疗肩背痛;配曲池、合谷治疗上肢疼痛不举。针刺操作时斜刺 0.3~0.5 寸,可灸。

【医理体会】本穴属手太阳小肠经穴,位居肩胛冈上窝内侧的凹陷中,故有舒筋散风之功。可主治肩胛部拘急疼痛等局部疾患。

【临床效验及拓展应用】王慧萍等运用曲垣穴为主治疗肩背肌筋膜炎。先针刺曲垣穴,再沿肩胛骨内侧缘自上往下平刺 1~2 针,然后曲垣穴与之接 G~6805 型电针 1 对,留针期间用 TDP 局部照射。在治疗 246 例患者中,1 个疗程治愈 125 例,2 个疗程治愈 58 例,有效 57 例,无效 6 例。

参考文献:

王慧萍,徐福.曲垣穴为主治疗肩背肌筋膜炎疗效观察[J].现代中西医结合杂志,2007,16(25):3709.

11. 肩外俞

【基础知识】位于背部,当第 1 胸椎棘突下,旁开 3 寸。此穴具有舒筋散风的功效。临床常配天宗治疗肩背痛;配曲池治疗肩肘臂痛、不能举。针刺操作时斜刺 0.3~0.5 寸,可灸。

【医理体会】本穴属手太阳小肠经穴,位居肩部,主治肩胛外方疼痛,有舒筋散风之功。

12. 肩髎

【基础知识】位于肩部,肩髃后方,当臂外展时,于肩峰后下方呈现凹陷处。此穴具有祛风湿、通经络的功效。临床常配肩髃、臑俞、曲池、后溪,祛风湿、通经活络、消肿止痛,可治疗肩臂痛、麻木、不能举;配养老,舒筋通络、活血止痛,治疗落枕;配肩贞、肩髃,祛风除湿、活血止痛,治疗肩关节炎。针刺操作时直刺 0.5~1 寸,可灸。

【医理体会】本穴为三焦经之腧穴,其经脉循臑外上肩,针刺可治疗局部病变,具有祛风除湿、通经活络的作用,主治肩关节周围的病变。

【临床效验及拓展应用】黎小苟等运用肩髎穴透刺治疗臂丛神经痛 123 例。以肩髎穴为主,伴有颈椎病者选用肩髎穴分别透向肩井穴、臂臑穴、极泉穴。总有效率为 94.31%。

参考文献:

黎小苟,章丹. 肩髎穴透刺治疗臂丛神经痛 123 例[J]. 长春中医药大学学报,2010,26(4):561-562.

13. 天髎

【基础知识】位于肩胛部,肩井与曲垣的中间,当肩胛骨上角处。此穴具有祛风湿、通经络的功效。临床常配天宗、肩髎、曲池,行气活血、祛风湿、通络止痛,治疗肩、臂痛;配天宗、秉风、曲垣,祛风散邪、通经活络,治疗肩胛冈周围疾病。针刺操作时直刺 0.5~0.8 寸,可灸。

【医理体会】本穴当肩胛冈上凹陷中,为手少阳、足少阳、阳维脉之会。因其经气入缺盆、布膻中,刺之可祛风湿、通经络,故可治疗风湿闭阻之肩重不能举、颈项强痛、胸中烦满等症。

【临床效验及拓展应用】王建钦头风散配合天髎穴注射疗法治偏头痛。方药及用法:川芎 10g、丹参 20g、钩藤 20g、太子参 10g、地龙 30g、全蝎 30g、炙川乌 10g、米壳 40g,共为细末,每次服用 10g,偏头痛发作剧烈时每日可服 2 次,一般每日服 1 次为宜,温开水送服。选患侧天髎穴注射

10% 葡萄糖液,每穴每次注射 5ml,1 日或隔日 1 次,以穴位局部产生明显酸胀感为宜,每 15 天为 1 个疗程。治疗效果:用此法治疗 30 例,头痛消失者 27 例,病情好转者 3 例。轻者经治疗 2 小时后头痛停止或减轻,重者 1 个疗程后偏头痛也明显好转。27 例治愈病人中,1 年内复发过 1 次者 2 例,其复发者再用本法治疗仍然有效。

参考文献:

王建钦 . 头风散配合天髎穴注射疗法治偏头痛[J]. 中国乡村医生杂志,1992,03:037.

14. 居髎

【**基础知识**】位于髋部,当髂前上棘与股骨大转子最凸点连线的中点处。此穴具有祛风湿、通经络、强腰膝的功效。临床常配环跳、风市、关元俞,祛风除湿、强健腰膝,治疗腰胯痛;配环跳、风市、阳陵泉,疏通经络、强健筋骨,治疗下肢瘫痪。针刺操作时直刺或斜刺 1.5~2 寸,可灸。

【**医理体会**】居髎穴属阳跷、足少阳之会,在髋部,刺之可疏通经络、活利关节,具有祛风湿、通经络、强腰膝的作用。故可治疗风湿闭阻之腰腿痹痛、下肢瘫痪以及足痿、疝气等症。

【**临床效验及拓展应用**】史国屏针刺"肩三针"穴和居髎穴治疗肩周炎 120 例。取穴居髎穴位,用"蜻蜓点水",再根据其不同的疼痛部位选用相应的肩二针穴。治疗效果:120 例中,痊愈 74 例,好转 42 例,无效 4 例。

参考文献:

史国屏 . 针刺"肩三针"穴和居髎穴治疗肩周炎 120 例[J]. 时

珍国医国药,2001,12(10):917-918.

15. 环跳

【基础知识】位于股外侧部,侧卧屈股,当股骨大转子最凸点与骶管裂孔连线的外三分之一与中三分之一交点处。此穴具有祛风湿、通经络、强腰膝的功效。临床常配风市、阴陵泉、丘墟,治疗足少阳经疼痛;配殷门、昆仑,治疗足太阳经疼痛。针刺操作时直刺 1.5~2.5 寸,可灸。

【医理体会】本穴属足少阳、太阳之会,位于髀枢处,以局部治疗作用为主,刺之可以祛风湿、活利关节,故可用于治疗下肢风湿痹痛、瘫痪、腰胯痛、膝胫痛等症。

【临床效验及拓展应用】郝爱荣电针治疗坐骨神经痛68 例。取主穴环跳、秩边、殷门、委中、阳陵泉、悬钟、承山,配穴取肾俞、大肠俞、关元俞、腰 3~5 夹脊穴。根据病人疼痛部位辨证取穴,进针得气后,接通 G6805~I 型电针治疗机。经治疗痊愈 62 例,显效 4 例,好转 2 例。

参考文献：

郝爱荣.电针治疗坐骨神经痛 68 例[J].中国针灸,2002(S1):90-91.

16. 风市

【基础知识】位于在大腿外侧部的中线上,当腘横纹上 7 寸,或直立垂手时,中指尖处。此穴具有祛风湿、通经络的功效。临床常配曲池、大椎,治疗荨麻疹;配环跳,治疗下肢疼痛、痛在髋骨;配环跳、膝阳关、阳陵泉治下肢麻木。针刺操作时直刺 1~1.5 寸,可灸。

【医理体会】风市穴是足少阳胆经祛风之要穴。刺之可祛风除湿、通经活络,故可用于治疗因风邪集结而致的风痹不仁、中风半身不遂、下肢痹痛、麻木、全身瘙痒、历节风疮等症。

【临床效验及拓展应用】刘西忠等针刺风市穴治疗高胆红素血症致皮肤瘙痒 12 例。双侧风市穴,垂直进针 1~2 寸,采用泻法,留针 20 分钟。经治疗全部获效。

参考文献:

刘西忠,李福海,陈殿双,等.针刺风市穴治疗高胆红素血症致皮肤瘙痒 12 例[J].中国民间疗法,2003,11(12):12.

17. 中渎

【基础知识】位于大腿外侧,当风市下 2 寸,或当腘横纹上 5 寸,股外侧肌与股二头肌之间。此穴具有祛风湿、通经络的功效。临床常配环跳、阳陵泉、委中、足三里,通经活络、益气养血,治疗下肢不遂、痿痹不仁;配居髎、髀关,治疗股外侧皮神经炎,以舒筋活血。针刺操作时直刺 1~1.5 寸,可灸。

【医理体会】本穴属足少阳胆经,位于大腿外侧的中线上,以局部治疗作用为主,刺之可养血祛风、通经活络,故可用于治疗风湿闭阻之腿膝酸痛、半身不遂、筋痹不仁等症。

18. 膝关

【基础知识】位于小腿内侧,当胫骨内上髁的后下方,阴陵泉后 1 寸。此穴具有通经利节、散寒除湿的功效。

临床常配阴陵泉、膝眼、委中、鹤顶,祛风通络、舒筋止痛,主治膝关节炎;配膝眼、梁丘、血海,散寒除湿、消肿止痛,治疗寒湿痹痛、历节风痛。针刺操作时直刺 0.8~1.2 寸,可灸。

【医理体会】本穴位于膝关节附近,是处正值两腿骨相交之关节,为足厥阴肝经脉气所发,刺之有散寒除湿、通利关节之效,故可治疗膝膑肿痛、下肢痿痹、历节风痛、寒湿走注等症。

19. 天冲

【基础知识】位于头部,当耳根后缘直上入发际 2 寸,率谷后 0.5 寸处。此穴具有祛风定惊的功效。临床常配风池、太阳、角孙、头维,可以祛风散邪、疏通经络,治疗头痛;配风池、百会、神庭、听宫、合谷,益气补血,兼以清肝泻胆,治疗眩晕。针刺操作时平刺 0.5~1 寸,可灸。

【医理体会】本穴属足太阳、足少阳之会,位于头部,刺之可祛风通络、定惊,治疗风邪为患之头痛、眩晕、惊恐、癫痫等症。

【临床效验及拓展应用】向田宏运用灸患侧天冲穴治疗乳腺癌手术后的上肢运动受限。施灸 15 壮后,前举可达 160°,外展 150°,系腰带动作可至第三腰椎。其后,在家中每日在天冲穴自行施灸 15 壮,1 个月后右肩活动范围基本恢复正常。三角肌至前臂的钝痛消失,日常生活完全没有障碍。

参考文献:

向田宏(日).运用灸天冲穴改善乳腺癌手术后的上肢运动受限

病例[J].国外医学中医中药分册,1994,16(2):49.

二、疏 散 外 风

疏散外风穴位能够治疗外风引起的口眼歪斜、口僻、流涎、眼睑瞤动、面痒、面痛等症。

1. 口禾髎

【基础知识】位于上唇部,鼻孔外缘直下,平水沟穴。此穴具有祛风开窍的功效。临床常配地仓、颊车治疗口歪;配合谷、印堂治疗鼻衄。针刺操作时直刺或斜刺0.2~0.5寸,可灸。

【医理体会】本穴为手阳明大肠经穴,居于人中旁开0.5寸处,故有祛风开窍之功效。

【临床效验及拓展应用】冯骅等运用口三针滞针牵拉法治疗顽固性面瘫。按就诊顺序并依据随机数字表分为观察组和对照组,两组数据具有可比性。两组均取患侧每日3针(地仓、口禾髎、夹承浆),观察组48例,采用滞针牵拉法,对照组53例,行平补平泻法。两组均配患侧攒竹、四白、牵正、颊车,进针得气后即留针。治疗结果:观察组48例,痊愈14例,有效31例,无效3例;对照组53例,痊愈10例,有效30例,无效13例。

参考文献:

冯骅,丁敏,蒋亚秋,等.口三针滞针牵拉法治疗顽固性面瘫面神经功能指数评价[J].中国针灸,2010(9):736-738.

2. 迎香

【基础知识】位于鼻翼外缘中点旁,当鼻唇沟中。此穴具有祛风、清热、宣通鼻窍的功效。临床常配印堂治鼻渊;配合谷治面痒、面肿、口歪、鼻不闻香臭。针刺操作时斜刺或平刺 0.3~0.5 寸,禁灸。

【医理体会】本穴为手阳明大肠经和足阳明胃经之会,又位于鼻旁,有祛风、清热、宣通鼻窍之效。

【临床效验及拓展应用】张笑芳等深刺迎香透鼻通穴治疗副鼻窦支气管炎 21 例。针刺时针尖指向同侧鼻通穴,针身与皮肤成 15° 角斜刺入双侧迎香穴。不行针,留针 45 分钟。治愈 10 例,显效 5 例,好转 6 例。

参考文献:

张笑芳,解礼杰. 深刺迎香透鼻通穴治疗副鼻窦支气管炎 21 例 [J]. 中国针灸,2006,26(6):414.

3. 巨髎

【基础知识】位于瞳孔直下,平鼻翼下缘处,当鼻唇沟外侧。此穴具有祛风活络的功效。临床常配合谷治疗面瘫;配天窗治疗面颊肿痛;配下关、合谷治疗牙痛,有散风活络、止痛消肿之效;凡是鼻衄未尽,瘀血在上焦者,亦可刺之以止鼻衄。针刺操作时直刺 0.3~0.5 寸,可灸。

【医理体会】本穴为手阳明大肠经、足阳明胃经和阳跷之会,位于面颊,故多主治面部疾病,有祛风活络之效。

【临床效验及拓展应用】张淑香电针巨髎、颊车治疗面瘫 37 例。取病人患侧巨髎穴、颊车穴,直刺 0.5 寸。配合电针,每日 1 次、每 10 次为 1 个疗程。15 天痊愈率 100%。

参考文献：

张淑香.电针巨髎、颊车治疗面瘫 37 例[J].上海中医药杂志, 1994(11):21.

4. 地仓

【**基础知识**】位于面部,口角外侧,上至瞳孔。此穴具有祛风邪、利机关、通气滞等功效。临床常配合谷、水沟、颊车治疗口眼歪斜;配合谷、承浆治疗流涎。针刺操作时直刺 0.2 寸,或向颊车方向平刺 0.5~1 寸。

【**医理体会**】本穴为手阳明大肠经、足阳明胃经和阳跷之会,位于口角旁 0.4 寸,故多主治口眼歪斜、唇缓不收之疾,刺之可祛风活络、调和气血。

【**临床效验及拓展应用**】黎小苟运用地仓穴透刺治小儿面瘫 34 例。以地仓透四白、地仓透迎香、地仓透颊车为主,面瘫初起加风池或外关穴,病程较长者加足三里或曲池穴。痊愈 23 例,显效 8 例,好转 3 例。

参考文献：

黎小苟.运用地仓穴透刺治小儿面瘫 34 例[J].江西中医药, 1999,30(4):47.

5. 大迎

【**基础知识**】位于下颌角前方,咬肌附着部的前缘,当面动脉搏动处。此穴具有祛风清热、消肿止痛的功效。临床常配下关治疗牙关紧闭;配颊车治疗口眼歪斜;配臂臑、手五里治疗颈项瘰疬;配颧髎治目眩、牙痛。针刺操作时避开动脉,直刺 0.2~0.3 寸,或斜刺 0.3~0.5 寸,可灸。

【医理体会】本穴为手阳明大肠经、足阳明胃经之会,位于下颌角前下 1.3 寸,适当咬肌附着部的前缘,下颌骨上。主治局部口噤不开、牙痛等疾,刺之可祛风清热、消肿止痛。

【临床效验及拓展应用】毕颖等针刺内大迎穴治疗中风后舌体运动障碍。在"醒脑开窍"针刺法的基础上,采用针刺内大迎穴,有效率82.2%。

参考文献:

毕颖,韩景献.针刺内大迎穴治疗中风后舌体运动障碍的疗效观察[J].针灸临床杂志,2006,22(7):7-11.

6. 颊车

【基础知识】位于下颌角前上方约一横指(中指),当咀嚼时咬肌隆起,按之凹陷处。此穴具有祛风活络、开关止痛的功效。临床常配颧髎治口僻痛,恶风寒不可以咀;配太溪滋阴补肾,治疗肾虚牙痛;配翳风、合谷清泻郁热、消散瘀滞,治疗痄腮。针刺操作时直刺 0.3~0.5 寸,或向地仓方向斜刺或平刺 0.5~1.2 寸,可灸。

【医理体会】本穴为足阳明胃经穴,足阳明之脉布于面部,其经筋下结于鼻,上合于太阳目上纲,阳明为目下纲,风邪乘于阳明,筋脉弛缓,发为面瘫,古本穴可祛风活络、开关止痛。

【临床效验及拓展应用】李子锋等运用颊车穴穿线治疗面神经炎 38 例。在面神经麻痹侧,以颊车穴位为中心进行穿线,经该法治疗后面神经炎症状得到明显好转。卢勤妹运用颊车穴深刺为主治疗牙痛 45 例。实证加内庭,虚证加太溪。以上穴位均取患侧。痊愈 29 例,显效 14 例,无效 2 例。

参考文献:

[1] 李子锋,郝变叶.颊车穴穿线治疗面神经炎 38 例临床疗效观察[J].邯郸医学高等专科学校学报,2003(2):162.

[2] 卢勤妹.颊车穴深刺为主治疗牙痛 45 例[J].中国针灸,2002(1):50.

7. 下关

【基础知识】位于颧弓与下颌切迹所形成的凹陷中。此穴具有疏风清热、通利关窍的功效。临床常配大陵、翳风、完骨治疗牙痛、龋齿;配合谷治疗牙痛;配颊车、翳风治疗牙痛、龋齿。针刺操作时直刺 0.5~0.7 寸,可灸。

【医理体会】本穴为足阳明、少阳之会,多用治疗局部齿痛、颊肿、口噤、下颌关节痛。有疏风清热、通利关窍之效。

【临床效验及拓展应用】张秋雨等深刺下关穴治疗儿童弱视 64 例。取患侧睛明穴及双侧下关穴。先刺睛明穴,后刺下关穴,2 穴每周针刺 1 次,3 次为 1 个疗程。经 1 个疗程治疗后治愈 39 例,,显效 10 例,无效 15 例。黄丽萍等采用下关穴深刺久留针配合穴位注射治疗三叉神经痛 42 例。愈显率和总有效率分别为 78.5% 和 97.6%。

参考文献:

[1] 张秋雨,周红军.深刺下关穴治疗儿童弱视 64 例[J].现代中西医结合杂志,2010,19(30):3303.

[2] 黄丽萍,曹荣禄,杨峥.下关穴深刺久留针配合穴位注射治

疗三叉神经痛 42 例［J］.陕西中医,2009,30(2):201-202.

8. 颧髎

【基础知识】位于目外眦直下,颧骨下缘凹陷处。此穴具有祛风消肿的功效。临床常配太阳、攒竹、下关、地仓治疗口眼㖞斜、眼睑瞤动;配二间治疗牙痛;配头维治疗风泣出、目眶烂;配合谷、曲池、颊车治疗牙痛。针刺操作时直刺 0.5~0.7 寸,可灸。

【医理体会】本穴属手太阳小肠经穴,位居颧骨下缘凹陷中,有祛风消肿之效,故可用于治疗口眼㖞斜等面部疾患。

【临床效验及拓展应用】颜道庭等针刺颧髎穴为主治疗面肌痉挛。取患侧的四白、下关、颧髎、太阳、后溪(双)、足三里(双)。经治疗痊愈 14 例,好转 8 例,疗效相对较差 4 例。周扣伍深刺颧髎穴治疗三叉神经痛。主穴颧髎,同时辨证取穴,偏于虚火型者,加配泻对侧合谷,补同侧三阴交;偏于实火者,加配对侧合谷和同侧太冲以泻法。痊愈 18 例,好转 4 例,1 例因中断治疗,效果不详。

参考文献:

［1］颜道庭、张宪真.针刺颧髎穴为主治疗面肌痉挛［J］.中国针灸,1997(10):616.

［2］周扣伍.颧髎穴深刺治疗三叉神经痛［J］.中西医结合与祖国医学,2006,10(9):815.

9. 曲鬓

【基础知识】位于耳前鬓角发际后缘的垂线与耳尖水

平线交点处。此穴具有祛风开噤、止痛消肿的功效。临床常配翳风、听宫，祛风除湿、通络宣窍，治疗耳鸣、耳聋；配肝俞、攒竹，养肝、清热、明目，治疗目疾。针刺操作时向后平刺 0.5~0.8 寸，可灸。

【医理体会】本穴位于前鬓角发际处，本经经气上行弯曲，方达率谷，穴属足太阳、足少阳之会，刺之可祛散风邪、消肿止痛，故可用于治疗风邪为患之头痛连齿、颊颔肿、口噤、暴喑、目赤肿痛、项强不得顾等症。

【临床效验及拓展应用】邢启明针刺曲鬓穴治疗复视：单眼复视，取患侧曲鬓穴，若双眼复视，则取两侧曲鬓穴。患者取坐位或仰卧位。先用 75% 酒精常规消毒穴位及针具，捻转进针，向太阳穴方向平刺 1~1.5 寸，平补平泻，留针 20~30 分钟，每隔 10 分钟行针调整针感，每日针 1 次，7 次为 1 个疗程。治疗 2 例，均获愈。

参考文献：

邢启明．针刺曲鬓穴治愈复视[J]．针灸临床杂志，1994，10(1)：46.

10. 承浆

【基础知识】位于颏唇沟的正中凹陷处。此穴具有祛风通络、通调任督的功效。临床常配颊车、地仓、合谷，调和气血、疏风通络，治疗口眼歪斜；配颊车、合谷，清热泻火，治疗下齿痛；配廉泉，化痰降浊、通络开窍，治疗流涎。针刺操作时向上斜刺 0.3~0.5 寸，可灸。

【医理体会】本穴属足阳明胃经、任脉、督脉之会，足阳明经分布于面部，入上齿中，任脉经喉咙，上行至颔部，环绕口唇，刺之可祛风通络、调畅气机，治疗感受风邪、气机不畅之口眼歪斜、面肿、龈肿、齿痛、项强、流涎等症。

【临床效验及拓展应用】冯泽彪等针刺承浆穴治疗小儿厌食 32 例。治愈 16 例,好转 13 例,无效 3 例。李喆针刺承浆穴为主治疗呃逆患者 20 例,同时根据临床症状的不同加以辨证施刺。总有效 85%。

参考文献:

[1] 冯泽彪,于桂芬.针刺承浆穴治疗小儿厌食 32 例[J].中医药学报,2000(3):55-56.

[2] 李喆.针刺承浆穴为主治疗呃逆患者 20 例[J].甘肃中医,2006,19(12):25-26.

11. 承灵

【基础知识】位于前发际上 4.0 寸,头正中线旁开 2.25 寸。此穴具有祛风通络、止痛的功效。临床常配太冲、百会,疏风清热、通经止痛,治疗头项痛;配风池、迎香、合谷,清热、凉血,治疗衄衊、鼻窒息不通;配风池、百会、合谷、太阳,祛风、散邪、止头痛,治疗外感头痛。针刺操作时平刺 0.5~0.8 寸,可灸。

【医理体会】本穴位于头顶,刺之可祛风通络、止痛,治疗头面部风邪疾患。又因穴属足太阳、阳维之会,太阳为一身之表,阳维联络诸阳经,所以刺本穴又可祛风解表,治疗外感风寒之鼻寒、鼻渊等表证。

三、通　经　络

本类穴位具有补肝肾、强筋骨、通经络的作用。主要用于风湿日久累及肝肾所致的腰膝酸软无力、疼痛等风湿痹证。亦可用于肾虚腰痛、骨痿及中风后遗半身不遂等症。

1. 下廉

【基础知识】位于前臂背面桡侧,当阳溪与曲池连线上,肘横纹下 4 寸。此穴具有通经络、调腑气、利关节等功效。临床常配委中治疗风湿痹痛,可通经络、利关节;配足三里、少泽治疗乳痈;配五处、神庭治疗头风。针刺操作时直刺 0.5~0.8 寸,可灸。

【医理体会】本穴为手阳明大肠经穴,位居前臂外侧缘,"治痿独取阳明",故可通经络、利关节,治疗肩痛、手臂麻木、半身不遂。

【临床效验及拓展应用】卢奇运用针刺手下廉治疗急性腰扭伤 50 例。取患侧手下廉穴(曲池穴下 4 寸)若腰脊两侧均疼痛,则两侧手下廉穴同时取,进针方向应朝着与手太阴肺经相垂直的方向,进针 0.8 寸左右,并大幅度捻转2~3 次,留针 20 分钟。疗效:一次治愈者 39 例,2 次治愈者6 例,无效 4 例,好转 1 例。治愈率达 90%。

参考文献:

卢奇 . 运用针刺手下廉治疗急性腰扭伤 50 例[J]. 河南中医,1989,05:036.

2. 上廉

【基础知识】位于前臂背面桡侧,当阳溪与曲池连线上,肘横纹下 3 寸。此穴具有通经络、调腑气、利关节等功效。临床常配曲池、肩髃治疗肩臂痛,有通经络、止痹痛之效;配下巨虚治疗肠鸣腹痛,有调腑气之功效。针刺操作时直刺 0.5~0.8 寸,可灸。

【医理体会】本穴为手阳明大肠经穴,位居前臂外侧缘,"治痿独取阳明",故可通经络、利关节,治疗肩痛、手臂麻木、半身不遂。

【临床效验及拓展应用】李才顺针刺上廉穴治疗急慢性腰扭伤 50 例。治疗方法患者直立位,略向前倾斜,两上肢肘屈 90 度,再快速刺入双侧上廉穴,行以龙虎交战手法,同时让患者左右活动腰部及上下蹲起,配合 2~3 分钟,留针 5~10 分钟,每天治疗 1 次,6 天为 1 个疗程。治疗结果共治疗 50 例,其中痊愈了 84%,总有效率为 98%。

参考文献:

李才顺.针刺上廉穴治疗急慢性腰扭伤 50 例[J].上海针灸杂志,1995,14(6):280.

3. 手三里

【基础知识】位于前臂背面桡侧,当阳溪与曲池连线上,肘横纹下 2 寸。此穴具有通经络、消肿止痛、调理肠胃等功效。临床常配肩髃治疗肩臂痛,有通经络、止痹痛之效;配足三里健脾益胃,治疗胃肠疾患;配中渚治疗喉痹不能言;配金门、申脉治疗头风、项痛、目眩。针刺操作时直刺 0.5~0.8 寸,可灸。

【医理体会】本穴为手阳明大肠经穴,位居前臂外侧前缘。手三里为大肠经从腕到肘的最后一穴,脉气由此贯通到肘外侧而进入曲池,承前启后,故功效可远达颈项肩背,不论疼痛麻木皆可刺之,具有通经络之功效。

【临床效验及拓展应用】孙丽珠等针刺手三里穴配合火罐治疗急性腰扭伤58例。针刺时同时嘱患者做腰部功能活动,如:下蹲、起立,及腰部前屈、后伸、左右旋转等。活动中疼痛明显减轻。结果58例病人中,总治愈率93%,有效率100%。疗效满意。

参考文献:

孙丽珠,魏永明,张晓菊.针刺手三里穴配合火罐治疗急性腰扭伤58例[J].针灸临床杂志,2008,24(5):11.

4. 肘髎

【基础知识】位于臂外侧,屈肘,曲池穴上方1寸,当肱骨边缘处。此穴具有通经活络、疏利关节等功效。临床常配肩髃、曲池等穴加强其通经活络、疏利关节之功效。针刺操作时直刺0.5~1寸,可灸。

【医理体会】本穴为手阳明大肠经穴,位居肘大骨外廉凹陷中,故可治疗肘臂痛,有通经活络、疏利关节之功效。

【临床效验及拓展应用】李桂兰等单用肘髎穴治疗周围性面瘫44例。垂直进针0.3~0.5寸,得气后,顺时针拇指向前紧捻720°,轻轻提针,针尖指向肩部,手不离针,守神行气5~7分钟。拇指再向前捻360°,轻轻放针,后施温针灸10分钟,然后起针。每日针1次,1周为1疗程。痊愈29例,显效15例。

参考文献:

李桂兰,陆小左.单用肘髎穴治疗周围性面瘫[J].针刺研究,1998(4):310.

5. 手五里

【基础知识】位于臂外侧,当曲池穴与肩髃穴连线上,曲池穴上3寸处。此穴具有通经活络、散瘀止痛等功效。临床常配肩髃、曲池穴治疗肘臂挛痛,起到通经活络、疏利关节、止痛之功效;配扶突、合谷治疗颈项瘰疬,起到化瘀散结之功效。针刺操作时避开动脉,直刺0.5~1寸,可灸。

【医理体会】本穴为手阳明大肠经穴,位居上臂外侧前缘,故可治疗肘臂疼痛麻木,刺之有通经活络、疏利关节之功效。

【临床效验及拓展应用】邓华运用穴位揉按治疗落枕14例。揉按手五里穴,以患者感到局部酸、胀、麻为度。在揉按的同时,让患者做颈部左、右旋转和前、后活动。总有效率100%。

参考文献:

邓华.穴位揉按治疗落枕14例[J].中级医刊,1990(10):026.

6. 臂臑

【基础知识】位于臂外侧,三角肌止点处,当曲池穴与肩髃穴连线上,曲池穴上7寸。此穴具有通经活络、清热明目的功效。临床常配肩髃治疗肩臂疼痛麻木;配曲池、丰隆治疗瘰疬,起到祛湿化痰、通络散瘀之功效;配光明清肝明目,治疗目疾。针刺操作时直刺或向上斜刺0.5~1.5寸,可灸。

【医理体会】本穴为手阳明大肠经、手太阳小肠经、足太阳膀胱经和阳维之会,位居三角肌下端偏内侧,故可治疗肩臂痛、瘰疬等疾,可起到通经活络、疏利关节之功效。

【临床效验及拓展应用】张振华采用臂臑穴药物埋藏治疗癫痫 48 例。分期治疗,治愈 28 例,其中原发性 26 例,继发性 2 例;好转 20 例。本组病例加用穴位药物。曹龙等采用廉玉麟主任医师臂臑穴合谷刺法为主治疗复视。主穴:臂臑(双侧),共 3 针。1 个疗程后,患者自诉视物较前清晰,连续针刺治疗 3 疗程后,复视症状完全消除。

参考文献:

[1] 张振华.臂臑穴药物埋藏治疗癫痫 48 例[J].北京军区医药,2010,12(6):452.

[2] 曹龙,高旸.廉玉麟主任医师臂臑穴合谷刺法为主治疗复视[J].新中医,2010,42(10):101.

7. 巨骨

【基础知识】位于肩上部,当锁骨肩峰端与肩胛冈之间凹陷处。此穴具有通经活络、散瘀止痛、镇静安神的功效。临床常配肩髃、曲池治疗肩臂疼痛麻木不举;配曲池、扶突治疗瘰疬,起到消瘿散结之功效。针刺操作时直刺 0.5~0.8寸,可灸。

【医理体会】本穴为手阳明大肠经和阳跷脉之会。阳跷脉主动,阳明之筋又结于肩部,故主治肩臂疼痛、举臂不得按诸疾,有通经络、利关节之功效。

【临床效验及拓展应用】王浩伟运用穴位注射加手法治疗肩周炎。用 2% 利多卡因 6ml,泼尼松 2ml,维生素 B_1 100mg,维生素 B_{12} 500ug 混合液,取巨骨穴或阿是穴注射。5~7 天注射 1 次,3 次为 1 疗程。结果痊愈 86 例,显效

40 例,好转 20 例。

参考文献:

王浩伟.穴位注射加手法治疗肩周炎[J].井冈山医专学报,2000(3):80.

8. 伏兔

【基础知识】位于大腿前面,当髂前上棘与髌底外侧端的连线上,髌底上 6 寸。此穴具有祛风湿、壮腰膝、通经络的功效。临床常配环跳治疗下肢痹痛;配环跳、肾俞、委中、阳陵泉、三阴交治疗下肢麻痹、瘫痪。针刺操作时直刺1~1.5 寸,可灸。

【医理体会】本穴为足阳明胃经穴,位居大腿股四头肌隆起处。"治痿独取阳明",故刺灸本穴可收到祛风湿、壮腰膝、通经络之功效。

【临床效验及拓展应用】周利亭针刺伏兔穴治疗急性腰扭伤 46 例。治疗方法患者跪位,取双侧伏兔穴直刺 3寸。得气后施以大幅度提插捻转手法。留针 20 分钟。留针过程中适当活动腰部。每日 1 次,3 次为 1 个疗程。经 2个疗程治疗后,46 例患者中治愈 32 例,好转 14 例,有效率100%。

参考文献:

周利亭.针刺伏兔穴治疗急性腰扭伤 46 例[J].现代中西医结合杂志,2010(1):90.

9. 条口

【基础知识】位于小腿前外侧,当犊鼻下 8 寸,距胫骨前缘一横指(中指)。此穴具有舒筋理气的功效。临床常配悬钟舒筋活络,治疗足步艰难;配承山能够解筋急挛痛,治疗下肢痉挛拘急;配承山、肩髃、肩髎能够通络止痛,治疗肩凝症。针刺操作时直刺 0.5~1.2 寸,可灸。

【医理体会】本穴为足阳明胃经穴,穴居小腿前外侧,主要用于下肢痛、痿痹麻木、挛急等局部疾病,有舒筋活络之功效。

【临床效验及拓展应用】韩新强等独刺条口穴治疗肩周炎 87 例。针刺条口穴用泻法。针时嘱患者活动患肢,左肩病针右侧,右肩病针左侧。2 个疗程后痊愈 51 例,显效 19 例,好转 13 例,无效 4 例。总有效率为 95.4%。李德朝电针条口穴透承山穴为主治疗肩痛症 131 例。从条口穴直刺承山穴,根据病情需要加针刺配穴,令病人将患侧的肩部做上举、内旋、外旋等动作,一般电针治疗 20~30 分钟。隔日 1 次,5 次为 1 个疗程。痊愈 74 例,显效 36 例,有效 21 例。

参考文献:

[1]韩新强,韩艳茹,韩宝茹.独刺条口穴治疗肩周炎87例[J].山东中医杂志,2006,25(11):757.

[2]李德朝.电针条口穴透承山穴为主治疗肩痛症131例[J].河南中医学院学报,2006,21(123):58.

10. 极泉

【基础知识】位于腋窝顶点,腋动脉搏动处。此穴具有舒筋活络的功效。临床常配侠白治疗心痛、干呕烦满;配三阴交、漏谷治疗胸痹;配灵道治疗郁郁寡欢;配外关、阳陵泉治疗胁肋痛。针刺操作时上肢外展,避开动脉,向上斜刺

0.3~0.5 寸,可灸。

【医理体会】本穴为手少阴心经始穴,穴当腋下,当心经最高点之处,故有舒筋活络之效。

【临床效验及拓展应用】陈秋明点按极泉穴治疗胸胁屏伤 60 例。痊愈 37 例,显效 15 例,减轻 6 例,无效 2 例。栗先增等针刺新极泉穴配合肩关节活动治疗肩周炎 48 例。治疗效果:经 2 个疗程治疗后,痊愈 28 例,显效改善 10 例,有效 6 例,无效 4 例。

参考文献:

[1]陈秋明.点按极泉穴治疗胸胁屏伤 60 例[J].针灸临床杂志,2005,21(1):53.

[2]栗先增,陈春林.针刺新极泉穴配合肩关节活动治疗肩周炎 48 例[J].上海针灸杂志,2008,27(2):33.

11. 后溪

【基础知识】位于手掌尺侧,微握拳,当小指本节(第 5 掌指关节)后的远侧掌横纹头赤白肉际。此穴具有散风舒筋、通络止痛的功效。临床常配阴郄治疗盗汗;配手三里、曲池治疗臂痛;配风池、百会、太阳治疗头痛眩晕。针刺操作时直刺 0.5~0.8 寸,可灸。

【医理体会】本穴为手太阳小肠经穴,由于后溪为八脉交会穴之一,通于督脉,督脉行于头项,故风寒湿热致使血行瘀滞之头颈项肩疼痛、肘臂手指拘急疼痛,取后溪有散风、舒筋活络、通络止痛之功效。

【临床效验及拓展应用】张沛崧等针刺后溪穴、水沟穴治疗急性腰扭伤 32 例。双侧腰脊疼痛均以双侧后溪穴结合水沟穴治疗,同时嘱患者主动小范围活动腰部,痊愈率90.3%,有效率100%。茅敏等针刺后溪穴治疗中风偏瘫后手指拘挛40例。取患侧后溪穴向合谷方向透刺1.5寸,施捻转手法,以患者感觉局部酸、麻、胀、重至整个掌部为度,取针后即配合肌力训练,总有效率为95%。

参考文献:

[1]张沛枞,杨进,马勇.针刺后溪穴、水沟穴治疗急性腰扭伤32例[J].河南中医,2009,29(9):910-911.

[2]茅敏,牟欣,陈新.针刺后溪穴治疗中风偏瘫后手指拘挛40例疗效观察[J].新中医,2007,39(4):49-50.

12. 小海

【基础知识】位于尺骨鹰嘴与肱骨内上髁之间凹陷处。此穴具有通经、活络、祛风的功效。临床常配神门、灵道治疗肩臂麻木疼痛;配大陵、神门、心俞治疗癫痫狂证;配听宫治疗耳聋。针刺操作时直刺0.3~0.5寸,可灸。

【医理体会】本穴为手太阳小肠经所入。其所以能治疗肘痛、四肢不举,是因为小肠经的分布自手至头,经肩胛、颈项、面颊及目、耳、鼻、颧骨处,故效。

【临床效验及拓展应用】李春芳等针刺小海穴为主治疗坐骨神经痛。配穴取液门透中渚(泻法),腿酸胀者加曲池。嘱患者活动患肢,留针30分钟。痊愈50例,好转27例,无效11例。

参考文献:

李春芳,夏业玲.循根结与标本理论针刺小海穴为主治疗坐骨神经痛初步探讨[J].中国康复,1995,10(2):60-61.

13. 承扶

【基础知识】位于大腿后面,臀下横纹的中点。此穴具有舒筋节、调肛门的功效。临床常配肾俞、风市、阳陵泉,滋肾通经止痛,治疗下肢疼痛、麻木;配环跳、悬钟,舒筋活络止痛,主治坐骨神经痛、下肢瘫痪;配秩边、承山,清热通便,主治便秘、痔疾。针刺操作时直刺 0.8~2 寸,可灸。

【医理体会】承扶穴属足太阳经,位于大腿根部,可通调腰背股后之太阳经气,故可治疗腰脊、臀股疼痛。

【临床效验及拓展应用】贾福锁等针刺承扶穴治疗坐骨神经痛 60 例。取穴主穴承扶,配穴:若伴有腰酸或腰痛者配腰 5 夹脊穴(均为患侧腧穴)。足少阳型配阳陵泉、悬钟、丘墟。湿重配丰隆,久病体虚配足三里、肾俞,偏虚寒用艾灸。痊愈 36 例;显效 17 例;好转 5 例;无效 2 例。

参考文献:

贾福锁,诸新鹏.针刺承扶穴治疗坐骨神经痛 60 例[J].新中医,1994,26(12):29.

14. 殷门

【基础知识】位于大腿后面,当承扶与委中的连线上,承扶下 6 寸。此穴具有健腰腿、除瘀滞的功效。临床常配肾俞、委中,健腰补肾、舒筋活络,主治腰脊疼痛;配风市、足三里,利腰腿、除风湿,主治下肢痿痹。针刺操作时直刺 1.5~3 寸;可灸。

【医理体会】殷门穴属足太阳经,位于股后正中,故可循经健腰除瘀,又可治股部疼痛、麻木。

【临床效验及拓展应用】尤亚芳电针殷门穴治疗便秘 50 例。殷门快速进针，捻转得气，电针强度以患者耐受为度，10 分钟后中止电针，留针 10 分钟，再用相同强度的电针 10 分钟。每日治疗 1 次，每次 30 分钟，7 日为 1 个疗程。总有效率 94%。

参考文献：

尤亚芳.电针殷门穴治疗便秘 50 例[J].中国针灸,2003,05：282.

15. 浮郄

【基础知识】位于腘横纹外侧端,委阳上 1 寸,股二头肌腱的内侧。此穴具有清热舒筋的功效。临床常配承山、昆仑舒筋通络,主治臀股麻木、小腿挛急;配尺泽、上巨虚,理气和胃调肠,主治急性胃肠炎;配曲池、后溪,泄热通便,治疗便秘。针刺操作时直刺 0.5~1 寸,可灸。

【医理体会】浮郄穴属膀胱经,为阳经表浮之郄,故可通畅经气,治疗臀股麻木、腘筋挛急。

16. 附分

【基础知识】位于背部第 2 胸椎棘突下,旁开 3 寸。此穴具有祛风散寒、舒筋活络的功效。临床常配风池、后溪,祛风活络、舒筋止痛,主治颈项强痛;配大椎、肩髃,散寒除湿、通经活络,主治肩背拘急;配五处、迎香,疏通经气、散寒止嚏,治疗嚏不止。针刺操作时斜刺 0.5~0.8 寸;可灸。

【医理体会】本穴位于背部,邻近肩部,故可治疗肩背拘急,因其为手足太阳之会,故可治疗颈强痛、肘臂麻木不仁。

【临床效验及拓展应用】刘亚楠等运用放血疗法治疗急性乳腺炎 30 例。取附分、魄户、膏肓等穴,用三棱针点刺,每次放血 3 滴,总有效率 70%。

参考文献:

刘亚楠,邓春雷.放血疗法治疗急性乳腺炎 30 例[J].陕西中医,2007(3):59.

17. 秩边

【基础知识】位于第四骶后孔,骶正中脊旁开 3 寸。此穴具有通络止痛、强健腰膝的功效。临床常配阳陵泉、委中,行气活血、舒筋通络,主治下肢痿痹;配支沟、次髎,疏调三焦肠腑,主治大小便不利;配承山、长强,通经止痛,治疗痔疾。针刺操作时直刺 1~2 寸,可灸。

【医理体会】秩边穴属足太阳膀胱经,可通足太阳经之经气,治疗腰骶痛、下肢痿痹。

【临床效验及拓展应用】王敏采用针灸秩边穴治疗产后尿潴留 68 例。轻者取单侧,重者取双侧,补虚泻实,中间行针 2 次,留针 20 分钟。治愈 47 例,好转 18 例,未愈 3 例。

参考文献:

王敏.针灸秩边穴治疗产后尿潴留 68 例[J].中国中医药现代远程教育,2010,5(2):37.

18. 合阳

【基础知识】位于小腿后面,当委中与承山的连线上,委中下 2 寸。此穴具有调理下焦、强利腰脊的功效。临床常配环跳、阳陵泉,舒筋活络、活血止痛,主治下肢疼痛、麻痹;配肾俞、关元、次髎,益精补肾壮阳,治疗阳痿;配合谷、交信益气止血,治疗漏血。针刺操作时直刺 0.7~1.2寸,可灸。

【医理体会】合阳穴属足太阳膀胱经,可通畅膀胱经气,治疗腰背痛、下肢酸痛、痿痹等。

【临床效验及拓展应用】薛浩采用针刺合阳穴治疗腓肠肌痉挛 43 例。100 例中,女性 78 例,男性 22 例,年龄最小 18 岁,最大 56 岁,病程最短 5 天,最长 20 年,治疗次数最少 1 次,平均治疗 6 次,均达到理想效果。

参考文献:

薛浩.刺合阳穴治疗腓肠肌痉挛 43 例[J].广西中医药,1989,2:55.

19. 承筋

【基础知识】位于小腿后面,当委中与承山的连线上,腓肠肌肌腹中央,委中下 5 寸。此穴具有舒筋骨、利腰膝、理肛疾、调大肠的功效。临床常配阳陵泉、足三里,健脾舒筋、活血通络,主治下肢痿痹;配委中、督俞,通经缓急止痛,治疗腰背拘急;配大肠俞、支沟,调肠通便,治疗便秘。针刺操作时直刺 0.5~1 寸,可灸。

【医理体会】承筋穴属足太阳膀胱经,可通畅太阳经气,治疗下肢痹痛、腰背拘急、痔疾等。

【临床效验及拓展应用】卢长瀛等采用远端点穴治腰椎间盘突出症 150 例。以点、拿、按揉、整脊斜扳为先的手法施治于金门、申脉、昆仑、跗阳四个阳经的穴;公孙、复溜、

三阴交三个阴经的穴;附加承山、承筋。150 例中,治愈 93
例,好转 10 例,无效 2 例。

参考文献:

卢长瀛,马玲,邓霞,等 . 远端点穴治腰椎间盘突出症 150 例体
会[J]. 光明中医,2005,20(6):56-57.

20. 京骨

【基础知识】位于足外侧,第 5 趾骨粗隆下,赤白肉际
处。此穴具有舒筋脉、利关节、清热明目的功效。临床常配
风池、天柱,可祛风舒筋止痛,主治头痛;配中封、悬钟,可舒
利关节,治疗痿厥;配肾俞、然谷,可通络祛寒除痹,治疗足
痛;配昆仑、然谷,可清热除烦、开窍醒神,治疗发狂。针刺
操作时直刺 0.2~0.3 寸,可灸。

【医理体会】本穴为足太阳经之原穴,原穴有通调三焦
经气、疏利关节的作用,故凡本经经络阻滞、气血不通所致
的疼痛皆可选用本穴治疗。

21. 消泺

【基础知识】位于清冷渊与臑会连线的中点。此穴具
有舒筋活络、散寒止痛的功效。临床常配风池、天柱,祛风
散寒,通经止痛,可治疗颈项强急;配肩髃、肩贞、肩髎,舒筋
活络,治疗臂痛不举。针刺操作时直刺 0.8~1.2 寸,可灸。

【医理体会】本穴属手少阳三焦经,三焦经气上贯肘,
刺之可舒筋活络、散寒止痛,故可用于治疗经络不通、气血
阻滞之头痛、项强、臂痛等症。

【临床效验及拓展应用】张铁英等采用辨经取穴治疗

神经根型颈椎病 360 例。主穴分别为手三里、天宗、消泺、极泉、天柱,经常规治疗后,痊愈率为 58.9%。

参考文献:

张铁英、孙琳、黄梅颖.辨经取穴治疗神经根型颈椎病 360 例疗效观察[J].针灸临床杂志,2005(5):20.

22. 跗阳

【**基础知识**】位于小腿后面,外踝后,昆仑直上 3 寸。此穴具有通经络、利腰膝、清头目的功效。临床常配环跳、委中,舒筋活络,可治疗下肢痿痹;配申脉、三阴交、化瘀、消肿、止痛,治疗踝部肿痛;配风池、百会,疏风通络、行气止痛,治疗头重、头痛。针刺操作时直刺 0.5~1 寸,可灸。

【**医理体会**】本穴属阳跷郄穴,阳跷脉经过手足太阳、手足阳明和足少阳五条经脉,刺之可通经络、利腰膝、清头目,故可治疗经络闭阻之下肢瘫痪、踝部疼痛、腰腿疼痛、头重、头痛等症。

【**临床效验及拓展应用**】胡焕华针刺跗阳穴为主治疗肩周炎 66 例。主穴跗阳。配穴阳陵泉、悬钟、足三里。针刺得气后,加电针,留针的同时艾灸跗阳穴。痊愈 43 例。

参考文献:

胡焕华.针刺跗阳穴为主治疗肩周炎 66 例[J].中国针灸,1995(S1):97-98.

23. 仆参

【**基础知识**】位于外踝后下方,昆仑直下,跟骨外侧,赤白肉际处。此穴具有通络止痛、强筋健骨的功效。临床常配阳陵泉、承山,可疏通经络、强筋健骨,治疗脚气、下肢痿痹转筋;配太溪、昆仑,通络止痛,治疗足跟痛;配金门,协调阴阳气机,治疗小儿癫痫。针刺操作时直刺 0.3~0.5 寸,可灸。

【医理体会】本穴属足太阳膀胱经,刺之可通畅足太阳膀胱经气,生精化骨,治疗下肢痿痹转筋。又本穴为阳跷脉之本,通手足太阳、手足阳明及足少阳五条阳经,刺之可调和阴阳,故可治疗癫痫。

【临床效验及拓展应用】刘红等采用点按水泉、仆参穴治疗痛经 70 例。取双足的水泉穴、仆参穴,医者双手拇指、食指分别置于水泉、仆参穴上,由前向后旋转点、按,缓慢进行,力度由小到大,以每次月经前 1 周开始,至月经结束为止。本组 70 例经点按治疗均有效,总有效率达 100%。谢国松采用仆参穴封闭治疗跟下滑囊炎 36 例。取仆参穴,局部皮肤消毒后,将药液(2% 利多卡因 1ml+ 泼尼松 50mg+ 山莨菪碱 5mg+ 维生素 B_{12} 1ml)缓慢推注药液,退针后用消毒棉签轻压 1 分钟。总有效率 100%。

参考文献:

[1] 刘红、王宛彭. 点按水泉、仆参穴治疗痛经[J]. 长春中医学院学报,2002,18(4):25-26.

[2] 谢国松. 仆参穴封闭治疗跟下滑囊炎 36 例[J]. 针灸临床杂志,2000,16(7):48-49.

24. 昆仑

【基础知识】位于外踝尖与跟腱之间的凹陷处。此穴具有疏通经络、益肾催产的功效。临床常配环跳、委中,通畅经气、活络止痛,治疗腰腿痛;配风池、后溪,清头目安神志,主治头痛、惊痫;配天柱,疏风清热,治疗头痛连项下。针刺操作时直刺 0.5~0.8 寸,可灸。

【医理体会】本穴属足太阳膀胱经,刺之可疏通太阳经气,清头明目、利腰腿,可治疗头项、腰痛疾患。本穴位于足跟部,还可治疗足跟痛。

【临床效验及拓展应用】石建业等采用昆仑穴注射654-2 治疗腰腿痛 31 例。5ml 注射器及 7 号注射针头抽取654-2 注射液 10mg 刺入昆仑穴,患者出现酸、麻、胀感后注入穴内,每周 1 次,连注 3 次。结果:显效 16 例,良效 10 例,进步 3 例,无效 2 例。

参考文献:

石建业,耿万苍,唐志敏.昆仑穴注射 654-2 治疗腰腿痛 31 例疗效观察[J].宁夏医学杂志,1999,21(6):358.

25. 臑会

【基础知识】位于肘尖与肩髎的连线上,肩髎下 3 寸,三角肌的后下缘。此穴具有通经散结、清热疏风的功效。临床常配肩髎、曲池,疏风通络、止痛,治疗肩臂拘挛疼痛;配天井、翳风,行气消瘀、化痰散结,治疗颈淋巴结结核。针刺操作时直刺 0.5~1 寸,可灸。

【医理体会】本穴为手少阳、阳维脉之会穴,因阳维脉可调节阳经经气,刺之可清热疏风、通经散结,治疗瘿气、瘰疬、目疾、肩臂痛。

【临床效验及拓展应用】魏冰等观察电针臑会、天井穴对脑卒中后上肢痉挛性瘫痪的疗效。结果:32 例患者中,显效 12 例；有效 18 例；无效 2 例。结论：电针臑会、天井穴对脑卒中后上肢痉挛性瘫痪治疗疗效满意。

参考文献：

魏冰，李岩．电针治疗脑卒中后上肢痉挛性瘫痪 32 例[J]．针灸临床杂志，2010（6）：19．

26. 前顶

【**基础知识**】位于前发际正中直上 3.5 寸。此穴具有通络、散风、清利头目的功效。临床常配上星，可疏通经络，治疗前头痛；配百会、太冲，可清热泻火、疏肝平木，治疗头痛、头晕；配瘈脉、长强，清热息风，镇静安神，治疗小儿惊痫。针刺操作时平刺 0.3~0.5 寸，可灸。

【**医理体会**】本穴居头顶，刺之能通络、散风、清头目，疏通头部经气，治疗头痛、眩晕、头顶痛。又本穴属督脉，主一身之阳，其行向前下过鼻，故又可治疗癫痫、鼻渊。

27. 囟会

【**基础知识**】位于前发际正中直上 2 寸。此穴具有通络、散风、清利头目的功效。临床常配百会、前顶，温阳通络散寒，治疗脑冷痛；配百会，升阳通窍、行气活血，治疗目眩、中风；配上星、风门，宣肺清热、通利鼻窍，治疗鼻渊、鼻塞。针刺操作时平刺 0.3~0.5 寸，小儿囟门未合，不宜针刺。

【**医理体会**】本穴居头顶，刺之能通络、散风、清利头目，故可疏通头部经气，治疗头痛、眩晕、头顶痛。本穴又属督脉，主一身之阳，其行向前下过鼻，故又可治疗癫痫、鼻渊。

【**临床效验及拓展应用**】刘秀红等灸囟会为主治疗紧

张性头痛 22 例。点燃艾条,用直接灸法灸囟会穴,以酸、麻、胀、热为效,以患者耐受为度,每次 40~60 分钟,每日 2 次,7 天为 1 个疗程。再配合药敷,贴敷痛处中心,部位不定者,以疼痛最重或发作次数最多处为准,每次 2 小时,早晚各 1 次,7 天为 1 个疗程。22 例全部有效,其中痊愈 18 例,显效 4 例。

参考文献:

刘秀红,邱建成.灸囟会为主治疗紧张性头痛 22 例[J].山东中医杂志,2001,20(8):479-480.

28. 三阳络

【基础知识】位于前臂背侧,腕背横纹上 4 寸,尺骨与桡骨之间。此穴具有通络镇痛、宣通气血的功效。临床常配廉泉、风池,开窍息风,治疗失语;配合谷,通络镇痛,治疗齿痛;配风池、大椎,散邪解热,治疗寒热无汗。针刺操作时直刺 0.5~1 寸,可灸。

【医理体会】本穴属手少阳三焦经,其经气在太阳、阳明之间通行,三经皆属阳,为三阳之会,刺之可疏通经络、宣通气血,故可治疗气血阻滞之暴喑、耳聋等症。

【临床效验及拓展应用】何庭辉针刺麻醉进行肺切除术 158 例,穴位多用患侧扶突、夹脊 2、4、6,三阳络透郄门、下翳风及任脉、督脉,针麻优良级 137 例,尚可 19 例,失败 2 例。

参考文献:

何庭辉.针刺麻醉进行肺切除术 158 例体会[C]//世界针灸学会联合会成立暨第一届世界针灸学术大会论文摘要选编,1987 年.

第十章　平肝息风类

本类穴位能够治疗肝风内动引起的头晕目眩、头痛、耳鸣、痉挛抽搐等症。亦适用于治疗由热极动风、肝阳化风及血虚生风等所致项强肢颤、癫痫、惊风抽搐等症。

1. 五处

【基础知识】位于前发际正中直上 1 寸，旁开 1.5 寸。此穴具有祛风明目、通窍止抽的功效。临床常配百会、头维，益气通络，治头痛；配大椎、身柱、长强，以理气血、调阴阳、镇痉止抽，治脊强反折、瘛疭、癫痫。针刺操作时平刺 0.3~0.5 寸，可灸。

【医理体会】五处穴位于头顶的前部，邻近目窍与脑窍，又因该穴系足太阳膀胱经脉气所发，循行经眼内角及头额部，入络于脑，所以能治疗肝风内动、上扰神明之头晕、目眩、脊强反折等头目病症及神志病。

【临床效验及拓展应用】晁岱军等推压按揉联合药酒外敷治疗椎 - 基底动脉供血不足 92 例。取三七 100g、天麻 100g、川芎 100g、全蝎 50g、藁本 50g 等药物泡入适量的 95% 酒精中浸泡 15 天后过滤，取出溶液，然后加入蒸馏水配成含酒精约 50% 的溶液即可，取适量药液用消毒纱布外敷头部,并揉按百会及五处穴约 10~20 分钟。

参考文献:

晁岱军,皮士舵,朱文元,等.推压按揉联合药酒外敷治疗椎 - 基底动脉供血不足 92 例[J].中国中医药现代远程教育,2011,9(3):54-55.

2. 筋缩

【**基础知识**】位于背部正中线上,第 9 胸椎棘突下凹陷中。此穴具有息风通络、镇惊止痛的功效。临床常配阳陵泉、行间,息风止痉、通络止痛,治疗筋挛拘急、四肢不收;配曲骨、阴骨、行间,化痰息风,治疗癫痫。操作时向上斜刺0.3~0.5 寸,可灸。

【**医理体会**】本穴位于脊背部,在两肝俞之间,肝主筋,又因肝风内动会导致脊强、四肢不收等症。故刺之可息风通络、止痉。此外,本穴属督脉,其脉行于脊中,刺之可调和阴阳,治疗癫痫等症。

3. 束骨

【**基础知识**】位于足小趾本节的后方,赤白肉际处。此穴具有祛风、清头目、利项背的功效。临床常配百会、肝俞,清头目、调营血、息肝风,治疗头痛、目眩;配殷门、昆仑,舒筋、活络、止痛,治疗腰背痛、坐骨神经痛。针刺操作时直刺0.3~0.5 寸,可灸。

【**医理体会**】本穴为足太阳膀胱经的经穴,膀胱经入脑,刺之可祛内风。又因膀胱经行于背部,刺之可通调背部经气。所以针刺本穴具有祛风、清头目、利项背的作用,主要用于治疗癫狂、头痛、项强、目眩、腰背及下肢痛等症。

【临床效验及拓展应用】孟庆良等针刺束骨为主穴治疗落枕 120 例。取后溪、束骨,均取患侧。针刺留针后嘱患者做颈部运动。痊愈 109 例。

参考文献:

孟庆良,孟凡辉.针刺后溪、束骨穴治疗落枕 120 例[J].中国针灸,2009(2):144.

4. 翳风

【基础知识】位于耳垂后方,当乳突与下颌角之间的凹陷处。此穴具有散风活络、聪耳启闭的功效。临床常配行间,清肝泻火、宣通耳窍,治疗痰火上扰所致之耳鸣耳聋;配丘墟、外关,宣通少阳之郁结,解表、清热消肿,治疗痄腮;配合谷、内庭,清降胃火、宣泄阳明,治疗齿痛。针刺操作时直刺 0.8~1.2 寸,可灸。

【医理体会】本穴属手少阳三焦经与足少阳胆经之会,二脉皆上头部,走于耳,刺之可清头之内风,主治耳鸣、耳聋、口眼歪斜、牙关紧闭等症。

【临床效验及拓展应用】范飞鸿采用翳风穴封闭治疗面瘫 96 例,患者取卧位或端坐靠背椅,头颈向健侧斜 30°,前倾 15°,翳风穴皮肤常规消毒,用 5 号针头注射药物。隔日 1 次,患者有局部胀感,无不良反应。96 例患者,痊愈 72 例;有效 23 例。王士广针刺翳风穴治疗呃逆 38 例。取双侧翳风穴。患者仰卧位或坐位,局部消毒后,用 1.5 寸毫针快速刺入皮下,针尖向咽喉部刺入 1 寸,捻转手法,得气后大幅度捻转 5~6 次,同时嘱患者屏气 15 秒钟,留针 30 分钟。

本组 38 例全部有效。

参考文献：

［1］范飞鸿.翳风穴封闭治疗面瘫［J］.针灸临床杂志,1998,14（1）:39.

［2］王士广.针刺翳风穴治疗呃逆 38 例［J］.中国针灸,1994（5）:48.

5. 瘈脉

【基础知识】位于头部,耳后乳突中央,当角孙与翳风之间,沿耳轮连线的中、下三分之一的交点处。此穴具有息风止痉、清热通窍的功效。临床常配头维、风池,平肝潜阳、息风止痛,治疗偏头痛;配风池、角孙、合谷、太阳,祛风清热、泻火止血,治疗视网膜出血。针刺操作时平刺 0.3~0.5 寸,或点刺出血,可灸。

【医理体会】本穴位于耳后乳突中央,为手少阳三焦经在头部的经穴,又邻近于耳,刺之可息风止痉、清热通窍,主治头风痛及耳鸣耳聋等症。

6. 颅息

【基础知识】位于头部,当角孙至翳风之间,沿耳轮连线的上、中三分之一的交点处。此穴具有息风通窍、镇惊止痛的功效。临床常配太阳,祛风通络、调和气血,治疗头痛;配行间、神门、曲池,息风潜阳,宁心安神,治疗高血压。操作时平刺 0.3~0.5 寸,可灸。

【医理体会】本穴位于耳后,属于手少阳三焦经经穴,因本经循行,上走项部,沿耳后直上,耳部支脉从耳后入耳

中,出走耳前,故能祛头风,息风通窍、镇惊止痫,主治风邪
为患之头痛、耳鸣耳聋、小儿惊痫、呕吐等症。

【临床效验及拓展应用】徐影颅息穴治疗痤疮。治疗
方法:①封闭法:用5ml注射器取醋酸确炎舒松-A1mg,加
入0.5%普鲁卡因2ml,混匀,将颅息穴部常规消毒后,做皮
下封闭(封闭前先做普鲁卡因皮试),封闭后皮肤略为鼓起。
10日封闭1次,为1个疗程。一般需2个疗程左右。颅息
穴在翳风穴后上2寸入发际处(耳背中后)。②冷冻法:用
棉签蘸取液氮在患处点擦,时间1~3秒,以皮肤刚变白为
度,防止起疱,每日或隔日1次。结果:在60例中,痊愈56
例,好转4例,均有效。仅有1例在用药后6小时,面部发
生红斑和荨麻疹(患者晚饭吃了沙巴鱼,是否因此过敏,无
法判断),经脱敏治疗后消失。

参考文献:

徐影.颅息穴皮下封闭加冷冻治疗痤疮疗效观察[J].人民军
医,1987,5:62.

7. 耳和髎

【基础知识】位于头侧部,当鬓发后缘,平耳廓根之
前方,颞浅动脉的后缘。此穴具有祛风活络、消肿止痛的
功效。临床常配翳风、太溪,疏导少阳经气,治疗耳鸣耳
聋;配风池、太阳,祛风通络、宣泄少阳,治疗偏头痛;配地
仓、颊车,舒筋活络,治疗口歪。针刺操作时避开动脉斜刺
0.1~0.3寸,可灸。

【医理体会】本穴属手少阳三焦经,为手足少阳、手太
阳之会,位于耳门前上方、耳廓根前。刺之可祛头风、活络、

消肿止痛,故可用于治疗风邪闭阻之头痛、耳鸣耳聋、牙关拘急、口歪、颌肿等症。

【临床效验及拓展应用】陈具堂针刺耳和髎穴治疗耳鸣。本组 38 例患者,取耳和髎穴常规消毒,避开动脉,斜刺进针 8~12mm,用捻转补泻手法(实证用捻转泻法,虚证用捻转补法),刺激稍强,留针 20 分钟,间歇运针 2 次,每日 1 次,10 次为 1 个疗程,2 个疗程后评价疗效。结果:痊愈 32 例,治疗后耳鸣症状消失;好转 6 例,治疗后耳鸣症状明显减轻。

参考文献:

陈具堂.针刺耳和髎穴治疗耳鸣[J].中国针灸,2008(12):912.

8. 率谷

【基础知识】位于头部,当耳尖直上入发际 1.5 寸,角孙直上方。此穴具有息风清热、平肝利胆的功效。临床常配风池、中渚、太阳、足临泣,平肝息风、通经止痛,治疗偏头痛;配耳门、中渚,疏利少阳、清热泻火,治疗耳鸣耳聋。沿皮刺 0.3~0.5 寸。

【医理体会】本穴属足太阳、足少阳之会,位于头部,刺之可祛头之内风,具有息风清热、平肝利胆之功,故可用于治疗肝风内动之偏头痛、目痛以及小儿急慢性惊风等症。

【临床效验及拓展应用】邢思明等运用率谷治疗疼痛性颞颌关节功能紊乱综合征 105 例。取患侧下关穴及率谷穴。封闭用药:维生素 B_{12} 注射液 100μg×2 支,醋酸泼尼松龙注射液 0.5ml,2% 利多卡因注射液 2ml。治疗效果:痊愈者 6 例;有效者 99 例;无效者 0 例。

参考文献：

邢思明,邢鹏,于秀彬,等.封闭下关穴及率谷穴治疗 105 例疼痛性颞颌关节功能紊乱综合征临床观察[J].现代口腔医院,2005,19(4):340.

9. 正营

【基础知识】位于头部,当前发际上 2.5 寸,头正中线旁开 2.25 寸。具有息风、活络、止痛的功效。临床常配风池、率谷、外关,疏散少阳邪热,治疗偏头痛;配印堂、风池、合谷、曲池,平肝降逆、清热息风,治疗眩晕。沿皮刺0.3~0.5 寸。

【医理体会】本穴属足少阳胆经,又为阳维脉之所布处,对风热之邪循阳维、少阳经脉上逆头部所引起的头痛、齿痛,有息风、通络、止痛的功效,故可用于少阳郁热及肝风内动所引起的头痛、眩晕、齿痛、唇吻强急等症。

10. 哑门

【基础知识】位于项部,当后发际正中直上 0.5 寸,第 1 颈椎下。具有疏风通络、开窍醒脑的功效。临床常配关冲、廉泉、百会,通阳开窍,治疗中风、舌强不语;配水沟、百会,醒脑开窍,治疗癔症性失语。向下颌方向缓慢刺入0.5~1 寸。

【医理体会】本穴位于项部,为督脉、阳维之会,督脉上贯入脑,故刺本穴可祛头之内风、醒脑开窍,治疗风邪闭阻之暴喑、中风、舌强不语、癫狂、痫证、后头痛、项强等症。

【临床效验及拓展应用】张建平运用针刺哑门穴治疗

脑卒中言语障碍 25 例,以针刺哑门穴为主治疗,1 次 / 天,10 天为 1 个疗程,治疗 2 个疗程,16 例言语功能完全恢复,5 例不同程度恢复。临床治疗取得满意疗效,且无 1 例出现不良反应或严重副作用。

参考文献:

张建平. 针刺哑门穴治疗脑卒中言语障碍 25 例[J]. 中国临床康复,2002,6(17):2624.

11. 风府

【**基础知识**】具体定位在项部,当后发际正中直上 1 寸,枕外隆凸直下两侧斜方肌之间的凹陷处。此穴具有清热散风、通关开窍的功效。临床常配百会、太冲,疏肝理气、通阳止痛,治疗头痛;配肺俞、太冲、丰隆,化痰理气解郁,治疗癫狂;配肺俞、廉泉,疏风解表、清热止痛,治疗咽喉肿痛。

【**医理体会**】本穴在后头部,近喉。其穴属督脉,其脉上贯入脑,刺之可祛头之内风。本穴可治疗风邪为患之头痛、项强、眩晕、咽喉肿痛、中风不语、半身不遂、癫狂等症。

【**临床效验及拓展应用**】张舒雁等针刺风府穴为主治疗耳鸣 51 例,显效 12 只耳,有效 38 只耳。赵臣来动刺风府穴治疗腰腿痛 50 例,取风府穴,垂直进针 0.5~1 寸,行小幅度提插,结合凤凰展翅之法行针 1 分钟,嘱患者活动患处 5 分钟,共 3 次后起针。向下颌方向缓慢刺入 0.5~1 寸,针尖不能向上,以免误伤延髓。治疗效果:疗效显著,依本法行针 1 分钟,嘱患者活动腰骶及下肢,患者立刻感觉疼痛减轻,5 分钟后患者行走坐立自如,3 个月后随访一切良好。

参考文献：

［1］张舒雁,杨金发.风府穴为主治疗耳鸣51例.中国针灸,2004(1):20.

［2］赵臣来.动刺风府穴治疗腰腿痛的临床体会[J].现代中西医结合杂志,2011,20(4):460-461.

12. 脑户

【基础知识】具体定位在项部,当后发际正中直上2.5寸,枕外隆凸的上缘凹陷处。此穴具有散风清热、开窍镇痉的功效。临床常配悬钟、阴谷,息风止痉、开窍醒神,治疗癫痫;配通天、脑空,行气祛湿,治疗头重痛;配通天、消泺,行气散结,治疗瘿瘤。平刺0.5~0.8寸。

【医理体会】本穴在后脑部,近喉,为督脉经气入脑的门户,刺之可祛风、开窍、镇痉,治疗阴阳失调、肝风内动之癫痫、喑不能语、头痛头晕等症。治疗颈项强痛为腧穴的局部治疗作用。

第十一章 开窍类

本类穴位具有开窍醒神作用。主要用于治疗闭证神昏。

1. 厉兑

【基础知识】位于足第 2 趾末节外侧,距趾甲角 0.1 寸。具有苏厥醒神、清胃安神等功效。临床中常配百会、水沟、中冲,治疗中风、中暑、昏厥、不省人事;配漏谷治疗心腹胀满。临床操作可直刺 0.1 寸,或点刺出血,或施以艾灸。

【医理体会】本穴为足阳明胃经穴,为本经之井穴。故能治尸厥、口噤。根据"病在脏者,取之井"的原则,刺之有苏厥、醒神之功。

【临床效验及拓展应用】陈丽萍用电针配合醒脑开窍针法促醒持续植物状态 30 例。治疗时醒脑开窍组选穴为:水沟、内关、尺泽、三阴交、百会、委中、极泉、涌泉、厉兑。电针组选穴:风府、哑门、天柱、风池、完骨、廉泉、外金津玉液、大椎。治疗效果明显。

参考文献:

陈丽萍,申永涛,刘娟.电项针配合醒脑开窍针法促醒持续植物状态 30 例疗效观察[J].中国医药指南,2008,6(4):207-208.

2. 少冲

【基础知识】位于手小指末节桡侧,距指甲角 0.1 寸。具有开窍苏厥、泄热醒神等功效。临床中常配合谷、太冲、水沟治疗小儿惊风;配风府、水沟、十宣、合谷治疗中风昏迷;配曲池治疗发热。临床操作可斜刺 0.1 寸,或三棱针点刺出血。

【医理体会】本穴为手少阴心经之井穴,经气由此冲出小指。根据"井主心下满"的原则,有开窍苏厥、泄热醒神之力。

【临床效验及拓展应用】赵宝文用少冲、合谷两穴针刺放血治疗中风(急性)20 例。用三棱针点刺放血,约流 3~5 滴后按压止血。继而针刺合谷穴,用 1.5 寸毫针直刺 1 寸左右,强刺激捻转,待有明显的针感,并传至肩臂,留针 10 分钟。出针时放血 3~5 滴,每日 2 次。5~10 天为一个疗程。在治疗的 16 例患者中,痊愈 12 例,显效 2 例,好转 1 例,无效 1 例。

参考文献:

赵宝文.针刺放血少冲、合谷穴治疗中风[J].中医函授通讯,1985(5):483-484.

3. 少泽

【基础知识】位于手小指末节尺侧,距指甲角 0.1 寸。具有开窍泄热、利咽通乳等功效。临床中常配合谷、太冲、水沟治疗小儿惊风;配风府、水沟、十宣、合谷治疗中风昏迷;配曲池治疗发热。临床操作可斜刺 0.1 寸,或三棱针点刺出血。

【医理体会】本穴为手少阴心经之井穴,经气由此冲出小指。根据"井主心下满"的原则,有开窍苏厥、泄热醒神之力。

【临床效验及拓展应用】刘东生等研究针刺井穴治疗急性缺血性中风偏瘫的增效作用。采用"醒脑开窍"法 + 井穴刺络。上肢取少商、商阳、中冲、关冲、少泽,下肢取隐白、厉兑、足窍阴、至阴。隔日刺络一次,每周 3 次,共治疗 4 周。治疗组手指功能恢复优于对照组即醒脑开窍组。

参考文献:

刘东生,郭元琦,符文彬,等.井穴刺络对针刺治疗急性缺血中风偏瘫增效作用的研究[J].中华中医药学刊,2008,26(02):430-433.

4. 天窗

【基础知识】位于颈外侧部,胸锁乳突肌的后缘,扶突后,与喉结相平。具有清热开窍等功效。临床中常配合谷、少商治疗咽喉疼痛;配外关治疗耳鸣耳聋;配膈俞治疗瘿气。临床操作可直刺 0.3~0.8 寸,或施以艾灸。

【医理体会】本穴为手太阳小肠经穴,位居颈外侧部,故可治疗本穴周围之耳疾、颈病等局部疾患,有清热开窍之功效。

【临床效验及拓展应用】钱晓平等取 T_3~T_{12} 胸段夹脊穴合天容、天窗穴治疗顽固性呃逆。治疗时取第 3 胸椎到第 12 胸椎棘突下旁开 0.5 寸,左右各一穴,每次针 10 穴,左右交替;并加取天容、天窗穴,共 12 穴。以 30 号 1.5 寸针针尖向脊柱,与皮肤呈 45° 角向脊柱方向从上到下先后刺入穴位中,两手同时捏住针柄,同时缓慢进行提插捻转,以针感向胸背部传导为佳。治疗效果:针刺第 2 日即有好转。方灶顺等采取按压天窗穴为主治疗落枕 120 例。治疗时术者站在患者的右侧,用左手拇指按压天窗穴,由轻到重向颈椎方向按压,至患者感到酸胀,并持续 2~3 分钟,患者自觉症状即刻消失,头部活动自如。

参考文献:

[1] 钱晓平,徐芳 . T_3~T_{12} 胸段夹脊穴合天容、天窗穴治疗顽固性呃逆临床研究[J]. 中国中医急症,2011,20(1):8-9.

[2] 方灶顺,周华银 . 按压天窗穴治疗落枕 102 例[J]. 铁道医学,1993(5):258.

5. 听宫

【**基础知识**】位于面部,耳屏前,下颌骨髁状突的后方,张口时呈凹陷处。具有开窍聪耳等功效。临床中常配耳门、翳风治疗耳聋、耳鸣;配合谷、翳风治疗聤耳。临床操作可直刺 0.5~1 寸,或施以艾灸。

【**医理体会**】本穴为手太阳小肠经之终穴,位居耳屏与下颌关节之间,张口呈凹陷处。手太阳经入耳中,手足少阳均入耳中,出走耳前,穴属三脉之会,加之小肠与心为表里,气血实则耳聪目明,气血虚则耳鸣目眩,刺本穴能开窍聪耳。

【**临床效验及拓展应用**】陆承兴以氯硝西泮听宫穴注射治疗幻听患者 62 例。张口取穴,按虚实证进针。虚者补之,缓慢进针,得气后快速小幅度提插一下,稍快注入药液;实者泻之,得气后缓慢注射,徐徐出针。双侧各注入氯硝西泮 1mg,隔日 1 次,7 次为 1 疗程。2 个疗程治疗后,有效率为 100%。麻赪治疗有幻听症状的精神分裂症患者,在原抗精神病药物治疗的基础上,给予双侧听宫穴各注射氯硝西泮 1mg,隔日 1 次,共 14 次。治疗后患者的幻听症状明显改善。

参考文献:

[1]陆承兴.听宫穴注射氯硝西泮治疗幻听62例疗效观察[J].临床精神医学杂志,1997,7(2):117.

[2]麻赪.听宫穴注射氯硝西泮治疗精神分裂症幻听对照研究临床[J].心身疾病杂志,2006,12(5):338-339.

6. 眉冲

【基础知识】位于头部,当攒竹直上入发际 0.5 寸,神庭与曲差连线之间。具有通窍醒神、祛风明目等功效。临床中常配上星、合谷,治疗头痛、鼻塞。配大椎、后溪治癫痫。

【医理体会】眉冲位于头部,是治疗前额痛及眩晕的主穴。足太阳经主表,凡外感风邪、上扰清窍,则头痛、鼻塞或眩晕,针此穴即能祛风邪而通窍,故可用于外感头痛、眩晕、鼻塞等。

7. 通天

【基础知识】位于头部,当前发际正中直上 4 寸,旁开 1.5 寸。具有利鼻通窍的功效。临床中常配络却、风池,治脑病;配迎香、上星,治鼻病。临床操作可平刺 0.3~0.5 寸,或施以艾灸。

【医理体会】本穴系足太阳膀胱经脉气所发,位于头顶部,足太阳经脉入络于脑,故其穴上通于脑,下通于鼻。而能治疗神志病和鼻病。

【临床效验及拓展应用】李智采取头部分区循经取穴治疗顽固性神经衰弱患者 105 例。针刺百会、通天、神庭、本神、率谷穴,其选用 30 号 1.5 寸毫针,快速进针,快速捻转出,现酸胀或沉重感即止,留针 30~60 钟,每日 1 次,10 次为 1 个疗程,采用自身前后对照;共观察 2~3 个疗程,结果显示,治愈 80 例;好转 25 例。刘芳琴采用针刺与艾灸相结合的治疗方法,选取了通天、百会、鼻通、迎香、合谷、足三里、肺俞、肾俞 9 个穴位,治疗过敏性鼻炎 60 例。临床治愈 51 例,有效 6 例,无效 3 例。

参考文献:

［1］李智.头部分区循经取穴治疗顽固性神经衰弱 105 例观察［J］.中医函授通讯,1995(6):29.

［2］刘芳琴.针灸治疗过敏性鼻炎 60 例［J］.中国民间疗法,2009,17(7):13.

8. 玉枕

【基础知识】位于后头部,当后发际正中直上 2.5 寸,旁开 1.3 寸。平枕外隆凸上缘的凹陷处。具有清头目、开鼻窍等功效。临床中配风池、后溪,治头痛;配太阳、晴明,治目疾;配合谷、迎香,治鼻塞不通。临床操作可平刺 0.3~0.5 寸,或施以艾灸。

【医理体会】玉枕位于枕骨坚节两旁,《针灸大成》:"主目痛如脱,不能远视……头风痛不可忍,鼻窒不闻"。因其邻近头、目、鼻诸窍,又为足太阳经气所通,故能开诸窍而清头目。

【临床效验及拓展应用】徐以经以针刺玉枕穴为主,共治疗口疮病人 100 例,其中针刺 2 次痊愈 62 例,5 次痊愈 33 例,7 次痊愈 5 例。

参考文献:

徐以经. 针灸玉枕穴治疗口疮 100 例[J]. 中医杂志,1989(3):43.

9. 金门

【基础知识】位于足外侧,当外踝前缘直下,骰骨头下缘处。具有开窍醒神、舒筋止痛的功效。临床中常配水沟、中冲,治癫痫;配申脉、百会,治疗头风痛。临床操作可直刺 0.3~0.5 寸,或施以艾灸。

【医理体会】本穴为阳维脉之别属,刺之可开窍醒神、调和阴阳,治疗癫痫、昏厥、小儿惊风等症;又因本穴为足太阳膀胱经之郄穴,阳经的郄穴可治疗痛症,刺之可舒筋止痛,治疗外踝痛、下肢痿痹、腰痛等症。

【临床效验及拓展应用】王海荣等选用金门穴作为止痛要穴,治疗急、慢性腰痛 400 例。选取金门为主穴,配以气海俞、大肠俞、关元俞、秩边、委中、飞扬、昆仑及腰部阿是穴,并在不同的穴位上采取不同的行针手法,治疗每日 1 次,急性腰痛者 6 天为 1 个疗程,慢性腰痛者 10 天为 1 个疗程。在治疗的 400 例中急性腰痛 260 例,临床治愈 193 例,显效 42 例,好转 25 例;慢性腰痛 140 例,临床治愈 55 例,显效 77 例,好转 8 例;合计临床治愈 248 例,显效 119 例,好转 33 例。

参考文献：

王海荣,韩汝训.针刺金门穴治疗急、慢性腰痛400例[J].中国中医急症,2004,13(9):595.

10. 百会

【**基础知识**】位于头部,当前发际正中直上5寸,或两耳尖连线的中点。具有开窍醒神、回阳固脱等功效。临床配复溜、后溪,主治眩晕;配复溜、行间,主治头痛眩晕;配太冲、丰隆,主治中风;配脑空、天柱,主治头痛。临床操作可平刺0.5~0.8寸,或施以艾灸。

【**医理体会**】本穴位于头顶部,属督脉,又为足厥阴、少阳之会,刺之可疏通督脉、厥阴、少阳经气,开窍醒神,治疗头痛、目眩、鼻塞、耳鸣、中风、失语等症。又头为诸阳之会,故灸本穴可升提阳气,治疗阳气下陷之脱肛、阴挺、久泻久痢等症。

【**临床效验及拓展应用**】李滋平等针刺百会大椎为主治疗感音神经性耳聋110例。主穴取听宫、听会、外关、侠溪、百会、大椎,配穴实证者配太冲、合谷、丰隆、内庭;虚证者配太溪、照海。百会穴平刺0.5~0.8寸,待针下出现麻胀感时,以200转/分钟幅度快速捻转,使针感缓缓扩散,行针半分钟;大椎穴斜刺0.5~1寸,行捻转轻提插,使针感向后枕部传导。每日1次。10次为1个疗程。

参考文献：

李滋平,吴兵,张海龙.针刺百会大椎为主治疗感音神经性耳聋110例[J].辽宁中医杂志,2008,35(6):921-922.

11. 至阴

【基础知识】位于足小趾末节外侧,距趾甲角 0.1 寸。具有开窍醒神、上清头目、下调胞产等功效。临床中常配太阳、风池,治疗头晕头痛、目痛;配迎香、肺俞,主治鼻塞、鼻衄;配昆仑、三阴交,主治难产、胞衣不下。

【医理体会】至阴为足太阳膀胱经之井穴,足太阳脉气由此输入足少阴肾经,肾脏属水脏,主生殖发育,内系于胞,至阴穴五行属金,可助肾脏调理胞宫,故可治疗胎位不正、难产、胞衣不下等症。

【临床效验及拓展应用】何铭锋等采用醒脑开窍法合大接经法治疗持续植物状态 15 例。取穴:内关、水沟、三阴交、百会、十二井穴、合谷、太冲。其促醒效果明显。

参考文献:

何铭锋,杨志敬,谢仁明,等. 醒脑开窍法合大接经法治疗持续植物状态 15 例疗效观察[J]. 新中医,2011,43(4):74-76.

12. 涌泉

【基础知识】位于足底部,卷足时前部凹陷处,约当足底 2、3 趾趾缝纹头端与足跟连线的前三分之一与后三分之二交点上。具有开窍、苏厥、泄热、降逆等功效。临床中常配水沟、委中,治疗暑厥;配天突、丰隆,治疗痰厥;配水沟、后溪,治疗癫狂发作;配百会、水沟,治疗中风卒倒。临床操作可直刺 0.3~0.5 寸,或施以艾灸。

【医理体会】本穴为回阳九针之井穴,尤其善于治疗各种神志病,有开窍醒神回阳之力,多用于治疗厥、闭、癫、狂、脏躁诸疾。此外,涌泉穴位于足心,为足少阴肾经之井穴。

【临床效验及拓展应用】赵荣治愈癔症性失语 1 例,治疗时强刺激,不留针,经 4 次治疗后恢复正常。周凯治疗小儿流涎,用天南星 100g 研末,25~50ml 白醋倒入和匀,贮瓶待用。每日晨起取蚕豆大小两团分别敷双涌泉穴,用胶布固定,睡前去掉。每日 1 次,10 次 1 个疗程,10 例 1~3 个疗程后痊愈 6 例,显效 2 例,有效 1 例,无效 1 例。

参考文献:

[1]赵荣.独取涌泉治愈癔症性失语 1 例[J].北京中医药大学学报(中医临床版),2004,11(2):35.

[2]周凯.醋制天南星敷贴涌泉穴治疗小儿流涎 10 例[J].中国针灸,2000,20(11):39.

13. 中冲

【基础知识】位于手中指末节尖端中央。具有开窍醒神、清心泄热等功效。临床配复溜,治疗口疮、口臭;配内关、神门,治疗心痛、癫狂等症;配大椎、合谷,治疗中暑;配水沟、百会,治疗中风昏迷。临床操作可浅刺 0.1 寸,或用三棱针点刺出血。

【医理体会】本穴为手厥阴之井穴,心主神明,病在脏取之井,刺之可开窍醒神。治疗中风、中暑、昏厥、惊风、谵语妄言等症;又因心包代心用事,心开窍于舌,故可清心泄热,治疗热病、心痛、舌强肿痛、失语等症。

【临床效验及拓展应用】唐中生、李霞治疗小儿夜啼用右手持细三棱针或 5 号注射针头点刺中冲穴,使针尖约斜向上方,刺一分许,刺出 3~5 滴血即可,一般一次治疗即有效,如效果欠佳,第 2 天可再针 1 次。在婴儿啼哭时针刺效果更佳。

参考文献:

唐中生,李霞.点刺中冲穴放血治疗小儿夜啼症 35 例[J].贵阳中医学院学报,2007,29(2):48.

14. 头窍阴

【基础知识】位于头部,当耳后乳突的后上方,天冲与完骨的弧形连线的中三分之一与下三分之一交点处。具有通关开窍、清头散风等功效。临床常配翳风、听会,通络开窍,治疗耳鸣耳聋;配强间,化痰止痛,治疗头痛如锥刺不可动。临床操作可平刺 0.5~0.8 寸,或施以艾灸。

【医理体会】本穴为足太阳、足少阳、手少阳之会,刺之可宣通诸窍、清泄胆热,治疗头项痛、眩晕、胸胁痛、口苦、耳痛等症。

15. 关冲

【基础知识】位于手环指末节尺侧,距指甲角 0.1 寸。具有开窍泄热、消肿利舌等功效。临床中常配颊车、翳风、合谷,治疗昏厥、休克、中风昏迷及中暑;配哑门、廉泉,治疗舌强不语;配大横,治疗小儿热病、角弓反张、惊厥;配曲池、合谷,治疗喉痹、乳蛾。临床操作可浅刺 0.1 寸,或用三棱针点刺出血,或施以艾灸。

【医理体会】关冲位于小指次指之端,为手少阳经经气之所出,刺之有开窍泄热、清解三焦之功,故可用于治疗热病、心烦、头痛、目赤、喉痹等症。

【临床效验及拓展应用】刘东生等研究针刺井穴治疗急性缺血性中风偏瘫的增效作用。采用"醒脑开窍"法＋井穴刺络。上肢取少商、商阳、中冲、关冲、少泽,下肢取隐白、厉兑、足窍阴、至阴。隔日刺络一次,每周3次,共治疗4周。治疗组手指功能恢复优于对照组即醒脑开窍组。

参考文献:

刘东生,郭元琦,符文彬,等.井穴刺络对针刺治疗急性缺血中风偏瘫增效作用的研究[J].中华中医药学刊,2008,26(2):430-433.

16. 大敦

【基础知识】位于足大趾末节外侧,距趾甲角0.1寸。具有开窍泄热、醒神解痉、理气调血等功效。临床常配水沟、百会、中冲、厉兑,治疗昏厥;配期门,治疗疝气;配长强,治疗小肠气痛;配隐白、归来,治疗崩漏;配气海、百会,治疗阴挺。临床操作可浅刺0.1寸,或用三棱针点刺出血。

【医理体会】本穴为足厥阴肝经所出井穴,诸井皆有开窍泄热醒神之功,故可治疗中风昏厥。此外,本穴为肝经所出之井,脉气所发,具有疏肝理气的作用,灸之立止疼痛,可用于治疗肝郁引起的妇科病。

【临床效验及拓展应用】孙锦华等采用点刺大敦穴治疗睑腺炎。先揉搓大敦穴使之局部的微循环改善。根据"病左刺右、病右刺左"的原则,用酒精棉球常规消毒后用三棱针点刺出血。如出血量少可用手轻轻挤捏出血。1日1次。一般连刺2次诸症即愈,重者3次即效。魏爱民等点刺大敦穴治疗遗尿症,两侧可交替进行。具体操作为病人取端坐抬腿位或仰卧位,医者揉按大敦穴1~2分钟使脚大趾充血,将穴位常规消毒后,用三棱针点刺大敦穴,酒精棉球擦拭,挤出 2~3 滴血,再用消毒干棉签按压止血。治疗效果:取得满意疗效,以 1 个月为治疗周期,不计次数,只要再有遗尿时过来,再多针几次效果会更好。

参考文献:

[1] 孙锦华,秦述远.点刺大敦穴治疗睑腺炎[J].内蒙古中医药,1996(3):28.

[2] 魏爱民,余蕾.点刺大敦穴治疗遗尿症临床观察[J].四川中医,2011,29(4):117-118.

17. 素髎

【基础知识】位于面部,当鼻尖的正中央。具有清热开窍、回阳救逆等功效。临床中常配迎香、合谷,治鼻衄、鼻塞;配脾俞、胃俞,治酒渣鼻;配内关、足三里,治昏厥;配肺俞、合谷,治窒息。临床操作可向上斜刺 0.3~0.5 寸,或用三棱针点刺出血,不灸。

【医理体会】本穴属督脉,其气向下通于任脉,刺之可清热开窍、回阳救逆,治疗昏厥。

【临床效验及拓展应用】马占松采用按压天突针刺素髎为主治疗呃逆 91 例,治疗时患者仰卧位,医者以右手大拇指由轻到重朝后下方按压天突穴,取咳数次,有痰吐出勿咽下。取素髎,用毫针缓慢刺入,勿偏左右,达 30~35mm 时,缓慢提插取嚏。如此治疗呃逆取得了满意的效果。

参考文献:

马占松.按压天突针刺素髎为主治疗呃逆 91 例[J].针灸临床杂志,2003,19(6):43.

18. 水沟

【基础知识】位于面部,当人中沟的上三分之一与中三分之一交点处。具有清热开窍、回阳救逆等功效。临床中常配合谷、内庭、中极、气海,治疗中暑昏迷;配中冲、合谷,治疗中风昏迷;配太冲、合谷、神门,治疗痉证;配大椎、风池、后溪,治疗癫痫;配委中,治疗闪挫腰痛。临床操作可向上斜刺 0.3~0.5 寸。

【医理体会】本穴属督脉,其气向下通于任脉,故可调任脉、督脉两经脉气,刺之可调和阴阳、醒脑开窍,治疗癫狂、小儿惊风、昏迷、牙关紧闭等症。

【临床效验及拓展应用】舒洪文治疗神经病症,取穴主穴水沟,配合太冲、合谷。属神经衰弱者加百会、内关、神门、阳陵泉等,属癔症者加曲池、足三里、三阴交、丰隆等。进行常规针刺得气后,留针 30 分钟,10 分钟运针 1 次。1日 1 次,12 次为 1 疗。经治疗后,总有效为 91.67%。

参考文献:

舒洪文.以水沟穴为主治疗神经症 48 例[J].中国针灸,1994(S1):254-255.

19. 兑端

【基础知识】位于面部,当上唇的尖端,人中沟下端的皮肤与唇的移行部。具有清热、开窍、定惊、止痛等功效。临床中常配目窗、正营、耳门,可行气开窍,主治唇吻强开不闭;配本神、百会,可开窍醒神,治疗癫痫呕沫。临床操作可向上斜刺 0.2 寸,或点刺出血,禁灸。

【医理体会】本穴属督脉,督脉之气向下通于任脉,刺之可清热、开窍、定惊,治疗癫狂、昏迷、消渴等症。又其位于上唇部,故可治疗口歪唇动、齿龈肿痛、鼻中息肉诸疾。

【临床效验及拓展应用】王述文等治疗脑动脉硬化选百会、风府、后溪、悬钟、风池、太冲、足三里、水沟、少海、兑端等穴,其中兑端穴针尖朝龈交穴方向刺入5分,收效显著,经14次针刺治疗,基本恢复到原来的头微颤状态。白淑菊治疗气血瘀滞型疾病时采用兑端穴点刺放血,又配以合谷穴平补平泻的方法治疗,均收到良好疗效。此外,临床研究还发现兑端穴对泌尿系统也有较好的调节作用。

参考文献:

[1]王述文,张海威.兑端穴新用举隅[J].吉林中医药,2004,24(12):41.

[2]白淑菊.兑端穴点刺疗法应用体会[J].中医函授通讯,1990(2):27.

第十二章　消食类

本类穴位能够消积导滞、促进消化、治疗饮食积滞。主要用于饮食积滞、脘腹胀满、嗳腐吞酸、恶心呕吐、不思饮食、大便失常等消化不良症。

若宿食停滞、脾胃气滞者,配伍理气穴位;若兼湿邪中阻者,配伍化湿类穴位;若食积化热,配伍泻下通便穴位。

1. 梁门

【基础知识】位于上腹部,当脐中上 4 寸,距前正中线 2 寸。具有消积滞、健脾胃等功效。临床中常配幽门、后溪治疗咯血;配足三里、公孙、内关治疗胃痛、消化不良;配气海、上巨虚治疗胃肠积热;配章门、肝俞、痞根治疗痞积。临床操作可直刺 0.5~1 寸,或施以艾灸。

【医理体会】本穴为足阳明胃经穴,位居上腹之胃脘部,针之可消积滞、健脾胃,有破门开梁之力。

【临床效验及拓展应用】张官印等采用偶刺肝俞、脾俞、胃俞、期门、中脘、章门、膈俞、梁门穴,同时配合灸法、拔罐法治疗胃脘痛 58 例。结果有效率 100%。李健强采用温针取命门之火治疗功能性消化不良。治疗时选用气海、中脘、梁门、足三里和内关穴,以温针透热之法,激发命门的温胃作用,治疗 27 例功能性消化不良患者,3~5 次为 1 个疗程。经过治疗,21 例患者上腹痛、腹胀消失,食欲恢复正常,无嗳腐吞酸,未见复发,达到临床治愈;4 例上腹痛消失,仍偶有腹胀,食欲明显改善,达到临床显效;2 例症状仍存在,但有所减轻。

参考文献：

[1] 张官印,张盈,门凌. 偶刺配合灸法拔罐法治疗胃脘痛 58 例[J]. 中外医疗,2009(27):109.

[2] 李健强. 温针取命门之火治疗功能性消化不良症析解[C]//香港:针灸治疗痛证国际学术研讨会论文汇编:174-175.

2. 梁丘

【基础知识】取穴时,先屈膝,在大腿前面,当髂前上棘与髌底外侧端的连线上,髌底上 2 寸。具有消食和胃、止痛、通经利节等功效。临床中常配内关、中脘治疗胃胀痛;配内外膝眼、阳陵泉治疗膝关节痛;配曲泉、膝阳关治疗筋挛,膝不得屈伸,不可以行。临床操作可直刺 0.5~1 寸,或施以艾灸。

【医理体会】本穴为足阳明胃经穴,为本经郄穴,是气血会聚处,善治胃痛,故多用治疗胃脘痛、呕吐等本腑诸疾,可振奋胃阳,消食化积。

【临床效验及拓展应用】许培昌针刺梁丘和胃俞治疗急性胃脘痛。梁丘、胃俞均为双侧,同时随症配穴。针 25 分钟,留针期间每隔 5 分钟行针 1 次,出针后观察一个半小时。治疗后总有效率为 97.6%。冯纯礼等采用缪巨针刺治疗肘关节炎 334 例。穴位选取梁丘、犊鼻,阴陵泉、阳陵泉。

痛在肘外侧针刺交叉梁丘、犊鼻、阳陵泉,痛在肘内侧针刺交叉阴陵泉、阴谷。痛在肘鹰嘴处针交叉委中。虚寒用烧山火手法,实热用透天凉手法,不虚不实用平补平泻手法。该方法总有效率99.1%。

参考文献:

[1] 许培昌. 针刺梁丘和胃俞治疗急性胃脘痛的观察[J]. 中医杂志,1988(9):35-36.

[2] 冯纯礼,冯冬梅,冯雪梅,等. 缪巨针刺治疗肘关节炎334例[J]. 陕西中医,1992,13(10):457.

3. 建里

【基础知识】位于上腹部,前正中线上,当脐中上3寸。具有调胃健脾、消积化滞等功效。临床中常配水分、阳陵泉、阴陵泉,治疗腹胀水肿;配内关,治疗胃痛呕吐。临床操作可直刺1~2寸,或施以艾灸。

【医理体会】本穴位于胃腑,刺之可调理脾胃、消积化滞。故可治疗胃痛、呕吐、腹胀肠鸣、水肿、食欲不振。

【临床效验及拓展应用】黄芳等电针内关、建里治疗抑郁症。治疗时内关穴以指切进针法,快速刺入0.8~1.2寸,令患者出现酸麻胀感并向心方向传导,最好不出现电麻感。建里穴以舒张进针法,快速刺入0.8~1.2寸,以得气为度。然后接电针仪,频率为20Hz,强度以针柄轻微颤动,并患者能耐受为度。每日1次,每次留针30分钟,总有效率为88.1%。李怀德等采用针灸治疗小儿腹泻。针刺时用毫针刺穴位,取穴有中脘、建里、下脘、天枢、四缝、长强、足三里,腹部穴均捻转进针,四缝穴要点刺出血,虚寒者用补法,实热者与伤食者用泻法;采用艾条灸,取穴有长强、中脘、肾俞、脾俞,手法宜轻,迅即离穴,灸至皮肤发红或有米粒大的瘢痕为度。

参考文献:

[1]黄芳,曹铁军,曹锐,等.电针内关、建里治疗抑郁症的临床研究[J].北京中医药大学学报(中医临床版),2008,15(2):25-27.

[2]李怀德,冯明献.针灸治疗小儿腹泻[J].中国乡村医药,2000(9):44.

第十三章　补虚类

本类穴位能够补益正气,增强体质,提高抗病能力,治疗虚证。

虚证的临床证型为气虚、阳虚、血虚、阴虚。补虚类穴位分为补气血、补阴、补阳。

一、补　气　血

本类穴位能够补益气血。治疗气虚、血虚所致病症。

因为气血关系密切。"气为血之帅,血为气之母。"故补气能够补血;补血能够补气。补气、补血密不可分,故划分为一类。

1. 太渊

【基础知识】位于腕掌侧横纹桡侧,桡动脉搏动处。具有补气理血、宣肺止咳平喘等功效。临床中常配列缺治胸痛;配尺泽治疗肘痛;配鱼际治疗咽干;配列缺、鱼际治咳嗽气喘;配内关、四缝治疗百日咳;配心俞、内关治疗无脉症。临床操作要避开动脉,直刺 0.2~0.3 寸,禁止灸。

【医理体会】本穴为手太阴肺经原穴,为本经五输穴之输穴,为本经母穴,肺主气,故本穴有益气补虚之功效。

【临床效验及拓展应用】魏凤英采用针刺肺经原穴太渊及肾经原穴太溪为主,配合上廉泉、足三里治疗中风失语36例。将针缓慢刺入太渊、太溪穴,得气后,留针30分钟,每隔10分钟行针1次。对上廉泉采用平补平泻的针法;足三里穴用捻转补法,留针30分钟。每日针刺1次,10次为1个疗程。治疗结果全部有效。章进天灸太渊穴治疗肩周炎54例。治疗时先将患肩侧太渊穴消毒,再把药饼覆盖于太渊穴处,用透气医用胶布固定。每次固定2~3小时,皮肤敏感者不超过2小时。太渊穴天灸方一贴分3次使用,20天使用1次,3次为1个疗程,总有效率达90.7%。

参考文献:

[1]魏凤英.太渊、太溪为主穴治疗中风失语36例[J].中国针灸,1999(5):287.

[2]章进.天灸太渊穴治疗肩周炎54例[J].中国针灸,2004,24(9):661.

2. 足三里

【基础知识】位于小腿前外侧,当犊鼻下3寸,距胫骨前缘1横指。具有补益气血、调理脾胃、扶正培元、通经活络等功效。临床中常配行间治疗胃痛胀满;配水分、三阴交治疗鼓胀;配中脘治疗胃停宿食;配气海治疗五淋;配公孙清胃降逆,治疗宿食积滞。临床操作可直刺1~1.5寸,或施以艾灸。

【医理体会】本穴为足阳明胃经穴,位居膝下3寸,是胃气之大会所在。而且,穴属本经合穴,属土,胃亦属土,故为土中之土穴,又系胃之下合穴,为马丹阳十二穴之一,为四总穴之一,又为回阳九针穴之一。因为脾胃为气血生化之源,所以凡久病元气衰微,急症阳气暴脱,灸本穴有效,有补益气血之功。

【临床效验及拓展应用】 余耀彩取足三里穴位注射治疗腹泻 220 例。皮肤消毒后,持针垂直进针,稍偏向胫骨方向,深度为 1~1.5 寸间,局部有酸麻胀感,回抽无血,即可缓缓注入生理盐水 0.5~1ml。1 日 1 次,3 次为 1 个疗程。呕吐者可针刺内关。痊愈 168 例,好转 37 例,无效 15 例,总有效率 93.2%。谭萍用阿托品 1mg 做足三里穴位注射治疗呃逆,临床上可以收到明显疗效,轻者立竿见影;重者连用 2~3 次阿托品注射即效。

参考文献:

　　[1] 余耀彩. 足三里穴位注射治疗腹泻 220 例体会 [J]. 江西中医药,1997,28(6):45.

　　[2] 谭萍. 足三里穴位注射阿托品治疗呃逆 [J]. 江西中医药,1996,27(6):56.

3. 膏肓

【基础知识】 位于背部,当第四胸椎棘突下,旁开 3 寸。具有补虚损、益肺气等功效。临床中常配足三里、膈俞,治骨蒸劳热、贫血;配魄户、合谷,治疗肺痨、咳嗽、盗汗;配百劳、足三里,治疗劳伤;配天突、大椎,主治哮喘。临床操作可斜刺 0.5~0.8 寸,或施以艾灸。

【医理体会】 膏肓指心膈之间处。其膏生于脾,肓生于肾,两者皆发于穴位之处,故其可益后天之气,补先天之精。

膏肓可通调心肺脾肾,宁心安神、益气补虚,主治诸虚百损。

【临床效验及拓展应用】林少英于膏肓穴放血治疗睑腺炎48例。取患侧膏肓穴,化脓期配耳尖穴放血。48例均1次痊愈。雒成林等以膏肓穴为主穴灸治风寒性关节痛147例。配合气海、足三里;足背冷痛者加至阴穴。膏肓穴以大艾炷灸,每次13壮;再使患者平卧,取气海、足三里3穴,大艾炷各灸7壮。若需加灸至阴穴,则与灸膏肓穴同时进行,小艾炷两侧各7壮。每日治疗1次,15次为1个疗程。治愈128例,显效12例,有效7例。

参考文献:

[1] 林少英.膏肓穴放血治疗睑腺炎48例[J].中国针灸,1997(5):282.

[2] 雒成林,张弘强,刘世琼,等.膏肓灸法治疗风湿寒性关节痛147例[J].中国民间疗法,2002,10(9):9-10.

4. 气海俞

【基础知识】位于腰部,当第3腰椎棘突下,旁开1.5寸。具有化生气血、强壮腰脊等功效。临床中常配伍肾俞、殷门、委中,治腰痛、腿膝不利;配承山、三阴交,治痔疾;配气海、关元,治痛经。临床操作可直刺0.5~1寸,或施以艾灸。

【医理体会】气海俞位于腰部15椎旁,与腹部任脉之气海穴相对,为阳气转输之处,亦为化生气血之海,有助肾纳气之功能,为强健腰脊的主穴。

【临床效验及拓展应用】李种泰选用气海俞治疗腹股沟神经痛39例。患者取俯卧位,穴位常规消毒后,选择

0.35mm×100mm 毫针,直刺患侧气海俞 65~75mm,提插捻转,使病人产生触电样针感经过腹股沟放射至足部 3 次。每隔 5 分钟刺激 1 次,留针 20 分钟。每日治疗 1 次,3 次为 1 个疗程,全部有效。

参考文献:

李种泰.针刺气海俞治疗腹股沟神经痛 39 例[J].中国针灸,2005,25(9):643.

5. 横骨

【基础知识】 位于下腹部,当脐中下 5 寸,前正中线旁开 0.5 寸。具有补益肾气、通利膀胱等功效。临床中常配阴陵泉、三阴交,治疗小便不利;配关元、三阴交,治疗月经不调、经闭。临床操作可直刺 0.8~1 寸,或施以艾灸。

【医理体会】 本穴位于下腹部,耻骨联合外侧,属少阴、冲脉之会,刺之不仅能益肾气、鼓舞下焦、通利小便,且可疏利膀胱、宣通气机,所以横骨穴除主治少腹痛外,还用于阳痿、遗精、妇科疾患及二便不利诸疾。

【临床效验及拓展应用】 洪玉兰等采用温针灸治疗单纯性遗尿。选取承浆、曲骨、横骨(双侧)、三阴交(双侧)、太冲(双侧)。承浆、太冲穴针刺得气后平补平泻法,10 分钟行针 1 次,留针 30 分钟;曲骨、横骨、三阴交穴针刺得气后,加艾炷灸,每次取艾条 1.5cm 为 1 炷,连灸两炷。1 日 1 次,10 次为 1 疗程,间隔 2 日,再行下 1 疗程、治疗 3 个疗程,总有效率为 100%。冯胜军采用针刺治愈阳痿。分别取两组穴位,一组:关元、中极、曲骨、横骨、三阴交;二组:肾俞、大肠俞、次髎、秩边,阴陵泉、照海。针刺时常规消毒后,进针得气即留针,曲骨、秩边、横骨的针向针感向阴部,两组交替选用一天一组。

参考文献:

[1]洪玉兰,张玲.温针灸治疗单纯性遗尿临床总结[J].中国现代医生,2009,47(21):106-107.

[2]冯胜军.针刺治愈阳痿一例[J].贵阳中医学院学报,1993,5(3):40.

6. 气穴

【基础知识】位于下腹部,当脐中下 3 寸,前正中线旁开 0.5 寸。具有益元气、调经带等功效。临床中常配关元、三阴交,治疗闭经;配天枢、上巨虚,治疗泄泻、痢疾;配肾俞、气海、三阴交、商丘,治疗月经不调、不孕症。临床操作可直刺 0.8~1.2 寸,或施以艾灸。

【医理体会】气穴属足少阴和冲脉之会,又称胞门(左)、子产(右),与胎产有关。位于下腹部,适当关元穴旁,关元为元气交关之处,又由于肾主纳气,是处为肾气归聚之所,故气穴主治与胎产及肾气不足有关的病症,如不孕、月经不调、崩漏、小便不利等。

7. 气海

【基础知识】位于下腹部,前正中线上,当脐中下 1.5 寸。具有补元气、利下焦、行气散滞等功效。临床中常配伍天枢、足三里、大迎,治疗阑尾炎;配曲池、太冲,治疗高血压;配中极、三阴交,治疗痛经。临床操作可直刺 1~2 寸,或施以艾灸。

【医理体会】穴居脐下,为先天元气聚会之处,为男子生气之海,主一身之疾。具有调气机、益元气、补肾虚、固精血之功能。刺灸既能增加元气,又能调摄、疏利下焦气机,兼可改善心、肺、脾、肾脏气虚疲惫,主治元气亏损之疾。该穴有调脏腑之气、行瘀滞之作用,故可治疗腹泻、便秘以及奔豚气。

【临床效验及拓展应用】荆红存温针关元、气海为主治疗腰椎间盘突出症 48 例。先用长 2.0~3.0 寸的毫针向腰两侧方向斜刺关元、气海,施以提插捻转手法,使针感向腰部传导,然后再用长 1.5 寸毫针直刺关元、气海,施以温针灸。每隔 10 分钟给予斜刺方向的针行针 1 次,30 分钟后起针。全部有效。周传云治疗胃下垂时选取百会、合谷、足三里、气海。均用补法,每日 1 次。10 次为 1 个疗程,2 个疗程后,诸症消失。

参考文献:

[1]荆红存.温针"关元""气海"为主治疗腰椎间盘突出症 48 例[J].针灸临床杂志,2009,25(11):39.

[2]周传云.气海、百会益气作用探析及临床运用[J].河北中医,2002,24(4):292-293.

8. 中脘

【基础知识】位于上腹部,前正中线上,当脐中上 4 寸。具有补中气、理中焦、化滞和中等功效。临床中常配伍足三里,治疗胃痛;配天枢,治疗腹泻、痢疾;配内关,治疗呕吐、反胃;配梁门、内关,治疗黄疸;配期门、上巨虚,治疗喘息。临床操作可直刺 1~2 寸,或施以艾灸。

【医理体会】中脘穴是手太阳小肠经、手少阳三焦经、足阳明胃经与任脉之交会穴,是肺经之起,肝经之络;为胃的募穴,为八会穴中的腑会,是后天脾胃之气生化输布的枢纽,是营卫气血生成的发源地,所以针刺中脘穴,具有补中气、理中焦、化滞和中的作用,故可治疗胃痛、腹胀肠鸣、呕吐泄泻、痢疾、黄疸、积滞等症。

【临床效验及拓展应用】张广健等研究发现艾灸中脘能明显改善食管癌患者术后的胃肠功能,促进恢复,明显缩短食管癌患者术后肛门首次排气、排便时间。刘建民等治疗胃扭转是根据临床证候、症状配穴,如肝气犯胃者加刺太冲,胃脘嘈杂者泻内庭,脾胃虚寒者加中脘艾灸等。一般采用泻法,每15分钟捻转1次,每次留针30~60分钟,每日1次,10次为1疗程。同时要根据病情施治:或先补后泻,或泻后灸而温之。该方法的治疗效果:全组72例,除2例手术外,其余70例均经非手术疗法治愈。

参考文献:

［1］张广健,高蕊,付军科.艾灸中脘对食管癌术后胃肠功能恢复的影响［J］.新中医,2010,42(8):145-146.

［2］刘建民,王毅,郭金友,等.针灸治疗胃扭转70例［J］.陕西中医学院学报,1990,13(3):32-33.

9. 曲泉

【基础知识】位于膝内侧,屈膝,当膝关节内侧面横纹内侧端,股骨内侧髁的后缘,半腱肌、半膜肌止端的前缘凹陷处。具有调补肝肾、清热利湿等功效。临床中常配关元、肾俞、三阴交,治疗阳痿、遗精;配百会、气海、三阴交,治阴挺;配血海、蠡沟,治疗阴痒;配中极、阴陵泉,主治小便不利。临床操作可直刺 1~1.5 寸,或施以艾灸。

【医理体会】曲泉为足厥阴肝经合穴,阴经合穴属水,水应于肾,同时又有肝肾相生之说,刺之可调补肝肾、疏理气机,故本穴主要用于由肝肾虚亏所引起的病症。肝主筋,足厥阴经筋结于膝踝,曲泉穴又位于膝关节部位,故可治疗膝关节肿痛和下肢痿痹。

【临床效验及拓展应用】王朝兴等治疗膝骨关节炎取穴以膝阳关、曲泉为主穴,对病程长、症状顽固者配以血海、梁丘、四强、膝眼、太溪。用直径 0.30mm、长度 40mm 毫针刺入穴位,行提插捻转手法得气后留针 30 分钟。每日 1次,10 天为 1 个疗程。王红娥等治疗肱骨外上髁炎取健侧曲泉穴。常规消毒后,用 28 号 2 寸毫针直刺进针得气后,行平补平泻法,留针 10 分钟,每隔 10 分钟行针 1 次。每日1 次,10 次为 1 疗程。30 例患者中,治愈 24 例,好转 6 例。总有效率为 96.8%。

参考文献:

[1]王朝兴,张少杰.针刺膝阳关、曲泉为主治疗膝骨关节炎[J].医学信息,2009,22(3):414.

[2]王红娥,李运峰.巨刺曲泉治疗肱骨外上髁炎 30 例[J].中国针灸,2002,22(7):476.

10. 中极

【基础知识】位于下腹部,前正中线上,当脐中下 4 寸。具有补肾气、利膀胱、清湿热等功效。临床配肾俞、合谷、三阴交,治疗经闭;配膀胱俞,治疗膀胱病;配关元,治疗恶露不止;配子宫、三阴交,治疗子宫下垂。临床操作可直刺 1~1.5 寸,针前排尿,孕妇不宜针,可灸。

【医理体会】本穴属膀胱经之募穴,是膀胱之气结聚的部位,具有调节膀胱功能的作用。又是足少阴、足厥阴、足太阴和任脉之会所。根据所在部位,该穴具有补肾调经、清热利湿的作用,故可治疗遗尿、尿闭、疝气偏坠、腹痛。

【临床效验及拓展应用】刘彩岚治疗原发性痛经,选取穴血海、中极,按患者胖瘦体位选好罐具,用转火法进行施术,使局部有抽紧感,5 分钟后疼痛未减者,术者手握罐底上下提拉活动 0.5 分钟,使局部肌肉、血流得到改善,疼痛得以缓解,留 15 分钟左右起罐,连续治疗 2~4 天。治疗效果:92 例中,其中 13 例显效,71 例有效,半年随访疼痛未见发作,8 例无效。张现豪等采用温针灸的方式治疗尿潴留,取三阴交、关元、中极、曲骨、丰隆、石门。常规针刺得气后留针 30 分钟。截取艾条每节约 1.5cm,置于针柄点燃,1 节/穴,自然燃尽。每日治疗 1 次,4 日为 1 个疗程。治疗效果:33 例患者,治愈 10 例,显效 12 例,有效 6 例,无效 5 例。

参考文献:

[1] 刘彩岚. 拔罐中极、血海穴治疗原发性痛经 92 例[J]. 陕西中医,1995,16(8):364.

[2] 张现豪,冯国湘,文宁. 温针灸治疗中风后尿潴留者的临床观察[J]. 湖南中医药大学学报,2011,31(3):72-74.

11. 关元

【基础知识】位于下腹部,前正中线上,当脐中下 3 寸。具有补肾培元、温阳固脱等功效。临床中常配归来、百会,治疗子宫脱垂;配足三里、三阴交、天枢,治疗腹痛、腹泻;配肾俞、飞扬,治疗尿频、遗尿、尿闭。配丰隆、带脉,治疗赤白带下。临床操作可直刺1~2寸,针前排尿,孕妇不宜针,可灸。

【医理体会】本穴为元气之所藏,小肠之募穴,又当足太阴脾、足少阴肾、足厥阴肝、任脉四经之会,此乃人之生命、十二经之根本,不仅有强壮的作用,还有培肾固本、补益元气、回阳固脱之功效。故可治疗中风脱证。

【临床效验及拓展应用】王全仁等选取关元穴为主穴,配合中极和三阴交治疗阳痿。关元穴由上向下透刺中极穴,再直刺双侧三阴交穴,进针2寸,中等强刺激,平补平泻手法,留针3分钟,每5分钟运针1次。针刺关元穴应放射到下腹及会阴阴茎部,针感明显者,疗效显著。徐坤三治经前剧痛,针刺关元穴行泻法,强刺激提插捻转;配刺水沟。每隔5分钟关元穴提插捻转一次,留针30分钟,疼痛缓解,面色转为红润,血压回升,3个月后痛经症状消失。

参考文献:

[1] 王全仁,杨运昌.针灸"关元穴"治疗阳痿214例疗效观察[J].实用医学杂志,1992,8(1):44.

[2] 徐坤三.关元穴治验隅举[J].光明中医杂志,1997(2):39-40.

二、补 阴

本类穴位能够治疗阴虚液亏的病症。阴虚证多见于热病后期及若干慢性疾病。临床上,多随证配伍其他类穴位。

如热邪伤阴者,多配清热穴位;阴虚风动者,多配息风类穴位;阴血俱虚者;多配伍补气血类穴位。

另外,根据阴阳互根原理,在补阴的同时,配伍补阳穴位,使阴有所化。

1. 阴郄

【基础知识】位于前臂掌侧,当尺侧腕屈肌腱的桡侧缘,腕横纹上 0.5 寸。具有滋养阴血、固表安神的功效。临床中常配伍曲泽、大陵治疗心痛;配后溪止盗汗;配二间治疗寒栗恶寒;配百劳、肺俞治疗咳血;配定喘治疗喘息。临床操作可直刺 0.3~0.5 寸,或施以艾灸。

【医理体会】本穴为手少阴心经郄穴,是气血聚会之深隙处,位居前臂掌侧,腕横纹上 0.5 寸处,可治疗心悸、骨蒸盗汗、吐衄血等病症。

【临床效验及拓展应用】王锦槐针刺身柱、阴郄穴治疗癫证。身柱穴向上斜刺 6 分;阴郄穴直刺 5 分,得气后留针 1 小时。每日针治 1 次,12 次为 1 个疗程。经 1 个疗程治疗后症状消失。王北等治疗高血压病,取阴郄穴针刺,用平补平泻手法,得气后留针 20 分钟,取针后即刻测量血压,测量结果显示血压即刻下降。

参考文献:

[1] 王锦槐 . 针刺身柱、阴郄穴治疗癫证的临床体会[J]. 上海中医药杂志,1995(6):28.

[2] 王北,刘红旭,钱琼,等 . 针刺阴郄穴即刻降压临床观察[J]. 中国中医急症,2001,10(5):268-269.

2. 然谷

【基础知识】位于足内侧缘,足舟骨粗隆下方,赤白肉际处。具有滋阴补肾、清热利湿、通调下焦等功效。临床中常配太溪、三阴交,治疗热病心烦;配蠡沟、中极,治疗阴痒;配肾俞、关元,治疗遗精。临床操作可直刺 0.5~0.8 寸,或施以艾灸。

【医理体会】本穴为足少阴肾经所溜之荥穴,阴经之荥属火,刺之可滋阴补肾、清热利湿;又因肾主生殖发育而司二便,刺之可通调下焦,故本穴可治疗阴痒、遗精、阴挺、咽喉肿痛、咳血、潮热消渴、心悸、月经不调、善恐、足跗肿痛。

【临床效验及拓展应用】陈国远等治疗慢性咽喉炎急性发作 280 例。取手穴咽喉、鱼际、然谷。手穴咽喉直刺 6~7mm,鱼际、然谷均直刺 10~12mm,行平补平泻,嘱病人在进针和运针时做吞咽、咳嗽、深呼吸动作,病人可顿感咽喉部舒畅,痒痛减轻或消失。留针 30 分钟,其间运针 1 次,每日 1 次,5 次为 1 个疗程。总有效率为 100%。

参考文献:

陈国远,向科明. 针刺治疗慢性咽喉炎急性发作 280 例[J]. 中国针灸,2009,29(11):900.

3. 太溪

【基础知识】位于足内侧,内踝后下方,当内踝尖与跟腱之间的凹陷处。具有滋阴补肾、调理冲任、强健腰膝的功效。临床中配伍少泽,治疗咽炎、齿痛;配复溜、关元,治疗肾阴不足、髓海空虚之眩晕症。临床操作可直刺 0.5~0.8

寸,或施以艾灸。

【医理体会】本穴为足少阴肾经之输穴、原穴,系先天肾气之所发。又因"五脏有疾,当取十二原",所以刺本穴具有滋阴补肾、调理冲任、强健腰膝的作用,从而治疗小便频数、阳痿、遗精、月经不调、消渴、气喘、咳血、耳聋等症。缓解内踝肿痛是其局部治疗作用。

【临床效验及拓展应用】潘海燕通过电针太溪、阴谷对慢性肾脏病患者肾动脉血流即刻效应的观察发现,太溪和阴谷都能增加肾脏供血,改善肾脏的缺血状态,并且针刺太溪的改善程度要明显优于针刺阴谷。马玉莹治疗中风取太溪、太冲、肾俞、心俞、行间。针刺时泻太冲、行间;补太溪、肾俞、心俞。经针刺治疗 1 周后血压下降,稳定在 150/90mmHg 以内,诸症悉除。

参考文献:

[1] 潘海燕,王永德,单秋华. 电针太溪、阴谷对慢性肾脏病患者肾动脉血流的即刻效应[J]. 山东中医杂志,2008,27(5):320-322.

[2] 马玉莹. 太溪、太冲穴临床应用[J]. 针灸临床杂志,1998,14(10):54-55.

4. 复溜

【基础知识】位于小腿内侧,太溪直上 2 寸,跟腱的前方。具有滋阴补肾、清热利水的功效。临床中常配伍合谷,治疗汗症;补合谷、泻复溜,治疗无汗症;泻合谷、补复溜,治疗多汗症。配肝俞、脾俞,治疗泄泻、水肿;配丰隆,治疗四肢肿。配太溪、耳门、三阴交,治疗肾虚耳鸣、耳聋。临床操作可直刺 0.5~1 寸,或施以艾灸。

【医理体会】本穴为足少阴肾经之经穴,五行属金,足少阴肾经五行属水,金生水,因此,刺本穴有滋阴补肾、清热利水的作用,治疗热病汗不出、盗汗、自汗、腹胀、肠鸣、泄泻、水肿等。治疗足痿是取腧穴的局部治疗作用。

【临床效验及拓展应用】陈中轩等用针灸复溜和交信治疗带下病。治疗时令患者仰卧,以 2 支 50mm 之毫针刺穴位 25mm,得气后留针,继以电磁波治疗仪照射,距离为30cm,时间 30~60 分钟,每天治疗一侧,交替针灸,1 周为 1 个疗程。治疗效果:经 1 周治疗,腰痛锐减,带下正常。休息 3 天后,继续第 2 疗程治疗。前后共治疗 3 个疗程,白带清稀,腰痛消失。谢中灵针刺治疗头面汗出。治疗时针取大椎、合谷、复溜,留针半小时,针后汗止,1 次而痊愈。

参考文献:

[1] 陈中轩,殷良秀.针灸复溜、交信治疗带下病经验[J].湖北中医杂志,1993,15(1):15.

[2] 谢中灵.针刺治疗头面汗出[J].上海针灸杂志,1989(1):48.

5. 悬钟

【基础知识】位于小腿外侧,当外踝尖上 3 寸,腓骨前缘。具有滋阴通脉、益髓壮骨的功效。临床中常配伍风池、足临泣,治疗高血压引起的头痛;配阳陵泉、肾俞、环跳、委中、三阴交,治疗半身不遂;配阳陵泉、足三里、解溪、太冲,治疗下肢痿痹;配骨会大杼能充养骨骼,治疗髓虚不足所致的骨痿、腰膝酸软,以及下肢痿软、软骨病等。临床操作可直刺 0.5~0.8 寸,或施以艾灸。

【医理体会】本穴为足三阳之大络,又为八会穴之髓会,脑为髓之海,髓之会在绝骨(即悬钟),故刺之可滋阴通脉、益髓壮骨。治疗"髓海不足,则脑转耳鸣,胫酸眩冒"之症。又由于足三阳经脉皆循行于颈项部,故对颈项不能左右四顾之项强痛,刺之可通络止痛,治疗颈项强痛。

【临床效验及拓展应用】陈加林肩三针加针刺血海、悬钟治疗肩周炎 25 例。其"肩三针",即肩髃、肩前、肩贞,用 26 号 2~2.5 寸毫针刺之,进针 1.5~2.5 寸,再针刺血海、悬钟,得气后加 G-6805 电针仪,中等强度刺激,以患者能够耐受为度,留针 30 分钟,每日治疗 1 次,10 次为 1 个疗程,疗程间休息 3~5 天。总有效率为 96.5%。李霞平刺三阴交、悬钟皮部治疗急性腹痛 123 例。治疗时在疼痛区同侧下肢三阴交、悬钟二穴向上与皮肤呈 15 度角快速斜刺进针,进针后将针放平做皮下平刺,进针 2 寸左右,然后捻转提插强刺激致针感上传,留针 20 分钟,可嘱病人自行缓慢活动踝关节,以加强针感。病人多在 3~5 分钟内疼痛逐渐缓解至消失。

参考文献:

〔1〕陈加林.肩三针加针刺血海、悬钟治疗肩周炎 25 例〔J〕.云南中医中药杂志,2009,30(7):51-52.

〔2〕李霞,索钢.平刺三阴交悬钟皮部治疗急性腹痛 123 例疗效观察〔J〕.中国中医急症,1996,5(6):256.

6. 照海

【基础知识】位于足内侧,内踝尖下方凹陷处。具有滋阴补肾、利咽明目的功效。临床中常配列缺,治疗咽痛;配归来、关元,治疗阴挺;配蠡沟,治疗阴痒;配中极、三阴交,

治疗月经不调、痛经、赤白带下。临床操作可直刺 0.5~0.8
寸，或施以艾灸。

【医理体会】本穴为肾经经穴，为阴跷脉所生，八脉交
会穴之一。由于肾之阴液上养咽喉，开窍于舌，故凡肾水不
足、虚火上炎，补本穴能益水泻火，可达清咽利膈之效，用于
治疗咽干、喉痹、暴喑等症。

【临床效验及拓展应用】周永生采用针刺内踝下缘
"照海"穴后 5~10 分钟时间，13 例中 8 例头痛消失，2 例头
痛显著减轻。刘向宇以针刺照海、申脉为主治疗失眠，其中
照海穴采用补法，申脉穴采用泻法，并且随症配穴，在治疗
的 52 例患者中总有效率为 96%，其中痊愈率为 57%。

参考文献：

［1］周永生．针刺"照海"穴治疗非器质性头痛［J］.新医学，
1976（3）:58.

［2］刘向宇．针刺照海申脉治疗失眠 52 例［J］.成都中医学院
学报，1991，14（2）:21-23.

三、补　阳

本类穴位能够温补人体之阳气。

补阳类穴位主要用于肾阳不足的躯寒肢冷，腰膝酸冷，
性欲淡漠，阳痿早泄，宫冷不孕，尿频遗尿；肾阳衰微、火不
生土、脾失温运的腹中冷痛、黎明泄泻等症。

本类穴位常与温里穴位、补益气血穴位配伍应用，使
"阳得阴助"，才能"生化无穷"。

1. 肾俞

【基础知识】位于腰部,当第2腰椎棘突下,旁开1.5寸。具有补肾阳、益肾气、通利腰脊等功效。临床中常配京门,治阳痿、遗精、月经不调;配足三里,治胎动不安、滑胎;配命门、太溪、关元,治老年尿频、尿失禁;配脾俞,治泄泻。临床操作可直刺0.5~0.8寸,或施以艾灸。

【医理体会】肾俞位于背腰部,当第2腰椎棘突下,内邻肾脏,是肾脏之气输注之处,与肾脏内外相应,能反映和治疗肾脏病。故本穴具有补肾阳、益肾气之功效。

【临床效验及拓展应用】牛敏国等采用固本药袋敷神门、肾俞治疗婴幼儿腹泻180例均取得满意疗效。杨卫华针刺肾俞、委中穴配合拔罐治疗急性腰扭伤45例。取双侧肾俞、委中穴。进针时针体与皮肤呈90°快速刺入穴位,得气后留针30分钟,每隔10分钟行针1次,双侧肾俞用平补平泻手法,使患者局部有舒适感,委中用泻法,同时配合双侧肾俞穴拔罐。5天为1个疗程。治疗效果:治疗5天后,痊愈40例,好转5例。

参考文献:

[1] 牛敏国,马新超,张家鑫,等.固本药袋敷神门、肾俞治疗婴幼儿腹泻180例临床总结[J].安徽中医学院学报,1991,10(4):88-89.

[2] 杨卫华.针刺肾俞、委中穴配合拔罐治疗急性腰扭伤45例[J].针灸临床杂志,2010,26(1):56-57.

2. 关元俞

【基础知识】位于腰部,当第5腰椎棘突下,旁开1.5

寸。具有补阳、壮腰培元、通利小便等功效。临床中常配委中、肾俞、殷门,治腰脊强痛,腿膝乏力;配关元、太溪,治消渴、尿频;配中极、三阴交。临床操作可直刺0.8~1寸,或施以艾灸。

【医理体会】关元俞位于腰骶部,当第5腰椎棘突下,与腹部任脉之关元穴相对,是联络元气处所,所以能固护元阳,主治虚损之疾。

【临床效验及拓展应用】柏华刚针刺关元俞治疗痛经。于月经来潮前5天开始针治,针双侧关元俞,用26号毫针直刺1~2寸。得气后,双手各执1针,同时施补泻手法。行针5~10秒钟后,留针15分钟,其间行针2~3次。每日1次,3次为1个疗程。以2个疗程为限。治疗效果:痛经症状消失,半年后无复发者有43例;偶尔有轻微腹痛者有8例,痛经症状较前明显减轻者有3例。张剑平采用电针对刺气海俞、关元俞治疗急性腰扭伤。每日1次,7日为1个疗程。

参考文献:

［1］柏华刚.针刺关元俞治疗痛经[J].中国针灸,1994(2):20.

［2］张剑平,李玉华.电针对刺气海俞、关元俞治疗急性腰扭伤[J].中医药研究,1994(4):51.

3. 会阳

【基础知识】位于尾骨下端,督脉旁开0.5寸处。膝臀位取穴。具有补阳、调下焦、理肛疾等功效。临床中常配伍曲池、血海,治阴部皮炎、瘙痒;配百会、承山,治脱肛、痔疮;配复溜、束骨,治疗肠癖便血。临床操作可直刺0.8~1寸,或施以艾灸。

【医理体会】会阳穴属足太阳膀胱经,位邻督脉,二脉皆属阳,故名会阳,可治疗下元亏虚、阳痿等元阳虚衰之症,故本穴具有补阳之作用。

【临床效验及拓展应用】刘彦电针会阳、八髎、腰俞穴等穴治疗外伤性尿失禁,每天1次,断续刺激30分钟,10天为1个疗程。治疗效果:24例(2例为尿潴留)经2~10周治疗,逐渐恢复膀胱功能。恢复随意排尿者6例,建立反射性膀胱12例。王高峰等通过电针肾俞穴、会阳穴治疗良性前列腺增生症,疗效确切,并且可显著改善良性前列腺增生症患者症状,增加最大尿流率,减少膀胱残余尿。

参考文献:

[1]刘彦.针刺会阳等穴治疗外伤性尿失禁、遗尿症[J].吉林医学,1985,6(5):28-29.

[2]王高峰,高维滨,尚英兆.电针肾俞、会阳穴治疗良性前列腺增生症30例[J].黑龙江中医药,2010(3):39-40.

4. 大赫

【基础知识】位于下腹部,当脐中下4寸,前正中线旁开0.5寸。该穴具有补益肾阳、调理下焦的功效。临床配关元、三阴交,治疗月经不调;配命门、中封,治疗遗精、滑精、阳痿。临床操作可直刺0.8~1.2寸,或施以艾灸。

【医理体会】大赫穴位于下腹部,内邻子宫,为冲脉、足少阴之会,刺之可补益肾阳、调理下焦,治疗阳痿、遗精、阴茎痛、阴挺、带下等症。

【临床效验及拓展应用】申东原等针刺大赫、水道治疗膀胱无力型女性尿道综合征。治疗时用3寸30号不锈钢针垂直刺入大赫、水道穴,要求感传至尿道口;针刺后连接电针治疗仪,每次通电 20 分钟。针刺治疗隔日 1 次,10 次为 1 个疗程。经一个疗程的治疗,总有效率为 91.67%。

参考文献:

申东原,申鹏飞.针刺大赫、水道治疗膀胱无力型女性尿道综合征的临床研究[J].针刺研究,2004,29(2):153-155.

5. 腰阳关

【基础知识】位于腰部,当后正中线上,第 4 腰椎棘突下凹陷中。该穴具有补肾壮腰、疏利关节等功效。临床配肾俞、委中,主治寒湿性腰痛、腿痛;配合谷、三阴交,治月经不调、痛经、带下诸疾。临床操作可直刺 0.5~1 寸,或施以艾灸。

【医理体会】本穴属督脉,督脉主一身之阳气;又其位于腰部,腰为肾之府,且督脉起于胞中,贯脊属肾,刺之可补肾壮腰、疏利关节,治疗阳痿、遗精、月经不调、下肢痿痹、腰骶痛等症。

【临床效验及拓展应用】蔡国伟通过电针深刺腰阳关为主分别与电针刺激膀胱经穴为主及口服大活络丸的比较观察,证实 3 种治疗方法对急性坐骨神经痛均有一定治疗作用,并能降低患者血清 C- 反应蛋白(CRP)含量,而电针深刺腰阳关的临床疗效及降低血清 CRP 含量的作用优于其他 2 种方法。

参考文献:

蔡国伟,朱达义,罗立新.深刺腰阳关为主治疗急性坐骨神经痛临床研究[J].上海针灸杂志,1996,15(2):8-10.

6. 命门

【**基础知识**】位于腰部,当后正中线上,第 2 腰椎棘突下凹陷中。该穴具有补肾壮阳、强健腰膝等功效。临床中常配肾俞、太溪,治疗阳痿;配肾俞、气海、然谷,主治遗精、早泄;配肾俞、气海、中极,主治遗尿、尿频;配肾俞、中极、水分,主治肾阳虚衰之水肿;配三阴交、太溪、肾俞,主治男子精子稀少不育。临床操作可直刺 0.5~1 寸,或施以艾灸。

【**医理体会**】本穴属督脉,督脉为诸阳之海,故刺本穴能补肾壮阳,治疗肾阳不足的痛经、带下、阳痿、遗精、遗尿、泄泻、痢疾、水肿。又因督脉行于脊中,上贯入脑,故刺之可治疗腰痛、神经衰弱等症。

【**临床效验及拓展应用**】朱志强等采用温灸命门穴的方法治疗风寒感冒。经过两个疗程的治疗,显效 18 例,有效 15 例,总有效率为 100%。朱琪命门穴化脓灸治疗阳痿,1 个半月后,患者腰酸乏力之症明显减轻,阴茎勃起有力,但持续时间不长,继续在原灸口上化脓灸,共连续 3 次反复化脓灸后,患者症状明显消失,性功能恢复正常,夫妻关系和睦如初。

参考文献:

[1]朱志强,吕春燕.外用温灸命门穴治疗风寒感冒[J].中国民族民间医药,2010(15):152.

[2]朱琪.命门穴化脓灸临床应用举隅[J].针灸临床杂志,1996,12(10):33.

第十四章　收涩类

本类穴位能够收敛固涩。主要治疗滑脱证。

一、止　泻

本类穴位能够涩肠、止泻痢。用于大肠虚寒不能固摄和脾肾虚寒所致的久泻、久痢。治疗久泻、久痢,若兼脾肾阳虚,配补阳穴位;若兼气虚下陷,配伍补气穴位。

1. 天枢

【基础知识】位于腹中部,平脐,前正中线旁开2寸。具有止泻、理气滞、调肠腑等功效。临床中常配厉兑、内庭治疗食积不化;配支沟,治疗呕吐霍乱;配中脘、气海,治疗腹胀;配水泉治疗月经不调;配三阴交、阴交治疗痛经;配水泉、三阴交治疗月经不调、带下;蛔虫痛可泻天枢、太冲、四缝、百虫,有驱蛔止痛之效。临床操作可直刺0.8~1寸,或施以艾灸。

【医理体会】本穴为足阳明胃经穴,位居脐旁2寸处,有平旋上下、分理清浊、职司升降之功,为中焦气化出入的枢纽。因为本穴善于治疗泄泻痢疾,故具有止泻之效。

【临床效验及拓展应用】杨德莉等治疗功能性便秘,取天枢快速破皮后,缓慢垂直深刺,直至突破腹膜为止,不提插捻转,然后通于电针。留针 30 分钟。针灸每日 1 次,每周治疗 5 次,连续治疗 4 周,便秘症状明显改善。

参考文献:

杨德莉,刘志顺.深刺天枢治疗功能性便秘疗效观察[J].北京中医药,2010,29(5):366-368.

2. 太白

【基础知识】取穴时患者取正坐垂足或仰卧位,在第一跖趾关节后缘,赤白肉际处取穴。该穴具有涩肠止泻、健脾和中等功效。临床中常配丰隆治疗体重倦怠、腹满作痛,或吐或泻;配公孙可健脾益胃,治疗饮食不化、腹胀满、腹痛;配陷谷、大肠俞,治肠痈。临床操作可直刺 0.3~0.5 寸,或施以艾灸。

【医理体会】本穴属输土穴,为本经之原穴,故凡脾胃衰弱,刺灸有涩肠止泻、健脾和中之功。

【临床效验及拓展应用】熊大昌治疗小脑部栓塞出现的下肢软弱无力,选用百会,合谷,足三里,三阴交,太冲。每周 3 次。经 10 余次治疗后,腿脚畏寒稍有好转,但下肢仍然无力。此时单加太白穴,治疗 3 次后,患者自觉腿脚明显有力,连续治疗 2 个月后,患者自觉气力大增,脚汗出,病情基本痊愈而停止治疗。

参考文献:

熊大昌.太白穴在临床中的应用[J].中国中医药信息杂志,2009,16(6):87-88.

3. 大横

【基础知识】位于腹中部,距脐中4寸。具有涩肠止泻、疏通腑气、调理胃肠等功效。临床常配天枢、中脘、关元、足三里,治疗腹痛泻痢;配阳陵泉,治疗便秘;配头维,治疗头痛;配人中、合谷,治疗脏躁症。临床操作直刺0.7~1寸,或施以艾灸。

【医理体会】本穴为足太阴脾经与阴维之会,主泄泻、痢疾、腹痛等大肠疾患。脾阳振则寒去,腹泻自除,可涩肠止泻、疏通腑气、调理胃肠。

【临床效验及拓展应用】赵文祥采用深刺大横穴治疗糖尿病并发神经源性膀胱66例,有效率为93.93%。沈书宇采用大横穴治疗癔症性晕厥。用1.5寸毫针快速进针刺入大横穴,然后以小角度持续捻针,至患者出现呻吟、屏气消失、睁眼、肢体僵直解除,可出针,对于肢体僵直不解、不言不语,可配合加刺中脘穴。在治疗的152例患者中,有效者149例。

参考文献:

[1] 赵文祥. 深刺大横穴治疗糖尿病神经源性膀胱[C]//中医药治疗糖尿病新进展——首届糖尿病(消渴病)国际学术会议论文集. 北京:[出版者不详],1994:249.

[2] 沈书宇. 针刺大横穴治疗癔症性晕厥[J]. 上海针灸杂志,1989(1):23.

二、固 精

本类穴位能够固精。适用于肾虚不固所致的遗精、滑精等症。常与补肾穴位同用。

1. 大巨

【基础知识】位于下腹部,当脐中下 2 寸,距前正中线 2 寸。具有固精、益气、安神等功效。临床常配关元治疗遗精、早泄;配地机治疗疝气;配天枢、三阴交治疗腹痛。临床操作可直刺 0.5~1 寸,或施以艾灸。

【医理体会】本穴为足阳明胃经穴,位居下腹部,脐下 2 寸,旁开 2 寸处。善于治疗疝气、遗精、早泄之疾,故刺之有固精、益气之效。

【临床效验及拓展应用】向田宏灸中极、大巨穴治愈腰椎间盘突出椎弓切除术后出现之尿闭病例,用半米粒大的直接灸灸中极、大巨穴,每次 15 壮,共治疗 9 次。治疗效果:治疗 1 次后,自行导尿的残尿量减至治疗前的 1/3 左右。5 次后尿失禁减少到每日五六次,量减少且多少有尿意出现。9 次后,尿意出现,尿失禁次数与量减至治疗前 1/10 左右,不影响日常生活,残尿几乎没有,并中止自行导尿。陈佳红等取中脘、梁门、水分、滑肉门、天枢、大横、水道、大巨、足三里、丰隆、三阴交等穴为主穴治疗单纯肥胖症。便秘加上巨虚、支沟;食欲亢进加内庭、公孙;脂肪肝加合谷、太冲;月经不调加关元、中极;四肢肥胖加局部阿是穴。取得了较好的疗效。

参考文献:

[1]日本·向田宏.灸中极、大巨穴治愈腰椎间盘突出椎弓切除术后出现之尿闭病例[J].国外医学(中医中药分册),1994(2):47.

[2]陈佳红,赵李清.不同频率电针治疗单纯性肥胖症临床疗

效观察[J].针灸临床杂志,2009,25(9):4-8.

2. 志室

【基础知识】位于腰部,当第二腰椎棘突下,旁开3寸。具有固精填髓、补肾壮腰等功效。临床中常配肾俞、关元,治遗精;配命门、委中,治腰膝疼痛;配关元、三阴交,治月经不调、痛经;配命门、百会,疗失眠健忘。临床操作可直刺0.5~1寸,或施以艾灸。

【医理体会】肾藏志,志室穴在肾俞之旁,为肾气之住所,肾为先天之本,主生殖发育,男子以藏精,女子以系胞宫,善治失精、梦遗、月经不调等疾,故具有固精填髓之效。

【临床效验及拓展应用】王积安等选用针刺志室穴治疗肾绞痛35例。显效24例,有效7例,无效4例。吴穆用28号1.5寸毫针施针志室穴治疗第三腰椎横突综合征,得气后用G6805治疗仪将输出线夹夹住针柄,频率选"7",波型选"连续波",脉冲电流强度以患者舒适为度,留针30分钟,每日或隔日治疗1次,6次为1个疗程。治疗效果:244例志室穴治疗后痊愈134例,显效55例,好转32例,无效23例。

参考文献:

[1]王积安,张爱民.针刺志室穴治疗肾绞痛35例[J].中国针灸,1996(12):44-45.

[2]吴穆.志室穴电针治疗第三腰椎横突综合征244例临床疗效观察[J].贵州医药,1983(6):47.

第十五章 安神类

本类穴位能够安定神志,用于治疗神志失常的病症。如多梦及惊风、癫痫、癫狂等症。

在应用本类穴位的同时,应进行相应的配伍。如心火亢盛者,多配清心降火穴位;痰热扰心者,当配伍化痰、清热穴位;肝阳上亢者,当配平肝潜阳穴位;血瘀气滞者,当配活血化瘀穴位;血亏阴虚者,当配伍补血、补阴穴位;心脾俱虚者,配补气穴位。至于惊风、癫痫、癫狂等症,多以化痰开窍或平肝息风穴位为主,本类穴位多为辅助。

1. 少海

【基础知识】取穴时令患者屈肘,在肘横纹内侧端与肱骨内上髁连线的中点处。该穴具有宁心安神、舒络止痛等功效。临床中常配后溪治疗手颤;配间使、神门治疗发狂;配天井治疗瘰疬;配阴市治疗心痛手颤。临床操作直刺0.5~0.7寸,或施以艾灸。

【医理体会】本穴属手少阴心经合水穴,穴属合水,心属火,主一身之血脉,心主神明,故本穴有宁心安神之功效。

【临床效验及拓展应用】乔岩岩取6寸长毫针,先直刺入一侧神门穴0.3~0.5寸,得气后针尖斜向少海穴进行透刺,后再行另一侧神门穴透刺少海穴,然后双侧同时快速捻转约 3 分钟,留针 20~30 分钟,出针。每天 1 次,10 天为 1 个疗程,连续治疗 2~3 个疗程做疗效统计。30 例患者在接受第 1 次针刺治疗时,精神紧张首先得到改善,部分患者逐渐进入睡眠状态,以后焦虑症状、植物神经症状亦逐渐缓解。治疗 1 个月时,临床痊愈 8 例,显著进步 16 例,进步 6 例,全部有效。

参考文献:

乔岩岩.神门透刺少海治疗焦虑症状 30 例[J].中国针灸,2001,21(2):81-82.

2. 灵道

【基础知识】位于前臂掌侧,当尺侧腕屈肌腱的桡侧缘,腕横纹上 1.5 寸。具有宁心、安神、止抽等功效。临床常配内关治疗胸痹心痛;配天突治疗暴喑不能言。临床操作可直刺 0.3~0.5 寸,或施以艾灸。

【医理体会】本穴属手少阴心经金穴,为治疗惊恐恼怒,以及心动过速之效穴,有宁心、安神之功。

【临床效验及拓展应用】叶淑芬等取双侧神门、灵道治疗顽固性失眠症 50 例。治疗时以 29 号 1 寸毫针直刺 0.5~1 寸,得气为度。初针时每日 1 次,见效后隔日 1 次,每次留针 20 分钟。治疗期间停服一切镇静药。1 周为 1 个疗程。总有效率为 98%。据报道有人按摩灵道穴治疗冠心病心绞痛 48 例。显效 20 例,改善 17 例,无效 10 例,加重 1 例。

参考文献:

[1] 叶淑芬,沙梅,刘乃明.针刺神门、灵道治疗顽固性失眠 50

例[J].江西中医药,1994,24(51):70-71.

[2]灵道穴按摩治疗冠心病心绞痛48例疗效观察[J].中国农村医学,1985(2):60.

3. 通里

【基础知识】位于前臂掌侧,当尺侧腕屈肌腱的桡侧缘,腕横纹上1寸。具有养血安神、通经活络等功效。临床中常配丰隆、风府,并点刺金津、玉液,治疗舌强语謇;配廉泉治疗瘖症失语;配内庭治疗口舌生疮。临床操作可直刺0.3~0.5寸,或施以艾灸。

【医理体会】本穴属手少阴心经穴,为手少阴之别络,手少阴心经从此而别走手太阳小肠经,经气由此通达表里两经,心主一身之血脉,心主神明,故本穴具有养血安神之功。

【临床效验及拓展应用】包兆贵治疗小儿遗尿取穴通里、大钟。每日针灸1次,6次为1个疗程。62例中,治愈35例,显效21例,好转4例,无效2例。

参考文献:

包兆贵.针刺治疗小儿遗尿症62例疗效观察[J].中医杂志,1993(1):26.

4. 神门

【基础知识】位于腕部,腕掌侧横纹尺侧端,尺侧腕屈肌腱的桡侧缘凹陷处。具有宁心安神、宽胸理气等功效。临床中常配三阴交治疗失眠;配少商、涌泉、心俞治疗痴呆;配蠡沟、巨阙治疗惊悸少气;配人中治疗瘖症抽搐;配内关、三阴交、大陵治疗心悸怔忡。临床操作可直刺 0.3~0.5 寸，或施以艾灸。

【医理体会】本穴属输土，《素问·咳论》："治脏者，治其俞"。故神门主心之脏病。此穴又是原穴，"五脏有疾，当取之十二原"，故多用于治疗心神失养或心火亢盛，或痰浊蒙心所引起的恐悸、失眠、健忘以及癫狂痫癍，刺之可收宁心安神之效。

【临床效验及拓展应用】丁维超采用神门、三阴交为主穴治疗失眠 84 例。气血不足加心俞、脾俞、足三里；阴虚火旺加照海、大陵、太溪、心俞、脾俞；肝火上扰加肝俞、行间、足窍阴；胃腑不和加中脘、内庭。针刺时神门向桡侧刺，三阴交斜向上刺，其他穴位不作要求，7 天为 1 疗程，一般需 1~2 个疗程。总有效率为 100%。贵阳市传染病医院采用梅花针叩打"神门"穴的方法治疗烦躁不安及失眠，刺激时约叩打 5 分钟左右，病人就能安静下来。

参考文献：

［1］丁维超.针刺神门、三阴交穴为主治疗失眠 84 例［J］.吉林中医药,2006,26（10）:46.

［2］贵阳市传染病医院.用梅花针刺激"神门"穴治疗烦躁不安及失眠［J］.护理杂志,1960（1）:39.

5. 厥阴俞

【基础知识】位于背部，当第 4 胸椎棘突下，旁开 1.5 寸。具有宁心安神、宽胸理气等功效。临床常配心俞、内关，治心痹和心动过速；配神门、三阴交，治心痛和惊悸。斜刺 0.5~0.8 寸，可灸。

【医理体会】厥阴俞位于背部,深部为心包络,是手厥阴心包之脉气输注的处所,与心包络内外相应,能反映和治疗心胸疾病,心主一身之血脉,心主神明,故本穴具有宁心安神之效。

【临床效验及拓展应用】邢淑珍对比研究内关和厥阴俞两者对冠心病心绞痛患者的治疗作用,以24小时全息12导同步动态心电图连续、动态地观察心电变化。据此观察51例冠心病心绞痛患者,发现针刺内关和厥阴俞均能改善心肌缺血并且两者的治疗效果无明显差异性。金嫣莉以厥阴俞透心俞、内关穴治疗冠心病心绞痛30例。每日1次,每次20分钟,7次为1个疗程。结果对心绞痛症状显效10例,好转18例,无效2例。

参考文献:

[1]邢淑珍.针刺内关和厥阴俞对冠心病心绞痛动态心电图影响的临床研究[D].济南:山东中医药大学,2005.

[2]金嫣莉.电针治疗冠心病心绞痛30例[J].中国针灸,1987,7(20):4.

6. 心俞

【基础知识】位于背部,当第5胸椎棘突下,旁开1.5寸。具有通心络、宁心安神、壮心阳、调理气血等功效。临床配巨阙、内关,治疗冠心病;配丰隆、鸠尾,治癫疾;配气海、关元用灸法,治肢冷、唇绀、肢冷汗。临床操作可斜刺0.5~0.8寸;或施以艾灸。

【医理体会】心俞位于背部,内邻心脏,是手少阴心脉之气输注之所,与心脏内外相应,能反映和治疗心脏疾病。

因心主血脉、主神明,所以又治疗瘀痛、肢冷和神志病,如癫狂及失眠等疾,具有宁心安神之效。

【临床效验及拓展应用】许正取足太阳膀胱经位于背部的双侧心俞穴,治疗发作性睡病。进针时针尖斜向脊突根,进针5~8分时刮针得气,再行右旋捻针至针感传到前胸为宜,留针15分钟。每日或隔日1次。治疗效果:2例患者随访2年均未见复发。弥新成点按心俞为主治疗癔症性失语20例,均有明显疗效。

参考文献:

[1]许正.针刺"心俞"穴治愈发作性睡病两例[J].新中医,1976(4):41.

[2]弥新成.点按心俞为主治疗癔病性失语20例[J].按摩与导引,1992(3):20.

7. 神堂

【基础知识】神堂穴出于《针灸甲乙经》:"神堂,在第五椎下两傍各三寸陷者中。"位于背部,当第5胸椎棘突下,旁开3寸。具有宁心安神、宽胸理气等功效。临床常配内关、神门,治失眠、健忘;配心俞、太渊,治疗心悸、心痛;配合谷、膻中,治胸满、气喘;配丰隆、鸠尾,治疗癫狂;配神道、劳宫,治疗癔症、妇人脏躁。临床操作可斜刺0.5~0.8寸;或施以艾灸。

【医理体会】本穴在心俞之旁,心藏神,故可治疗心之疾患。心主一身之血脉,心主神明,故本穴具有宁心安神之效。

8. 飞扬

【基础知识】位于小腿后外侧,外踝尖与跟腱水平连线之中点直上 7 寸,腓肠肌外下缘与跟腱移行处。具有宁神志、清头目、舒筋脉等功效。临床配百会、后溪,治癫狂;配太溪,治头痛、目眩、衄血;配秩边、承山,治疗腿痛。临床操作可直刺 0.5~1 寸,或施以艾灸。

【医理体会】飞扬为足太阳之络穴,膀胱经上头交颠;本穴又别走足少阴肾经,肾主骨生髓,刺之可“壮水之主,以制阳光”,具有宁神志、清头目等功效,治疗头痛、目眩、癫狂、衄血、外感发热等症。治疗腰痛、脚软无力是“经脉所过,主治所及”的作用。

【临床效验及拓展应用】金孟梓以飞扬穴为主治疗小儿脱肛 15 例。针刺时飞扬穴直刺 2cm 捻转补法,长强斜刺针尖向上,与骶骨平行刺入 1.5cm,捻转补法,不留针。取飞扬、百会、大肠俞、足三里,每穴艾条温和灸 5~10 分钟。每日针 1 次灸 2 次,10 天为 1 个疗程。治疗效果:痊愈 13 例,好转 2 例,此 2 例为Ⅱ度脱垂。

参考文献:

金孟梓.飞扬穴为主治疗小儿脱肛 15 例[J].浙江中医学院学报,1994,18(2):51-52.

9. 申脉

【基础知识】位于足外侧,外踝直下方凹陷中。具有宁心安神、舒筋活络等功效。临床配百会、心俞、太溪,治疗癫痫;配阳陵泉、足三里,治疗下肢痿痹;配风池、翳风、太冲,治内耳性眩晕;配太溪,治疗失眠。临床操作可直刺0.2~0.3寸,或施以艾灸。

【医理体会】本穴属足太阳膀胱经,通督脉,又为八脉交会穴之一,通阳跷,故可调理阴阳而安神,治疗阴阳错乱、阳升风动挟痰上扰清窍的癫疾;又阳跷通于足少阳、足阳明,所以还可用于肝胃火盛、心神外越之狂证,所谓"癫痫昼发灸阳跷"。

【临床效验及拓展应用】刘向宇以针刺照海、申脉为主治疗失眠,其中照海穴采用补法,申脉穴采用泻法,并且随症配穴,在治疗的52例患者中总有效率为96%,其中痊愈率为57%。陈云采用针刺后溪、申脉治疗颈性眩晕36例,针刺时配合颈夹脊穴。每日1次,6次为1个疗程,总有效率88.9%。

参考文献:

[1] 刘向宇.针刺照海申脉治疗失眠52例[J].成都中医学院学报1991,14(2):21-23.

[2] 陈云.针刺后溪申脉治疗颈性眩晕临床研究[D].济南:山东中医药大学,2007.

10. 大钟

【基础知识】位于足内侧,内踝后下方,当跟腱附着部的内侧前方凹陷处。具有安神清脑、强壮腰骨等功效。临床配郄门,治疗惊恐不安;配神门、太溪,治疗心悸失眠;配肾俞,治疗腰痛;配太溪,治疗足跟痛;配中极、三阴交,治疗尿闭。临床操作可直刺0.3~0.5寸,或施以艾灸。

【医理体会】本穴为足少阴肾经的络穴,肾属水,心属

火,刺之可安神清脑,故可治疗痴呆、嗜卧等症;肾主纳气,
故可治疗气喘、咳血等症;肾主骨生髓,刺之可强壮腰骨,故
可治疗腰脊强痛。

【临床效验及拓展应用】熊灿东取一次性毫针进行针
刺,先针刺肾经原络穴太溪、大钟,再针刺心经原络穴神门、
通里,后针刺中脘沟通上下,最后针刺百会、四神聪或印堂。
针刺百会穴以 15° 夹角,与督脉循行的方向相同,朝前透刺
0.5~1 寸;神聪穴则朝百会穴方向透刺 0.5~0.8 寸,印堂向下
透刺 0.5 寸,均采用平补平泻法;三阴交穴及太溪大钟穴直
刺 1~1.5 寸,施行提插补法;通里穴与神门穴针刺 0.5~0.8
寸,行捻转补法。采用中等刺激强度持续针刺 1 分钟,随
后采用脉冲针灸治疗仪对患者的 6 组穴位进行通电治疗,
选择频率为 6Hz、患者可耐受强度的连续波,留针 20 分钟
后即可拔除。每天 1 次,连续治疗 4 周。治疗总有效率为
93.02%,效果显著。

参考文献:

熊灿东.针灸联合药物治疗心肾不交型失眠症临床研究[J].亚
太传统医药,2015,11(8):72-73.

11. 筑宾

【基础知识】位于小腿内侧,当太溪与阴谷的连线上,
太溪上 5 寸,腓肠肌肌腹的内下方。具有镇静安神的功效。
临床配百会、水沟,治疗癫狂;配膀胱俞、三阴交,治疗尿赤、
尿痛;配环跳、风市、委中、足三里、昆仑,治疗下肢痿痹。临
床操作可直刺 1~1.5 寸,或施以艾灸。

【医理体会】本穴为肾与阴维脉之会,为阴维之郄穴。

由于阴维起于诸阴之交而主一身之里,故可镇静安神,主治阴阳失调之呕吐涎沫以及胃及心胸腹诸疾。

【临床效验及拓展应用】张爱林等在临床实践中以该穴为主治疗功能性子宫出血、心绞痛、口腔溃疡、五心烦热,效果良好。王映雪灸筑宾穴治疗小儿腹股沟痛(包括直疝和斜疝),每日灸 1 次,每次在两侧穴位处各灸 30~50 分钟。一般疗程 10~25 天。治疗效果:2 例患者均取得良好疗效,一例随访 1 年未见复发,另一例患者随访 14 年未见复发。

参考文献:

〔1〕张爱林,刘秀玲.筑宾穴的临床应用体会[J].中国针灸,1998(3):151-152.

〔2〕王映雪.灸筑宾穴、绑扎疗法治疗小儿腹股沟病[J].赤脚医生杂志,1975(9):46-47.

12. 郄门

【基础知识】位于前臂掌侧,当曲泽与大陵的连线上,腕横纹上 5 寸。具有宁心理气、宽胸止血的功效。临床配心俞,主治心悸;配膻中、内关,治疗心绞痛;配神门、百会,治疗癫痫;配尺泽、肺俞,治疗咳血。临床操作可直刺 0.5~1 寸,或施以艾灸。

【医理体会】本穴属心包络,心藏神,又本穴为心包经的郄穴,心包为心之臣使,代心用事,刺本穴可宁心理气、宽胸止血,故可用于治疗心悸、心痛、衄血、呕血、痔疮、癫痫等症。

【临床效验及拓展应用】乔进等以郄门为主穴,治疗冠心病、心绞痛等心脏疾患,发现郄门穴对器质性心脏病尤其是以冠心病所引起的过早搏动有较显著的疗效。殷克敬等采用针刺郄门穴可以改善心肌供血,对缓解急性心肌缺血有较好的即刻效应。

参考文献:

［1］乔进,宋薇.针刺郄门穴对心脏早搏的疗效观察[J].长春中医学院学报,1995,11(49):27.

［2］殷克敬,贾成文.针刺郄门穴对慢性冠脉供血不足的疗效观察[J].陕西中医学院学报,1990,13(2):38.

13. 间使

【基础知识】位于前臂掌侧,当曲泽与大陵的连线上,腕横纹上3寸,掌长肌腱与桡侧腕屈肌腱之间。具有宁心安神的功效。临床配心俞、膻中,治疗心悸不宁;配大椎,治疗疟疾;配心俞、三阴交,治疗心胸痛;配公孙、内关、丰隆,治疗胃痛、呕吐。临床操作可直刺0.5~1寸,或施以艾灸。

【医理体会】本穴为手厥阴心包经的经穴,为心之臣使,心藏神,刺之可宁心安神,治疗心疾及神志病,如心痛、癫狂等。心包经循行络三焦,故可治疗胃痛、疟疾等症。其穴位于前臂,又可治疗肘臂痛。

【临床效验及拓展应用】王佳丽,李昆珊取穴:间使,大横,合谷,太冲,神庭,百会,阳陵泉,足三里,丰隆,肝俞,肾俞。操作方法:患者采用适当体位,严格无菌操作,碘伏消毒局部穴位。用消毒镊子夹取无菌PGLA线体,置入一次性埋线针前端,右手持针,左手辅助进针,出现针感时快速将线体推入穴位的皮下组织或肌层内,快速出针,贴创可贴(4小时后取下)。每月治疗1次,3次为1个疗程。治疗效果:13 例患者经治疗后,痊愈 9 例,有效 3 例,无效 1 例,总有效率为 92.3%。陈少宗研究发现,电针间使和内关,可增加冠脉血流量及心肌血氧供应量,使冠脉阻力、心肌氧提取率降低,最大冠状动脉血氧含量减小、心肌耗氧量降低,从而改善、调整心肌对氧的供求平衡。

参考文献:

[1]王佳丽,李昆珊.穴位埋线治疗癔病性抽搐 13 例临床观察[J].江苏中医药[J],2015,47(10):62.

[2]陈少宗.针刺间使穴、内关穴对冠心病患者左心功能影响的比较观察[J].针灸临床杂志,1994,10(6):30-32.

14. 内关

【基础知识】位于前臂掌侧,当曲泽与大陵的连线上,腕横纹上 2 寸,掌长肌腱与桡侧腕屈肌腱之间。具有宁心安神、理气止痛的功效。临床配心俞、神门,治疗心脉痹阻、心络挛急之绞痛;配三阴交、合谷,治疗心痛;配关元、神门、合谷,治疗阳虚心脉闭阻、心络挛急之心痛;配太冲、神门,治疗悲伤欲哭之脏躁;配丰隆、神门,治疗癔症狂躁;配复溜、神门,治疗失眠;配太渊,治疗无脉症。临床操作可直刺0.5~1 寸,或施以艾灸。

【医理体会】本穴属心包络穴,又为八脉交会穴之一,通于阴维,维络诸阴,故主治较广。心包络为心之臣使之官,代心受其损,心主血脉,又主神志,具有宁心安神之效,故可治疗心疾、血症及神志病,如心悸、心痛、月经不调、产后血晕、癫痫、郁证等症。

【临床效验及拓展应用】刘萍等采用缪刺法,即左侧胸部扭伤者针刺右侧内关透外关,右侧胸部扭伤者刺针左侧内关透外关。用2寸毫针一边进针,一边叮嘱患者做深呼吸、双臂抬举、弯腰背等运动,以增强疗效。针法以强刺激为主,使针感迅速抵达上臂或循经络抵达扭伤的胸肋部位,一般治疗5~20分钟。总有效率为93.5%。闫彩霞采用维生素 B_1 注射液100mg行双侧内关、足三里穴位封闭治疗。总有效率为99.95%。

参考文献:

[1] 刘萍,赵娟,刘素霞.内关透外关治疗急性胸部扭伤93例[J].实用中医药杂志,2006,22(10):640.

[2] 闫彩霞.内关足三里穴位封闭治疗人妊娠剧吐68例分析[J].基层医学论坛,2008,12(6):16.

15. 大陵

【基础知识】位于腕掌横纹的中点处,当掌长肌腱与桡侧腕屈肌腱之间。具有宁心安神、宽胸和胃等功效。临床配膻中、期门,治疗胸胁胃痛;配丰隆、太冲,治疗气郁痰结型之癫狂;配心俞、膈俞,治疗心血瘀阻之心痛;配神门、丰隆,治疗痰火内扰之惊悸;配复溜,治疗心悸;配劳宫,清热泻火,治疗舌疮口臭。临床操作可直刺0.3~0.5寸,或施以艾灸。

【医理体会】本穴为手厥阴经输土穴,心包属火,输土为其子,故心经实热,泻此穴可清心热、散邪火而宁心神,故可治疗癫狂、惊悸、舌疮口臭;六阴经输原合一,故本穴又是原穴,心包代心用事故本穴又可治疗心疾,如心悸、心痛;手厥阴之经,其循行过胸腹部,故可治疗胸、胃、胁痛。

【临床效验及拓展应用】雷胜龙针刺大陵穴治疗胸胁闪挫伤。治疗效果:治疗后疼痛完全消失,随诊无复发者为痊愈,气滞型治愈 19 例;血瘀型治愈 11 例;深呼吸、咳嗽微痛者为显效 7 例;仍感疼痛,程度减轻为有效 2 例;连续治疗 7 次疼痛无改善 1 例;其中气滞型 1 次治愈 11 例。王远华针刺大陵穴治疗落枕。针与皮肤呈 45° 角,由大陵刺向劳宫穴 1.5 寸左右,运针多采用泻法。年龄大、体质弱的患者用补法或平补平泻法。边运针边嘱患者活动颈部,或以手揉按患部,一般仅刺患侧大陵穴,不愈者再刺对侧。治疗效果:250 例患者全部治愈,其中治疗 1 次 172 例,2 次 71 例,3 次 6 例,4 次 1 例。

参考文献:

[1]雷胜龙.针刺大陵穴治疗胸胁闪挫伤 40 例[J].中国针灸,2002,22(1):41.

[2]王远华.针刺大陵穴治疗落枕 250 例[J].浙江中医杂志,2006,41(7):409.

16. 本神

【基础知识】位于头部,当前发际上 0.5 寸,神庭旁开 3 寸,神庭与头维连线的内三分之二与外三分之一的交点处。具有镇静安神、清热止痛等功效。临床常配心俞、大陵、合谷,治疗癫痫;配百会、水沟、十宣,治疗中风不省人事;配神庭、攒竹、合谷,治疗头痛。临床操作可平刺 0.5~0.8 寸。

【医理体会】本穴属足少阳、阳维之会,有镇静安神之功,故凡肝风内动或肝气郁结、痰火上扰,蒙闭心窍所致之疾病均可选用本穴,如头痛、目眩、颈项痛、癫痫、小儿惊风、半身不遂等症。

【临床效验及拓展应用】刘振寰治疗小儿精神发育迟滞时,选四神聪透百会、额五针即神透穴、左右本神穴,神透穴与本神穴之中点左右各一针,合成为"智九针"。每日针1次,20日为1个疗程,共治疗3个疗程,疗程间休息15日。治疗前后进行牛氏法智商测试((IQ)以评定疗效。治疗后IQ升高10~15,语言表达、理解力明显提高、记忆力、思维力显著提高,运动障碍改善或恢复为有效。全组治疗3个疗程后158例获效。

参考文献:

刘振寰.智九针治疗小儿精神发育迟滞的临床研究[C]//第二次世界中西医结合大会论文摘要.北京:[出版者不详],2002:474.

17. 阳交

【基础知识】位于小腿外侧,当外踝尖上7寸,腓骨后缘。具有定惊安神、疏肝利胆等功效。临床常配大钟,治疗胸胁胀满;配悬钟、梁丘、犊鼻、足三里,治疗胫痛;配解溪,治疗惊悸怔忡;配阴陵泉、血海、梁丘、足三里,治疗膝腿肿痛。临床操作可直刺0.5~0.8寸,或施以艾灸。

【医理体会】阳交穴属足少阳、阳维之会,又是阳维之郄穴,具有安神定惊、调理肝胆之功。本穴除主惊狂、胸满、喉痹、心悸外,还可用于治疗足胫痿痹等症。

【临床效验及拓展应用】王秀珍等治疗坐骨神经痛取昆仑、阳交、委中、腰俞刺血。操作完毕,疼痛消失大半,可以行走。郑温书电针治疗脊髓损伤1例,选取风市、膝阳关、阳交、伏兔、悬钟、环跳、居髎、殷门、承筋、跗阳、箕门、复溜等穴,共治疗 23 次,以左下肢感觉彻底恢复,运动障碍完全消失,大小便功能正常而告痊愈。

参考文献：

［1］王秀珍,郑佩.刺血治疗坐骨神经痛 100 例疗效分析［J］.中医杂志,1982(10):53-54.

［2］郑温书.电针治疗脊髓损伤 1 例［J］.上海针灸杂志,1998.,17(5):48.

18. 巨阙

【基础知识】位于上腹部,前正中线上,当脐中上 6 寸。具有宁心安神、和中降逆等功效。临床配心俞、神门,治疗心悸;配天突、膻中、中脘、内关,治疗噎嗝、反胃;配大椎、水沟、腰奇、内关,治疗癫痫。临床操作可向下斜刺 0.5~1 寸,或施以艾灸。

【医理体会】本穴为心之募穴,又近于心,心主神明,刺之可宁心安神、和中降逆,所以本穴能主治心胸痛及神志疾病,如癫狂、心悸、心胸痛等症。治疗反胃、吞酸、哮喘、呕吐为局部取穴治疗局部病。

【临床效验及拓展应用】段元因等治疗冠心病以心、心包经的俞募穴为主,配合八脉交会穴及心、心包经郄穴。第一组:巨阙、心俞、膈俞、内关、公孙、阴郄;第二组:膻中、厥阴俞、三阴交、郄门。两组交替使用,痰浊加太渊;虚寒艾灸膻中或膈俞。常规消毒后,虚证用补法,实证用泻法:每周 3 次,10 次为 1 个疗程。显效改善率 72%。纪昌义、刘子喜嘱患者取仰卧位,全身放松,掌心向上。局部消毒后,用 2 寸毫针,内关穴直刺,巨阙穴向下斜刺,得气后行平补平泻手法,令针感向上放射,以患者能耐受为度,每分钟行针1次,6次为1个疗程。每日3次,每次5分钟,共治疗3天。治疗效果:60例经治疗后,显效16例,有效38例,无效6例,全部病例均未发生明显不良反应。病情再次发作者,治疗仍有效。

参考文献:

[1]段元因,张晔.针灸治疗冠心病50例[J].陕西中医,1995,16(9):409.

[2]纪昌义,刘子喜.针刺内关、巨阙穴治疗阵发性室上性心动过速60例[J].中国中医急症,2005,14(9):870.

19. 神道

【基础知识】位于背部,当后正中线上,第5胸椎棘突下凹陷中。具有镇惊安神、通络止痛等功效。临床配心俞、内关,治惊悸、心痛;配照海、复溜,治心悸、怔忡、失眠多梦;配列缺,治咳喘。临床操作可向下斜刺0.5~1寸,或施以艾灸。

【医理体会】本穴位于背部,近心肺,居两心俞之间。心主神明,刺之可镇惊安神,故可治疗心痛、惊悸怔忡、失眠、健忘、咳嗽等症。本穴属督脉,其脉行于脊中,刺之可通络止痛,故可治疗脊背强痛、肋间神经痛等症。

【临床效验及拓展应用】王昆阳,华颖等用温针灸治疗失眠,将62名失眠患者随机分为治疗组和对照组,分别予温针灸神道穴与口服佐匹克隆片治疗2周。结果:治疗组临床痊愈8例,显效13例,有效8例,无效3例,总有效率90.6%;对照组临床痊愈6例,显效8例,有效13例,无效3

例,总有效率 90%。崔红花等发现神道穴对心脏病、心理病有较好疗效。治疗时针刺深度为 1.0~1.5cm,以补法为主,针感在左肩方向到心脏部位。

参考文献:

[1] 王昆阳,华颖,高亚斌,等.温针灸神道穴治疗失眠症的随机对照研究[J].针灸临床杂志,2016,32(5):5-6.

[2] 崔红花,崔英姬.神道穴临床应用体会[J].中国针灸,2000(21):40.

20. 强间

【基础知识】位于头部,当后发际正中直上 4 寸(脑户上 1.5 寸)。具有镇静安神、清头散风等功效。临床中常配伍太冲、丰隆,治疗癫痫;配大椎、天柱,治项强痛;配丰隆、百会,治疗头痛难禁。临床操作可平刺 0.5~0.8 寸,或施以艾灸。

【医理体会】本穴位于后脑,属督脉,其脉入络脑,脑为神明之主,刺本穴可镇静安神、清头散风,故可治疗癫痫、失眠、目眩、项强、头痛等症。

【临床效验及拓展应用】张宏治疗眩晕症以百会、强间、脑户为主穴,配合大椎、风池、太阳、印堂等穴。每次留针 30 分钟,中间行针 1 次,每日 1 次,15 次为 1 个疗程。总有效率达 96.9%。

参考文献:

张宏,郇玉红,郭文乾,等.针灸治疗眩晕症 320 例[J].陕西中医,2008,29(3):344-345.

21. 后顶

【基础知识】位于头部,当后发际正中直上 5.5 寸（脑户上 3 寸）。具有镇静安神、清头散风等功效。临床配外丘、哑门,治疗癫痫、失眠、项强、头痛等症。配复溜、太冲,治目眩。临床操作可平刺 0.5~0.8 寸,或施以艾灸。

【医理体会】本穴位于后脑,属督脉,其脉入络脑,脑为神明之主,刺本穴可镇静安神、清头散风,故可治疗癫痫、失眠、目眩、项强、头痛等症。

【临床效验及拓展应用】张志华采用百会透后顶穴为主治疗梅尼埃病 18 例。主穴为百会、后顶、听宫。肝阳上扰加太冲、侠溪,用泻法;痰浊上扰加内关、丰隆,用泻法;肝肾阴虚加太溪,用补法。针刺时以百会穴进针,达到帽状腱膜下,然后透刺后顶穴。本组 18 例患者,痊愈 13 例,显效 4 例,无效 1 例。王丽平等研究发现,针刺后顶穴可以直接改善椎 - 基底动脉系统的血液循环,特别是改善脑干部的血流,从而提高脑组织的氧分压,改善病灶周围组织的营养,加速脑组织修复及氧和葡萄糖的利用。

参考文献:

［1］张志华 . 百会透后顶穴为主治疗梅尼埃病 18 例［J］. 吉林中医药,2002,22（5）:48.

［2］王丽平,周炜,张跃清,等 . 针刺后顶穴对椎 - 基底动脉影响的临床研究［J］. 中国针灸,1998（4）:205-207.

22. 神庭

【基础知识】位于头部,当前发际正中直上 0.5 寸。具有镇静安神、清头散风等功效。临床常配兑端、百会、承浆，治癫痫呕涎沫;配心俞、太溪、安眠,治失眠;配肝俞、肾俞,治雀目、目翳;配攒竹、迎香、合谷,治鼻塞、鼻衄。临床操作可平刺 0.5~0.8 寸,或点刺出血,或施以艾灸。

【医理体会】 本穴位于前头部,为督脉、足太阳、足阳明之会。督脉为阳脉之海,入络于脑,刺之可镇静安神、清头散风,故可治疗癫痫、失眠、目眩、惊悸、头痛等症。督脉向下行过鼻,足太阳起于目内眦,足阳明行于目下,故刺本穴可治疗鼻渊、目眩等症。

【临床效验及拓展应用】 孔尧其治疗神志之症和头、鼻、舌、喉等局部病症,均取神庭穴,采用抽气法,并辅以不同的导引吐纳法,取得较好疗效。郝学君取神庭穴治疗癫证。以 28 号 3 寸毫针透刺百会穴,行捻转手法半分钟,配合内关、神门、风池诸穴,隔日 1 次,留针 30 分钟,治 3 次,睡眠转好。针 10 次时,夜间说话明显减少,共针 15 次,情绪较前明显稳定,说话较少,睡眠基本正常。

参考文献:

［1］孔尧其.神庭穴的临床应用[J].中国针灸,1995(3):37-38.

［2］郝学君.神庭透百会的临床应用体会[J].中国针灸,1994(s1):238-239.

第十六章 明目类

本类穴位多位于眼部,能够明目,主要治疗目疾。如目赤肿痛、迎风流泪、夜盲等症。

1. 承泣

【基础知识】位于面部,瞳孔直下,当眼球与眶下缘之间。具有明目、疏风等功效。临床中常配肝俞、瞳子髎,治疗目昏暗;配睛明、风池、太冲,治疗青光眼;配足三里、睛明、肝俞、肾俞,治疗视神经萎缩。临床操作时以押手固定眼球,刺手持针,沿眶下缘缓慢直刺 0.3~0.7 寸,不宜大幅度提插捻转,出针后按压针孔片刻,以防刺破血管引起血肿。禁灸。

【医理体会】本穴为足阳明、阳跷、任脉之所会,又为足阳明胃经起穴,居于目下 7 分,故为治疗目疾的要穴。所以具有明目疏邪之效。

【临床效验及拓展应用】张丽娟等采用穴位封闭治疗顽固眼睑痉挛 36 例。每日 1 次,3 天后隔日 1 次,5~7 次为 1 个疗程。孙蓉新针刺双侧承泣穴配合艾灸治疗溢泪(迎风流泪)的临床疗效。针刺时承泣穴缓慢进针,不捻转提插,患者有胀麻感即可,如针感不明显者可以留针候气 5 分钟,待患者有针感后,用艾条进行温灸双侧承泣穴 10~20 分钟至双眼外皮肤泛红,温灸结束再留针 10 分钟。每天针灸 1 次,10 次为 1 疗程,连续治疗。

参考文献:

[1] 张丽娟,牛俊波.穴位封闭治疗顽固性眼睑痉挛[J].实用中西医结合临床,2003,3(1):31.

[2] 孙蓉新.针灸承泣穴治疗溢泪 30 例[J].陕西中医,2006,27(3):348.

2. 四白

【基础知识】位于面部,瞳孔直下,当眶下孔凹陷处。具有祛风明目的功效。临床常配合谷,治疗口眼歪斜、眼睑瞤动;配涌泉、大杼,治疗头痛目眩;配丰隆、太白、太冲,治疗目翳、眼睑瞤动;配迎香透刺,治疗胆道蛔虫症。临床操作可直刺 0.2~0.3 寸,或施以艾灸。

【医理体会】本穴为足阳明胃经穴,位于目眶下,故主要治疗目疾。所以具有明目之效。

【临床效验及拓展应用】边慧敏用 2.5 寸毫针刺四白穴,针尖以 70°~80° 向下方深刺达颧骨,用紧提慢按手法,不捻转,使针感向四周或下颌方向扩散,留针 30~40 分钟。留针期间,10~15 分钟用提插手法行针 1 次,出针前再予提插手法行针 30 秒左右。每日 1 次,10 次为 1 个疗程,疗程间停针 7 天。治疗效果:本组 45 例,痊愈 26 例,好转 8 例,无效 4 例。夏治平教授取瞳孔与四白穴连线直下方与鼻翼中点平齐交点处作为进针点,医者以左手食指置于眶下缘,将针尖透刺至四白穴,针尖紧贴骨膜向上方刺进,此时医者的左手食指置于目眶的下缘,待医者左手食指下觉有针尖移动,说明针尖已进入眶下孔,此时将针尖退回 1~2mm,回抽针芯无血,即可注入药液 0.2ml,再将针尖退回 1~2mm,推入剩余药液.而后出针。治疗结果:15 例患者治疗后临床治愈 7 例,占 46.67%;显效 7 例,占 46.67%;好转 1 例,占6.67%;无效 0 例,占 0.00%

参考文献:

[1] 边慧敏.针刺四白穴治疗三叉神经痛 56 例[J].中国中医急症,2003,13(4):233.

[2] 姜颖.夏治平教授运用穴位注射治疗原发性三叉神经痛15 例[J].内蒙古中医药,2013,(8):107.

3. 头维

【基础知识】位于头侧部,当额角发际上 0.5 寸,头正中线旁 4.5 寸。简便取之可为头侧部发际里,位于发际点向上一指宽,嘴动时肌肉也会动之处。具有祛风明目、清头泻火等功效。临床常配百会、太阳、率谷、合谷治疗偏头痛;配风池、角孙、睛明治迎风流泪;配攒竹治疗眼睑瞤动。临床可平刺 0.5~1 寸,或施以艾灸。

【医理体会】本穴为足阳明脉气所发。足阳明脉循发际,至额颅,头维位于额角,其经脉又于足太阳经脉会于眼内眦,故可治疗眼部疾患,有泻火祛风明目之效。

【临床效验及拓展应用】梁斌取穴按摩法:①正坐、仰靠或仰卧,食指与中指并拢,中指指腹位于头侧部发际里发际点处;②用食指指腹按压所在之处,有酸胀感;③在瞬间吐气的同时,用双手拇指指腹强压,每秒钟按压一次,如此重复 20~30 次;④也可将双手大拇指按在头维穴处,其余四指展开,随意放在头顶部位,用大拇指按揉 2~3 分钟;⑤以上方法每日早晚各进行一次。治疗效果:长期按摩此穴,均有良好的调理、改善和保健作用。周景辉、吴耀持等取攒竹透鱼腰(患侧)、太阳(患侧)、头维(患侧)、风池(患侧)、合谷(健侧)、太冲(双侧);针刺泻法为主,攒竹、太阳二穴接电针,连续波,留针 20 分钟。每日 1 次,10 次为 1 个疗程。治疗 1 个疗程后效果:治愈 7 例(70.0%),好转 2 例(20.0%),总有效率 90.0%。

参考文献:

[1] 梁斌.头痛目疾找头维[N].上海中医药报,2012(10).

[2] 周景辉,吴耀持,黄承飞.电针巨刺治疗眼肌痉挛 20 例的临床研究[J].贵阳中医学院学报,2013,35(1):231-232.

4. 养老

【**基础知识**】位于前臂背面尺侧,当尺骨小头近端桡侧凹陷中。具有明目、舒筋、活络等功效。临床中常配天柱治疗目视不明;配外关、阳池治疗腕下垂;配合谷、曲池治疗目视不明。临床操作可直刺或斜刺 0.5~0.8 寸,或施以艾灸。

【**医理体会**】该穴属手太阳小肠经郄穴,因经脉环绕于眼,加之小肠络于心,和心经相表里,而心经系目系,故本穴有通络祛邪以明目之功效。又由于小肠之脉至目锐眦,而心与小肠相表里,刺之可导火下行、泻除湿热,故能明目。

【**临床效验及拓展应用**】龚明强、焦杨用温针灸治疗组取穴为阳白穴、四白穴、颧髎穴、颊车穴、地仓穴、翳风穴、合谷穴、养老穴(面瘫同侧)。面瘫急性期多采用常规针刺,用平补平泻法进行轻度刺激,即捻转角度小于90°,提插幅度小于0.3cm,频率小于60次/分。面瘫静止期及面瘫恢复期用平补平泻法进行中度刺激,即捻转角度控制在90°~180°,提插幅度控制在0.3~0.5cm,频率控制在60~90次/分。养老穴操作为平补平泻,针刺有酸麻重胀感即为得气,再将艾柱套在针柄上,为防止艾柱产生的热量过高而灼烧皮肤可适当用厚纸板隔热,共施艾柱2炷共30分钟。治疗效果:30例中,治愈23例,有效5例,无效2例,总有效率93.3%。张凤琴在养老穴向肘方向斜刺1寸,行捻转补法。天柱穴直刺0.8寸,捻转补法。肝俞、肾俞用补法,风池、太冲用泻法,余穴平补平泻。治疗效果:治愈32例,有效6例,无效2例,有效率达95%,治愈率达80%。治愈的32例中,治疗次数最少7次,最多20次。无效2例中,1例为中断治疗,1例属脑血栓达2年之久的后遗症并发症。

参考文献:

[1]龚明强,焦杨.温针灸养老穴治疗周围性面瘫流泪症临床观察[J].光明中医,2017,32(2):246.

[2]张凤琴.针刺治疗复视40例[J].上海针灸杂志,2000,19(6):25.

5. 睛明

【基础知识】位于面部,目内眦稍上方凹陷处。具有祛风明目,养肝退翳等功效。临床常配合谷、风池,治疗天行赤眼、目赤肿痛;配攒竹、瞳子髎、合谷、太冲,治疗内外斜视;配攒竹、太阳、球后、神门、外关,治疗泪囊炎、目眦痛、迎风流泪;配球后、光明、太阳,治疗近视。临床操作时嘱病人闭目,医者左手固定眼球,右手(刺手)用压入式进针,紧靠眶缘直刺 0.3~0.5 寸。不宜作大幅度提插捻转。禁灸。

【医理体会】睛明穴位于目内眦,是足太阳膀胱经的起始穴,又是足太阳经与手太阳经、足阳明经、阳跷脉、阴跷脉的交会穴,具有疏风清热、通络明目、散瘀退翳的作用,是治疗眼部疾病的主穴,尤其是治疗内眼病的首选穴。

【临床效验及拓展应用】叶天申等采用电针深刺睛明、承泣为主穴,治疗青少年近视。治疗时①睛明、太阳,②承泣、攒竹,每次用一对穴位,两对交替使用。配穴双侧合谷、光明。总有效率 89.0%。张宏研究针刺对视神经萎缩闪光幻觉视觉诱发电位的影响,针刺睛明、承泣、上明穴,对 18 例 28 只眼的观察显示,针刺对视神经萎缩的视觉通路状态有改善作用。

参考文献：

[1] 叶天申,蒋松鹤.电针深刺睛明、承泣治疗青少年近视[J].中西医结合眼科杂志,1996,14(2):94-95.

[2] 张宏,靳瑞.针刺对视神经萎缩闪光诱发电位的影响[J].上海针灸杂志,1997,16(1):9.

6. 攒竹

【基础知识】位于面部,当眉头陷中,眶上切迹处。具有通络明目、疏风清热等功效。临床常配阳白、太阳、丝竹空,治眼睑下垂;配阳白、丝竹空,治眼睑瞤动;配阳白、头维、太阳,治眶上痛。临床操作可向下或向外平刺 0.3~0.5 寸,禁灸。

【医理体会】攒竹穴位于目眶上眉头处,系足太阳膀胱经脉之气所发,治疗眼睑病、眼肌病等外眼病及眶上、头额病。故有明目之效。

【临床效验及拓展应用】李婷、时旭平等在穴位常规消毒,选用1.5寸针,攒竹向鱼腰方向平刺25mm,行平补平泻法,配合常规针刺百会、丝竹空、阳白、合谷、太冲。百会行捻转补法,余穴施提插捻转泻法,每次留针30分钟,每日针刺1次。治疗效果:治疗6周后基本痊愈。谭翊、刘清国等在睛明穴宜缓慢进针,紧靠眼眶边缘直刺0.5~0.8寸,不做捻转手法,出针后用消毒干棉球按压2分钟,以防引起内出血;攒竹穴斜刺,捻转至有酸胀感;太阳穴直刺至有酸胀感;丝竹空向攒竹方向平刺;四白穴斜刺;风池穴针尖微向下进针,向鼻尖斜刺;余穴均垂直进针,捻转得气后留针25分钟。雷火灸熏眼。治疗效果:43例中,治愈35例,有效6例,无效2例,总有效率95.35%。

参考文献:

[1]李婷,时旭平,刘保红,等.武连仲教授攒竹四刺临床应用拾贝[J].中国针灸,2016(36):949.

[2]谭翊,刘清国,陈陆泉.针刺结合雷火灸治疗后天性麻痹性斜视临床观察[J].中国中医急症,2014,23(2):342.

7. 曲差

【基础知识】位于头部,当前发际正中直上0.5寸,旁开1.5寸,即神庭与头维连线的内三分之一与中三分之一交点上。具有祛风明目的功效。临床常配迎香、合谷,治疗急性鼻炎、慢性鼻炎、副鼻窦炎等;配风池、上星、阳白,治副鼻窦炎;配睛明、承光、光明,治目视不明;配太阳、阳白、合谷,治头额痛。临床操作可向前平刺 0.3~0.5 寸,或施以艾灸。

【医理体会】曲差位于头额部,主要治疗其局部痛和邻近组织器官的病症。《针灸大成》:"主目不明,衄衊,鼻塞,鼻疮,心烦满,汗不出,头顶痛,项肿,身体烦热"。足太阳膀胱经行于头、目、项、背部而主一身之表。曲差穴为足太阳经脉气所发,善于治疗目疾,故具有明目之效。

【临床效验及拓展应用】苗茂、李琳治疗外斜视取睛明、眉冲、曲差、攒竹、四白、风池、合谷。运用"行气法",两组穴位轮换交替使用,每日 1 次,留针 30 分钟,10 天为 1 个疗程。针后在各穴位点轻轻点揉 3~5 分钟,以促进局部血液循环。全部病例在治疗前,均经外科、神经内科及或眼科检查,脑血管系统、血压、神经系统及眼底正常。治疗效果:痊愈 66 例,显效 17 例,好转 13 例,无效 6 例。总有效率为 94%。

参考文献:

苗茂,李琳. 针刺治疗斜视 102 例疗效观察[J]. 中国中医药信息杂志,1996,6(7):73.

8. 承光

【基础知识】位于头部,当前发际正中直上 2.5 寸,旁开 1.5 寸。具有清利头目、宣通鼻窍等功效。临床常配光明、行间,治目疾;配合谷、外关,治鼻塞多涕;配公孙、内关,治呕吐、心烦;配太冲、昆仑,治头痛目眩。临床操作可平刺 0.3~0.5 寸;或施以艾灸。

【医理体会】承光位于前头部,邻近鼻窍、目窍而位于头上,有重新承受光明之意,善治目疾。

【临床效验及拓展应用】李志明用针刺治疗视神经萎缩和视神经炎:清头明目、疏经活血取①风池、曲鬓、大椎;②风池、颅息、角孙;③承光、太阳,用补法使热感达到眼区,最好达到眼底;④睛明、合谷,⑤太阳、光明,⑥神门、丝竹空(补法)。治疗效果较好。

参考文献:

[1]李志明.针灸治疗眼病的理论和配穴[J].上海中医药杂志,1958,(8):27-28.

[2]高研.针灸治疗地方性甲状腺肿[J].上海中医药杂志,1959(4):42.

9. 络却

【基础知识】位于头部,当前发际正中直上5.5寸,旁开1.5寸。具有通络明目、醒脑宁神等功效。临床常配风池、听会,治眩晕耳鸣;配睛明、太阳,治眼病;配大椎、长强,治痫证;配风府、水沟治癫狂。临床操作可平刺0.3~0.5寸,或施以艾灸。

【医理体会】络却位于头顶部,《针灸大成》:"主头旋耳鸣,狂走瘛疭,恍惚不休,腹胀,青盲内障,目无所见"。是其为足太阳经脉所通,邻近于眼,故治疗眼病,有明目之效。

【临床效验及拓展应用】高洪宝取百会、通天、络却等穴治疗中风偏瘫50例,总有效率为90%。蔡焕宇治疗神经性偏头疼采用针刺肩井、风池、浮白、率谷、络却、天冲、承光、头维、和髎、合谷等穴,同时配合中药治疗800例均获得疗效。

参考文献:

[1] 高洪宝. 针刺治疗中风偏瘫 50 例疗效观察[J]. 广西中医药,1982,(3):22.

[2] 蔡焕宇. 针刺、中药并用治疗神经性偏头疼[J]. 赤脚医生杂志,1977(5):25.

10. 丝竹空

【基础知识】位于面部,当眉梢凹陷处。具有清头明目、散风止痛等功效。临床常配风池、睛明,治疗目疾;配耳门,治疗牙痛;配攒竹、四白、地仓,治面瘫;配水沟、百会、合谷,治疗癫痫。临床操作可平刺 0.5~1 寸。

【医理体会】本穴位于眉棱骨处,又为手足少阳脉气所发,根据腧穴的局部治疗作用,可主治目疾。如目眩、目赤痛、眼睑瞤动等症。此外,还可用于治疗头痛、狂乱之疾。

【临床效验及拓展应用】周允娴在攒竹透睛明、丝竹空透瞳子髎、太阳透丝竹空。嘱患者正坐位,毫针针身与皮肤呈 30° 角由攒竹穴垂直刺向睛明,进针约 15~25mm;针丝竹空穴时,用长 50mm 毫针,以水平横透法透至瞳子髎;太阳穴用长 50mm 毫针,以水平横透法透至丝竹空,使针感向眼眶内放射,要求眼眶产生酸胀感或流泪。针后均以快速小幅度捻转手法,每穴行针约 1 分钟,捻转频率每分钟约 200转,留针 30 分钟。2 个疗程后,双眼干涩感、痒感、视物模糊等症状基本消失,本病易复发,治愈后最好再坚持治疗 4周,每周治疗 2 次,以巩固疗效。

参考文献:

刘璇,孟宏,周允娴. 周允娴教授针药结合治疗干眼病经验[J].

中国针灸,2014,34(10):1005-1007.

11. 瞳子髎

【基础知识】位于面部,目外眦旁,当眶外侧缘处。具有疏散风热、明目止痛等功效。临床常配攒竹、四白,治疗目赤肿痛;配阳白、肝俞,治疗目翳多眵。配合睛明、养老、足三里,治疗夜盲;配睛明、合谷,治疗青少年因眼肌调节疲劳引起的近视、屈光不正;配风池、头维、悬颅、中渚,治疗偏头痛。临床操作可向后平刺0.3~0.5寸,此穴一般不灸。

【医理体会】本穴属手太阳、手足少阳交会穴,位于眼区,在临床上善于治疗目疾,有明目止痛、疏散风热的作用,故可治疗头痛、目赤、目痛、目翳、迎风流泪、视力减退、白内障等症。

【临床效验及拓展应用】宋振芳瞳子髎放血治疗睑腺炎。98例患者,经放血1次而愈者达95%,经3次放血后来无效而转他法治疗者为5%,并观察到病程愈短,疗效愈佳。赵红秋针刺瞳子髎透耳门穴,用泻法,持续运针5分钟左右,间隔15~20分钟运针1次,留针时间以痛止为佳,每日1次。一般2~5次即可明显好转或痊愈,总有效率为100%。

参考文献:

[1] 宋振芳.瞳子髎放血治疗睑腺炎[J].中国针灸,1994(1):32.

[2] 赵红秋,朱文英.针刺瞳子髎透耳门穴治疗三叉神经痛57例[J].江西中医药,1994,25(z1):66-67.

12. 阳白

【基础知识】位于前额部,当瞳孔直上,眉上 1 寸。具有祛风泻火、利胆明目等功效。临床中常配肝俞、肾俞、风池、睛明,治疗目疾;配头窍阴、玉枕、脑户,治疗眼球疼痛;配攒竹、翳风、地仓、颊车、合谷,治疗面瘫。临床操作可平刺 0.5~0.8 寸,或施以艾灸。

【医理体会】本穴为足少阳、阳维之会,位于眉中上 1 寸,善于治疗目疾,有祛风泻火、利胆明目的功效。目不能视、目昏夜无所见,以及目瞳痛痒、远视、弱视,针刺此穴可使眼目重见光明。

【临床效验及拓展应用】张花治、侯春英等针刺取穴:承泣、四白、阳白、风池、足三里、三阴交、光明、太冲、合谷。患者取仰卧位,穴位局部常规消毒,先针刺风池使针感达到眼部;承泣紧靠眼眶下缘直刺 0.3~0.5 寸,不提插;阳白透鱼腰;余穴常规针刺,留针 30 分钟,眼部穴位出针后注意要用棉球按压以防止出血。10 天为 1 个疗程。连续治疗 2 个疗程。治疗效果:40 例中,治愈 25 例,显著有效 9 例,有效 5 例,无效 1 例,总有效率 97.5%。

参考文献:

雷红,谢爱群,高锡章,等.齐刺阳白加刺内地仓为主治疗周围性面瘫 40 例[J].中国针灸,2008,28(10):714.

13. 头临泣

【基础知识】位于头部,当瞳孔直上入前发际 0.5 寸,神庭与头维连线的中点。具有泄热祛风、清脑明目等功效。

临床中常配伍攒竹、瞳子髎、合谷,治疗目翳流泪;配百会、水沟、十宣、内关,治疗中风不省人事;配肝俞、头维、丝竹空、攒竹,治疗口眼歪斜、前额肌麻痹;配中渚,治疗目眩。临床操作可平刺 0.5~0.8 寸,或施以艾灸。

【医理体会】本穴位于前头部,为足少阳、足太阳、阳维脉之会。长于治疗目鼻之疾,有祛风散邪、清利头目之功,故可治疗头痛、目眩、目翳、流泪等症。

【临床效验及拓展应用】童伯瑛、董晓燕等取 1.5 寸毫针,向后平刺 0.5~1 寸,快速小幅度捻转,150 次 / 分左右,强度以患者可耐受为宜,针至酸胀感向头顶放射为度,留针 20 分钟,每 10 分钟行针 1 次,隔日 1 次。起针后,取清艾条 1 根,艾灸大小骨空穴,每穴 15 分钟,以局部红热为度。治疗效果:首次治疗后,患者自觉眼泪减少。经 1 周治疗后,症状明显改善。继续巩固治疗 1 周后,患者右眼已不再溢泪,下眼睑也恢复正常,浮肿消失。随访 1 个月,未见复发。

参考文献:

童伯瑛,董晓燕,赵建国.面瘫溢泪案[J].吉林中医药,2010,30(11):983.

14. 目窗

【基础知识】位于头部,当前发际上 1.5 寸,头正中线旁开 2.25 寸。具有祛风消肿、清头明目等功效。临床配风池、攒竹、瞳子髎,疏散风邪、清利头目,治疗目疾;配陷谷,开通目窍、利水消肿,治疗头目浮肿。临床操作可平刺 0.5~0.8 寸,或施以艾灸。

【医理体会】目窗位于前头部,属足少阳、阳维之会。对风热所致的目疾、头痛有较好的效果,具有祛风消肿、清头明目之功效。

【临床效验及拓展应用】景宽等针刺目窗穴为主治疗单纯性青光眼。肝气郁结者加太冲、膻中、内关,肝肾两虚者加肝俞、肾俞、太溪,心脾两虚者加心俞、脾俞、神门。目窗穴取 1 寸毫针,向眼部方向沿皮刺入 0.5 寸,使针感向眼区放射,背俞穴取 1.5 寸毫针,针尖向脊柱方向斜刺,深 1 寸左右,其余穴均直刺,以有酸麻胀感为度。每日 1 次,留针 30 分钟,10 次为 1 个疗程,疗程间隔 2 日。经治疗均收到较好疗效。

参考文献:

景宽,王富春,魏丽娟.针刺目窗穴为主治疗单纯性青光眼的疗效观察[J].云南中医杂志,1990,11(4):31-32.

15. 光明

【基础知识】位于小腿外侧,当外踝尖上 5 寸,腓骨前缘。具有通络明目的功效。临床中配内庭、太冲,治疗乳房肿胀;配地五会治疗眼痒、眼痛;配风池、睛明、合谷,治疗青盲。临床操作可直刺 0.5~0.8 寸,或施以艾灸。

【医理体会】光明穴属胆络,别走足厥阴肝经,肝开窍于目,刺之可养肝明目,主治目昏不明、眼痒眼痛、夜盲等症。又因足少阳循行于下肢,其经筋起于足趾,上结于外踝,循胫外廉,故刺之可祛寒湿、舒经通络,治疗下肢痿痹。

【临床效验及拓展应用】范郁山治疗结膜下出血时,取双侧光明穴,每天针刺一侧穴位,左右交替轮换。针刺得气后,将针尖调整至天部,针尖逆经向上,以持续震颤手法,配合小幅度提插捻转,催动卫分之气,使之循经上行,经过关节处气行缓慢或阻滞时用手指循经轻轻叩击,助气上行。留针20分钟,每隔2分钟行针一次。治疗2次后患者症状明显改善。王启才治疗暴力所致的眼部瘀血。选用两侧光明穴各注入5%的红花注射液2ml(注射针头向上倾斜刺入,使针感向上放散),每天1次,并配合眼部热敷。治疗2次后,眼内瘀血即开始消退,共治疗6次而获痊愈。

参考文献:

[1]范郁山.光明穴的临床运用体会[J].广西中医学院学报,1998,15(2):19-20.

[2]王启才.光明穴临床应用一得[J].湖北中医杂志,1983(4):41.

16. 足临泣

【基础知识】位于足背外侧,当足4趾本节(第4跖趾关节)的后方,小趾伸肌腱的外侧凹陷处。具有疏肝利胆、聪耳明目等功效。临床常配伍太冲、合谷、迎香,治疗赤眼;配金门、合谷,治疗耳聋;配颊车、合谷,治疗牙风面肿;配肝俞、期门、外关,治疗两胁痛;配中渚、风池、太阳,治疗偏头痛;配乳根、肩井,治疗乳痈;配中极、三阴交,治疗月经不调。临床操作可直刺0.5~0.8寸,或施以艾灸。

【医理体会】穴属本经流注之输,足少阳经起于目外眦,其经气下注于本穴,穴临足部,气通于目,刺之可清肝胆明目,为治疗目外眦红肿、泪出等目疾之要穴。

【临床效验及拓展应用】刘杭华电针治疗色觉障碍

200例,穴位选择:瞳子髎、睛明、攒竹、风池、太冲、足临泣及球后等穴。治疗效果,有效率为:1年以上17例,疗效巩固8例,减退8例,复发1例。2年以上15例,疗效巩固5例,减退8例复发2例。3年以上6例,疗效巩固4例,减退无,复发2例。四年以上8例,疗效巩固2例,减退4例,复发2例。

参考文献:

刘杭华.电针治疗色觉障碍200例临床观察[J].新中医,1983(07).

第十七章 利咽类

本类穴位能够清利咽喉,主要治疗咽喉疾病。因咽喉肿痛多为热邪上炎咽喉所致,在应用时,应配伍清热泻火穴位。

1. 少商

【基础知识】位于手拇指末节桡侧,距指甲角 0.1 寸。具有宣肺利咽、泄热醒神等功效。临床多点刺出血治疗咽痛喉肿、中风、中暑、昏厥、发热、癫狂、瘛疭,亦可向腕平刺 0.1~0.2 寸,但此穴一般不灸。

【医理体会】本穴为手太阴肺经穴,为本经五输穴之井穴。由于手太阴肺经行肺系,故阴虚火旺引起的咽干疼痛,以三棱针点刺出血,能见利咽止痛之功效。

【临床效验及拓展应用】张连良等点刺放血少商、商阳治疗急性扁桃体炎 100 例,其中男性 58 例,女性 47 例。治疗效果:1 次治愈 36 例,2 次治愈 44 例,3 次治愈 18 例,显效 2 例,平均治愈率 98%,总有效率 100%。

参考文献:

张连良,李胜,刘辉.少商、商阳穴点刺放血治疗急性扁桃体炎 100 例[J].针灸临床杂志,2000,(09):33-34.[2017-09-15].

2. 商阳

【基础知识】位于食指桡侧,距指甲角 0.1 寸。具有利咽、泄热消肿、开窍醒神等功效。临床中常配伍少商、合谷,治疗咽痛喉肿;配伍合谷、颊车,治疗齿痛;配伍少商,治疗中风昏迷。临床操作可浅刺 0.1 寸,或点刺出血,或施以艾灸。

【医理体会】本穴为手阳明大肠经穴,为本经五输穴之井穴。"病在脏者,取之井",刺该穴有开窍醒神、泄热消肿利咽之功效。

【临床效验及拓展应用】洪国灿等针刺放血双侧少商穴(在手拇指末节桡侧,距指甲角 0.1 寸指处)及商阳穴(手食指末节桡侧,距指甲角 0.1 寸),斜刺 0.1cm,快速点刺,约挤出 8~10 滴血(或出血颜色转为鲜红)。每天 1 次,共针刺放血 2 次。针刺组治愈 21 例,显效 4 例,有效 4 例,无效 0 例。

参考文献：

洪国灿,蔡真真,胡维 . 少商、商阳穴放血在急性扁桃体炎的临床研究[J].光明中医,2016,31(24):3633-3636.

3. 水突

【基础知识】位于颈部,胸锁乳突肌的前缘,当人迎与气舍连线的中点。具有利咽、理气平喘、消瘀散瘿等功效。临床中常配伍风门、百会、气户治疗顿咳;配少商、气舍治疗咽喉肿痛;配天突治疗瘿气;配膻中、巨阙、关元治疗膈肌痉挛。临床操作可直刺 0.3~0.5 寸,或施以艾灸。

【医理体会】本穴为足阳明胃经穴。位于胸锁乳突肌前缘,人迎与气舍连线中点,近咽喉部,故可利咽。

【临床效验及拓展应用】李振华取胃经的人迎、水突为主穴;配穴为廉泉、天突、足三里治疗中风后吞咽困难 36 例。痊愈 28 例占 78%,好转 8 例占 22%,总有效率 100%。王文辉主穴取人迎、水突(双侧),配穴取天突、气海治疗梅核气。治疗时根据患者情况体质情况采用 3 种刺激方法:其中肝气郁滞、病程短、身体壮实者采用强刺激;病程较长、情感郁结的"癔球"者采用中刺激;心虚胆怯或体弱年长者施以弱刺激。每日 1 次,3 次为一个疗程,并于第 2 疗程配合气海穴埋线。治愈 107 例,显效 9 例,好转 33 例,无效 7 例。

参考文献:

[1] 李振华,李莉莉,胡兴旺.人迎、水突为主穴治疗中风后吞咽困难 36 例[J].现代中西医结合杂志,2010,19(6):709.

[2] 王文辉.针刺治疗梅核气 156 例[J].陕西中医,1991,11:512.

4. 天容

【基础知识】位于颈外侧部,当下颌角的后方,胸锁乳突肌前缘凹陷中。具有开窍、聪耳、利咽等功效。临床常配伍翳风、听会,治疗耳聋耳鸣;配合谷、少商,治疗咽喉疼痛;配天突、廉泉,治疗梅核气。临床操作可直刺 0.5~0.8 寸,或施以艾灸。

【医理体会】本穴为手太阳小肠经穴,位居颈外侧部,下颌角与胸锁乳突肌前缘之间凹陷中。"经脉所过,主治所及。"故有利咽之功能,主治咽喉部疾患。

【临床效验及拓展应用】陈颖治疗梅核气选取天容、右内关、左公孙、丰隆、廉泉、天突、太冲针刺,同时配合中药治疗。每天1次,10天为1个疗程,休息2天后再行第2个疗程。治疗效果:30例患者中,痊愈19例,显效7例,有效2例,无效2例。黄玉梅等治疗慢性扁桃腺炎以鱼际、太溪、天容为主穴,配少商、合谷、曲池。每次选穴4~6个,针刺得气后,用平补平泻法,留针30分钟,隔日1次,5次为1个疗程。在治疗160例中,治愈144例,显效10例,好转6例。

参考文献:

［1］陈颖.针刺天容穴配合中药治疗梅核气疗效观察［J］.中国误诊学杂志,2008,8(8):1797-1798.

［2］黄玉梅,黄衍洁,周尚锋.针刺治疗慢性扁桃腺炎160例［C］//第三届国际传统医药大会文集.北京:［出版者不详］,2004:187.

5. 璇玑

【基础知识】位于胸部,当前正中线上,天突下1寸。具有清肺利咽、宽胸理气等功效。临床中常配伍大椎,治疗外感咳喘;配天突、内关,治疗食道痉挛;配中脘、支沟,治疗胁肋胀痛;配中脘、足三里,治疗食积胃痛。临床操作可平刺0.3~0.5寸,或施以艾灸。

【医理体会】当人吞咽之时,喉骨环圆能动,穴当其处,故主治咽喉诸疾,刺之可清肺利咽、宽胸理气,治疗咽痛、咳嗽、喉痹、气喘等症。

【临床效验及拓展应用】郑春良于璇玑、膻中、气海穴埋线治疗肺肾两虚型哮喘。常规消毒后,以 1% 普鲁卡因皮下局麻,每穴局麻范围约 1.5cm×2.5cm;后用缝合针沿所取穴位的皮下组织或肌肉层横向埋入无菌 00 号羊肠线2.0cm 再将针孔涂以碘酒,敷上消毒纱布,用胶布固定。一般 1 个月后做第 2 次埋线,距第 2 次埋线的 2 个月后,做第 3 次埋线,一个疗程共 3 次。治疗效果:56 例患者中,治愈 22 例,好转 28 例,无效 6 例。张茵州取璇玑穴埋针治疗咽部异感症。治疗时患者仰卧位,选前正中线上,胸骨柄中央。常规消毒,持 32 号 0.5 皮内针,针柄向天突穴方向平刺,全部进入针体,露出针柄,经酒精消毒后,用胶布固定,7天为 1 个疗程,若行第 2 疗程须将针取出,休息 3 天后施行。治疗效果:所有病例行完第 1 疗程后,症状均有不同程度改善,12 例行完第 2 疗程症状完全消失,28 例行完第 3 疗程症状完全消失,14 例行完第 4 疗程症状完全消失,16 例行完第 5 疗程症状完全消失,13 例行完第 6 疗程症状完全消失,12 例行完第 7 疗程症状完全消失,5 例行完第 3 疗程后,症状明显好转。

参考文献:

[1] 郑春良.璇玑、膻中、气海穴埋线治疗肺肾两虚型哮喘[J].华夏医学,2000,13(1):94-95.

[2] 张茵州,徐德凤,张犁,等.璇玑穴埋针治疗咽部异感症[J].辽宁中医杂志,1989(11):28.

6. 廉泉

【基础知识】位于颈部,当前正中线上,结喉上方,舌骨上缘凹陷处。具有清利咽喉、通调舌络等功效。临床中常配伍通里、水沟,治疗舌强不语;配少商、合谷,治疗咽喉肿痛;配地仓,治疗舌缓流涎。临床操作可向舌根斜刺0.5~0.8寸,或施以艾灸。

【医理体会】本穴属任脉、阴维之会。任脉上行咽喉,阴维脉上达咽喉及舌根,故刺本穴可清利咽喉、通调舌络,治疗舌下肿痛、中风舌强不语、暴喑、咽食困难、舌肌萎缩等症。加之心气通于舌,舌为心之苗,故风湿之邪上攻,损伤舌络;心脾炽热,熏蒸舌本;心火上炎,上扰舌络所致之舌疱、重舌、木舌、弄舌也可取本穴治疗。

【临床效验及拓展应用】刘光忠治疗暴喑100例,以廉泉、通里为主穴,配穴取天突、孔最、合谷、鱼际、内庭。风寒型加孔最,风热型加合谷、天突、鱼际、内庭。鱼际以三棱针点刺出血,余穴均用泻法,不留针,治愈率为90%。杨迎民治疗中风后吞咽障碍时取风府、风池(双)、翳风(双)快速刺入后,行大幅度提插捻转,使局部产生较强的酸胀麻重感,以针感向咽喉部放散为佳,即出针。再针刺廉泉,快速向舌根方向刺入,针尖抵达舌根,行小幅度的提插捻转,得气后(针感多为痛胀感),留针20分钟,每5分钟行针一次。2个星期为1个疗程,治疗1个疗程后,本组临床治愈30例,显效20例,有效12例,无效6例。

参考文献:

[1]刘光忠.针刺廉泉、通里治疗暴喑100例[J].针灸临床杂志,2010,26(5):27.

[2]杨迎民,宋丰军.深刺廉泉治疗中风后吞咽障碍临床观察[C]// 2005年浙江省物理医学与康复医学年会论文汇编.杭州:[出版者不详],2005:61-62.

第十八章 温里类

本类穴位能够温里祛寒,主要治疗里寒证。可用于脾胃受寒所致的腹痛肠鸣、泄泻、脱肛等症;亦可用于肝经受寒所致的疝气、痛经、少腹疼痛;还能够温肾助阳而治疗肾阳不足证,症见阳痿、宫冷、腰膝冷痛、夜尿频多、遗尿、遗精等。亦能够回阳救逆而治疗亡阳厥证,症见畏寒蜷卧、汗出神疲、四肢厥逆、脉微欲绝等。

1. 曲骨

【基础知识位于下腹部,当前正中线上,耻骨联合上缘的中点处。具有温补下元、调经止带等功效。临床常配伍肾俞、三阴交,治疗遗尿、遗精、阳痿等症。配中极、阴陵泉,治疗小便不利、疝气;配大敦,治疗痛经。临床操作可直刺1~1.5寸,或施以艾灸。

【医理体会】本穴属任脉与肝经之会,由于任脉、冲脉、督脉皆起于胞中,加之足厥阴肝经环绕阴器而抵腹,刺之有温补下元、调经止带的功效。故可治疗下焦虚寒之遗尿、遗精、阳痿、赤白带下、阴囊湿疹、疝气、痛经等症。

【临床效验及拓展应用】冯胜军治疗阳痿是分取两组穴位,一组取关元、中极、曲骨、横骨、三阴交;二组取肾俞、

319

大肠俞、次髎、秩边、阴陵泉、照海。操作时常规消毒后,进针得气即留针,曲骨、秩边、横骨的针向针感向阴部。两组交替选用,一天一组。取仰、俯卧位。半月为一个疗程,经5个疗程,症状缓解。吕兴斋在临床实践中采用针刺曲骨、照海穴(双)对18例癃闭患者进行针刺治疗。实热证采用捻转泻法;虚寒证采用捻转补法,并配肾俞、膀胱俞。先针照海穴,快速进针,直刺1寸深,其针感多为局部麻胀;后针曲骨穴,缓慢进针,直刺1.6~2寸深,得气后放散至前阴部,患者有尿意感为佳。

参考文献:

[1]冯胜军.针刺治愈阳痿一例[J].贵阳中医学院学报,1993,5(3):40.

[2]吕兴斋,庞国明.针刺曲骨、照海穴治疗癃闭十八例疗效观察[J].河南中医,1983(5):36.

2. 阴交

【基础知识】位于下腹部,当前正中线上,脐中下1寸。具有温补下元、调经血等功效。临床常配水分,治疗虚寒腹泻;配三焦俞、肾俞、三阴交,治疗泌尿、生殖系统疾病;配大肠俞、曲池,治疗腰膝拘挛;配天枢,治疗腹胀、脐周围疼痛。临床操作可直刺1~2寸,或施以艾灸。

【医理体会】本穴居脐下,为任脉经穴,腹亦属阴,是穴又为任脉、冲脉、少阴之会,三脉皆属阴,补之可以温补下元、调经血,治疗腹胀、水肿、疝气、闭经、崩漏、带下、阴痒、恶露不止等症。

【临床效验及拓展应用】冷伶采用阴交穴熏灸的方

法,除治疗下腹及前后阴诸病外,用于治疗头部疾病,如失眠、眩晕等,还用于治疗腰椎关节疼痛和软组织损伤、风湿痹症等。田宁等用艾条温和灸阴交穴治疗一些腰腹及下肢疾病时,发现有不少循带脉的感传现象,而且取得了很好的疗效。

参考文献:

[1]冷伶,冷少光.阴交穴的熏灸与治症[J].中国民族民间医药,2010(14):100.

[2]田宁,贾萍.艾条温和灸阴交穴激发带脉感传3例[J].江西中医药,2004(4):58.

3. 神阙

【基础知识】位于腹中部,脐中央。具有培元固本、回阳救逆、调理肠胃等功效。临床配足三里,治疗肠鸣腹泻;配长强、气海治疗脱肛;配气海、阴陵泉,治疗泄泻不止;配熏灸关元,治疗中风脱证。临床应用时一般不针,可纳炒盐,外敷姜片灸。

【医理体会】本穴当元神之门户,灸之有回阳救逆、开窍醒神之功效。加之位于腹之中部,下焦之枢,又邻近胃与大、小肠,所以该穴还能健脾胃、理肠止泄,此外本穴还可治疗腹痛肠鸣、水肿鼓胀等症。

【临床效验及拓展应用】杨宗孟等用药灸神阙治疗女子肾虚不孕症150例。从月经周期第5天开始药灸神阙。川椒、细辛按2:1比例粉碎混匀,每次2.5g,以生理盐水调糊,填塞脐眼,外敷生姜片,复以艾条灸30分钟,每日1次,连用10次为1个疗程,内服女宝或毓麟丹至下次月经来潮。

受孕率 28.7%,总有效率 64.7%。胥庆华等用针刺神阙治腹痛。取 75mm 毫针针刺,进针 2 寸后,捻转行针。医者感觉针下沉紧有根,病人自觉针尖部灼热胀麻,并向四处放射,疼痛顿消。

参考文献:

［1］杨宗孟,陈立怀,张红药.灸神阙治疗女子肾虚不孕症 150 例[J].陕西中医,1993,14(6):274.

［2］胥庆华,沈长兴.针刺神阙治腹痛[J].上海针灸杂志,1996,15(3):71-72.

4. 下脘

【基础知识】 位于上腹部,当前正中线上,脐中上 2 寸。具有温中化湿、和中理气等功效。临床常配天枢,治疗寒凝之腹痛肠鸣等症;配中脘、内关,治疗饮食不化、呕吐反胃、脾胃虚弱等。临床操作可直刺 1~2 寸,或施以艾灸。

【医理体会】 本穴在脐上 2 寸,适当胃之下口,补之有温中、理气的功效。又因本穴属脾会,故刺之有化湿、和中的功效。所以本穴可用于治疗寒湿内停之腹痛肠鸣、饮食不化、呕吐反胃、脾胃虚弱等。

【临床效验及拓展应用】 刘克强采用针刺脐周四穴(下脘、气海、左右天枢)治疗小儿食积。垂直捻转进针,深度 1.5~2.5 寸左右(视患儿胖瘦),进针后捻转数次,然后顺时针方向旋转针体数周,直到针体转不动为止,反方向轻轻松开针体,重复以上手法 3 次,出针。针刺穴位顺序为:气海、右天枢、下脘、左天枢。隔日治疗 1 次,10 次为 1 个疗程,共治疗 1 个疗程。有效率为 90%。史宇广等治疗小儿泄

泻同时伴有呕吐取长强、下脘穴。针刺先针下脘穴,一般 1
寸,直刺,用平补平泻法,行手法半分钟,然后针刺长强,进
针 2 寸,手法以捻转为主,不留针。每日 2 次。64 例经针
刺治疗 3 天的效果:痊愈 13 例,显效 28 例,好转 19 例,无
效 4 例。

参考文献:

[1] 刘克强.针刺脐周四穴治疗小儿食积 30 例[J].现代中医
药,2009,29(3):65.

[2] 史宇广,董金柱,曾平安.针刺长强穴治疗小儿泄泻 64 例
[J].新中医,1987(10):31.

5. 悬枢

【**基础知识**】位于腰部,当后正中线上,第 1 腰椎棘突
下凹陷处。具有温肾健脾、强腰健膝等功效。临床配内关、
足三里,治胃痛;配天枢、中脘,治食积腹胀;配肾俞、委中,
治腰痛;配长强、百会,治脱肛。临床操作可直刺 1~2 寸,或
施以艾灸。

【**医理体会**】本穴位于腰部,近脾胃,灸之可温肾健脾、
强腰健膝,故可治疗寒湿所致之脾胃虚弱、胃痛、泄泻等症。
本穴属督脉,督脉行于脊中,为诸阳之海,刺之可升阳举陷,
故又可治疗脱肛、腰脊强痛等症。

【**临床效验及拓展应用**】杨晓文采用按摩治疗慢性腹
泻。其中选取中脘、下脘、天枢、关元、气海、足三里、章门、
脾俞、胃俞、大肠俞、肾俞、命门、悬枢等。其中悬枢穴主要
施以按压和叩打等手法,整个施术过程约 30 分钟,每天 1
次,10 天为 1 个疗程,疗效较好。焦克俭运用综合疗法治

愈急性腰扭伤 1 例。其中推拿捏脊法为患者卧位,术者右手用攘法施于患者腰部数次,然后用双手拇指罗纹面沿悬枢穴揉按至关元穴,重点是在阿是穴,然后沿督脉长强穴捏脊至悬枢穴数次,捏至皮肤微红为止。施治完,患者局部疼痛消失,患者直腰、下蹲、屈伸、旋转均达到正常范围,次日患者诉说症状全部消失。

参考文献:

[1] 杨晓文.按摩治疗慢性腹泻的体会[J].按摩与导引,1993(4):22-23.

[2] 焦克俭.运用综合疗法治愈急性腰扭伤 1 例[J].按摩与导引,1993(3):42.

6. 脊中

【基础知识】位于背部,当后正中线上,第 11 胸椎棘突下凹陷处。具有温中健脾等功效。临床常配脾俞、阴陵泉,治黄疸、腹泻;配百会、承山,治脱肛;配人中、百会,治癫痫;配肾俞、委中,治腰痛、腿痛。临床操作可向上斜刺 0.5~1 寸,或施以艾灸。

【医理体会】本穴位于腰背部,近肝脾,刺之可温中健脾、祛湿,治疗腹泻、黄疸等症。本穴属督脉,其脉行于脊中,上贯入脑,为诸阳之海,刺之可疏通经气、调和阴阳,故又可治疗腰脊强痛、脱肛、癫痫等症。

【临床效验及拓展应用】何淑舫、徐正仪在 11 名施行腹部输卵管结扎手术的受术者上对脊中穴进针时不同深度的阻抗变化、手感与电针感应三者之间的关系进行了观察,发现阻抗突然升高,手感致密时,毫针尖端在黄韧带内,阻抗突然下降,手感仍为致密时,毫针尖端刚刚穿破黄韧带,在硬脊膜外腔的背侧壁上。在后一部位留针进行电针诱导能获得较好的电针感应。并且通过动物实验进一步得到了验证。

参考文献:

何淑舫,徐正仪.脊中穴进针时手感、电针感应与阻抗变化的关系及其解剖学定位[J].针刺研究,1979(1):68-71.

7. 中枢

【**基础知识**】位于背部,当后正中线上,第10胸椎棘突下凹陷处。具有温中止痛、强腰补肾等功效。临床中常配伍中脘、足三里,治胃痛;配伍脾俞、胃俞,治腹泻、腹满、饮食不振;配位委中、肾俞,治腰痛、脊强。临床操作可向上斜刺0.5~1寸,或施以艾灸。

【**医理体会**】本穴位于腰背部,近脾胃,故刺之可温中止痛,治疗腹泻、胃痛、饮食不振等症。又本穴属督脉,刺之可疏通经气,故又可治疗腰脊强痛等症。

【**临床效验及拓展应用**】杨楣良选取中枢穴治疗胃脘痛,针刺时,进针2~5分,进针后,以穴正中为中心,针尖稍提起,向上下左右运针体,待得气后,再成90°角留针,一般留针30分钟,整体效果良好。汪立新等采用针刺迎香、中枢穴治疗老年性便秘。5分钟行针1次,共3次,取针。同时配合按揉神阙、关元、手三里、下廉穴等穴,每日1次,均收到较好疗效。

参考文献:

[1]袁世华.针指中枢立止蛔痛[J].中国医药研究杂志,1985

（1）：56.

［2］杨楣良.针刺"中枢"穴治疗胃脘痛［J］.上海中医药杂志，1964（6）：10-11.

［3］汪立新,张华玉,王雁.老年性便秘的非药物治疗（摘要）［C］//第三次全国中西医结合养生学与康复医学学术研讨会论文集，2002：340.

第十九章　泻下通便类

泻下通便穴位能够促进排便。

本类穴位主要作用是泻下通便,以排除胃肠积滞、燥屎及有害物质(毒、瘀、虫等)。主要适用于大便秘结、胃肠积滞等里实证。

使用泻下通便类穴位应注意的是:里实兼表邪者,当先解表后攻里,必要时可与解表类穴位同用,表里双解,以免表邪内陷;里实而正虚者,应与补益类穴位同用,攻补兼施,使攻邪而不伤正。

1. 石关

【基础知识】位于上腹部,当脐中上 3 寸,前正中线旁开 0.5 寸。具有调肠腑、理下焦等功效。临床常配大肠俞,治疗腹痛、大便秘结;配膈俞、中脘、内关,治疗食后呕吐、心下坚满;配阴交,治疗不孕。临床操作可直刺 0.5~0.8 寸,或施以艾灸。

【医理体会】本穴位于上腹部,为冲脉、足少阴之会,刺之可调肠腑、理下焦,主治大便闭塞、气结肠满、妇人不孕、内有积血之疾。

【临床效验及拓展应用】石关穴是治疗便秘的常用腧

穴。郭素洁采用13式脏腑点穴按摩手法治疗便秘45例，其中第6式为左手拇指按住巨阙部位不动，右手中指按住左梁门穴，拇指按住右石关穴，同时旋转推按，气通即可。推按毕，拇指和中指仍按以上两穴，同时拧拔（食、中指向右旋引，拇指顺势挑送之）1~3次，多至5次。45例中，治愈34例，好转8例，无效3例。吴晓在研究针灸治疗便秘的取穴规律时发现，古代文献治疗便秘最为常用的穴位就是石关穴。王氏等治疗便秘取石关、膏肓俞、中注、交信、太溪、大钟、涌泉穴，前3日每日1次，后隔日1次，总疗程10天。总有效率93.3%。

参考文献：

［1］郭素洁.脏腑点穴按摩治疗便秘体会[J].济宁医学院学报,2010,33(5):379-380.

［2］吴晓.针灸治疗便秘的取穴规律初探[D].北京:北京中医药大学,2009.

［3］王灵枢,陈艳明,崔海.针刺足少阴肾经治疗便秘疗效观察[J].辽宁中医杂志,2006,33(7):881.

2. 腹哀

【**基础知识**】位于上腹部，当脐中上3寸，距前正中线4寸。具有泻下通便、理气止痛、调理胃肠等功效。临床中常配中脘、足三里增强调理胃肠、理气止痛之功，治腹痛肠鸣；配太白消食化积、健脾益气，治食积不化。临床操作可直刺0.7~1寸，或施以艾灸。

【**医理体会**】本穴为足太阴与阴维之会，属于纯阴，故凡阴气结、寒湿滞留所致腹痛下痢、完谷不化、肠鸣辘辘等，刺灸本穴能理气止痛、调理胃肠、温散寒湿。

【临床效验及拓展应用】苏和平等采用针刺与蒙药相结合的方法治疗老年性便秘 50 例。主穴为：双侧大肠腧、天枢、左大横、左归来、左腹哀、左水道、双侧支沟、双侧上巨虚。经治疗后 50 例患者中，治愈 21 例，好转 25 例，无效 4 例，总有效率为 92%。

参考文献：

苏和平，刘延明.针刺与蒙药结合治疗老年性便秘 50 例[J].中国民族医药杂志,2012,18(12):16.